Die
Verletzungen der Wirbelsäule
durch Unfall.

Ein Beitrag zur Versicherungsmedizin.

———

Auf Grund von ca. 200 Eigenbeobachtungen

von

Dr. med. **Franz Otto Quetsch,**
Spezialarzt für orthopädische Chirurgie und Unfallheilkunde.

Mit 103 Textfiguren.

Springer-Verlag Berlin Heidelberg GmbH 1914

ISBN 978-3-662-23923-0   ISBN 978-3-662-26035-7 (eBook)
DOI 10.1007/978-3-662-26035-7

Meinem verehrten ehemaligen Chef

Dr. J. A. Becher

gewidmet.

Vorwort.

Seit längerer Zeit habe ich mir die Aufgabe gestellt, die durch
Unfall entstandenen Verletzungen der Wirbelsäule und des Rückenmarkes, ihre Behandlung, ihre Folgeerscheinungen und ihre Rückwirkung
auf die Leistungen der Berufsgenossenschaften einer gründlichen Untersuchung zu unterziehen, weil gerade auf diesem schwierigen Gebiet der
Versicherungsmedizin noch so viel wechselvolle und unklare Anschauungen
anzutreffen sind. Das Ergebnis dieser nunmehr abgeschlossenen, mehrere
Jahre (1909—14) umfassenden Untersuchungen habe ich in der vorliegenden Arbeit, die sich auf ein grosses einheitliches Material von
Wirbelläsionen durch Unfall stützt, welche grösstenteils in der ortho-
pädischen Heilanstalt „Hüffer-Stiftung" zu Münster i.W. von mir
beobachtet und teilweise dort behandelt wurden, niedergelegt.

Meine gesamten Beobachtungen erstrecken sich auf über zweihundert Fälle;
hundertzweiundzwanzig davon sind mit ausführlichen Angaben wiedergegeben. Die
nicht nominatim aufgeführten Fälle wurden hier teils deshalb nicht zahlenmässig verwertet, weil es sich um weniger typische Verletzungen handelte, die auch aus dem
Grunde, weil sie erst nach Ablauf aller Folgeerscheinungen zur Nachuntersuchung
kamen, lediglich auf Grund des Befundberichtes nicht vollgültig angesehen werden
konnten. Bei anderen Fällen fehlten vollständige Aufzeichnungen; sie sind teilweise
ohne Nummerbezeichnung zwischendurch angeführt. Eine Anzahl kam erst nachträglich
zur Beobachtung. Alle bestätigen ausnahmslos die gefundenen Resultate.

Die mit Zuhilfenahme des modernen Hilfsmittels der Röntgenuntersuchung überall durchgeführte Diagnose gibt die bisher nicht
vorhanden gewesene Möglichkeit beim Lebenden in jedem Falle eine
exakte Diagnose auf eine Verletzung der Wirbelsäule zu stellen und
mit Sicherheit ähnlich in die Erscheinung tretende Erkrankungsformen
derselben, die zu häufigen Verwechslungen Anlass geben und nicht auf
Unfall zurückzuführen sind, auszuschalten. Andererseits hat die röntgenologische Untersuchung gezeigt, dass diese Verletzungen viel häufiger vorkommen, als man bisher wusste, und dass eine Reihe von Erscheinungen,
die man als traumatische Erkrankung anderen Ursprungs ansah, auf
Verletzungen der Wirbelsäule zurückzuführen sind. Das vervollkommnete
Untersuchungsverfahren hat ferner die Heilungsaussichten der verletzten
Wirbelsäule und des Rückenmarks in eine wesentlich andere Beleuchtung

gerückt und neben der Möglichkeit einer zielbewussteren Behandlung neue Richtlinien für die Begutachtung der Unfallfolgen gegeben.

Meinem verehrten früheren Chef, Herrn Chefarzt der „Hüffer-Stiftung" Dr. Becher in Münster i. W., bin ich für die gütige Ueberlassung von Material und für mancherlei Anregungen sehr zu Dank verpflichtet. Besonders auch danke ich dem Genossenschaftsvorstande der Westfälischen landwirtschaftlichen Berufsgenossenschaft in der Person des Herrn Landesrat Dr. Stahl in Münster i. W., der mit weitschauendem Blick für den Wert solcher systematischer Untersuchungen für die Berufsgenossenschaften der Anstalt ein reiches Material zur Verfügung stellte. Für weitere unermüdliche Förderung der Arbeit spreche ich an dieser Stelle ferner der Westfälischen Vereinigung berufsgenossenschaftlicher Verwaltungen in der Person des Herrn Verwaltungsdirektor Klammer in Dortmund meinen verbindlichsten Dank aus.

Möge das Buch der gerechten Ausführung der Unfallgesetze dienen und den Kollegen, Berufsgenossenschaften und Arbeitergerichten auf diesem Teilgebiet der Versicherungsmedizin ein belehrender und nützlicher Ratgeber sein.

Mainz-Wilhelmshagen (Berlin), im Juni 1914.

Der Verfasser.

Inhalt.

I. Abschnitt.

Seite

Einleitende Vorbemerkungen . . . . 1—2
Anatomische und physiologische Vorbemerkungen . . . . . 2—6
Röntgendiagnostische Vorbemerkungen . . . . 6—9

II. Abschnitt.

Distorsionen (Verstauchungen) und Kontusionen (Quetschungen) 10—23
Brüche der Dornfortsätze . . . . 23—26
Brüche der Querfortsätze . . . . 26—30
Die Verletzungen der Seitengelenke (Rotationsluxationen und
    Seitengelenksbrüche) . . . . 30—40
Die kompletten Wirbelverschiebungen der Halswirbelsäule . . 40—51
Brüche der Wirbelbögen . . . . 51—58
Brüche des ersten Halswirbels (Atlas) und des Zahnfortsatzes 58—68
Die Brüche der Wirbelkörper . . . . 68—108
    a) Halswirbelsäule 72
    b) Brustwirbelsäule (Kompressionsbrüche u. Bruchverschiebungen) 79
    c) Lendenwirbelsäule 86
        Kompressionsbrüche 86
        Der fünfte Lendenwirbel 98
        Verrenkungsbrüche und Verrenkungen 102
Verletzungen des Kreuzbeins . . . . 108—111

III. Abschnitt.

Traumatische Deformitäten. Differentialdiagnostisches . . . 112—119
    Gewöhnliche Deformitäten der Wirbelsäule nach Kompressions-
        brüchen 112
    Differentialdiagnose zwischen gewöhnlichen Skoliosen und solchen
        traumatischen Ursprungs 113
    Differentialdiagnose der traumatischen und Alterskyphose (runder
        Rücken) 115
    Differentialdiagnose zwischen Wirbelbruch und Wirbeltuberkulose 115
    Ursächlicher Zusammenhang einer Wirbelcaries mit Unfall . . 117
    Spätdeformitäten. Spondylitis traumatica und Wirbeltuberkulose 118
    Lumbagobeschwerden in ihrer Beziehung zu Wirbelverletzungen 119

IV. Abschnitt.

Die Läsion des Rückenmarks und seiner Nervenwurzeln . . . 120—125

Hauptformen der Rückenmarksverletzungen 120
Die klinischen Kennzeichen der Markläsion 121
Läsion der Nervenwurzeln 122
Posttraumatische Hysterie und Neurasthenie 124
Fehldiagnosen auf „traumatische Neurose" bei Verletzung der
Wirbelsäule 124
Beurteilung der Folgen der nervösen Läsionen 125

V. Abschnitt.

Die Prognose der Verletzungen der Wirbelsäule . . . . . . 126—134

Allgemeines 126
Art und Dauer der Heilung der verletzten Wirbelsäule . . . 126
Prognose der Brüche der Dorn- und Querfortsätze 127
Prognose der Brüche der Wirbelbögen und des ersten Halswirbels 128
Prognose der Distorsionen (Verstauchungen) 129
Prognose der Verrenkungen 130
Prognose der Kontusionen (Quetschungen) 132
Prognose der Bandscheibenzertrümmerung und Kompressions-
brüche 132
Prognose der Markverletzungen 134
Prognose der Wirbelsäulenverletzungen zusammenfassend . . . 134

Die Beurteilung der Wirbelsäulenverletzungen . . . . 134—149

Allgemeines 135
Zeichen der fortschreitenden und eingetretenen Abheilung und
Anpassung 135
Abheilung der Markverletzungen 137
Gruppenteilung der Verletzungsarten bei Beurteilung der Folge-
erscheinungen 137
Die Störung der Beweglichkeit als erwerbsschädigendes
Moment . : 138
Vorgänge der Anpassung bei Bewegungsstörungen 139
Die Störung der Tragfähigkeit als erwerbschädigendes
Moment 141
a) der Halswirbelsäule 143
b) der Brust- und Lendenwirbelsäule 145
Vorgänge der Anpassung bei Störung der Tragfähigkeit . . . 145
Vorgänge der Gewöhnung 146
Psychische Einflüsse auf die Heilung 146
Wert der Röntgenuntersuchung für die Beurteilung 147

Die Behandlung der Verletzungen der Wirbelsäule . . . . . 149—153

Hauptgesichtspunkte bei Behandlung frischer Verletzungen . . 149
Behandlung der Dorn- und Querfortsatzbrüche 149
Behandlung der Distorsionen und einfacher Bogenbrüche . . . 149
Extensionsbehandlung bei Kompressionsbrüchen 150
Vorteile der Gipskorsettbehandlung in Extension 150
Extension bei Verletzungen der Seitengelenke 151
Operative Behandlung der Wirbelsäulenverletzungen 151
Extensionsbehandlung bei Markkompression 152
Nachbehandlung geheilter Wirbelsäulenverletzungen 152

Literaturverzeichnis . . . . 154—155

———

I. Abschnitt.

Einleitende Vorbemerkungen.

Bei der Abfassung der Arbeit habe ich versucht trotz möglichster Kürze und zusammenfassender Uebersichtlichkeit des behandelten Stoffes alles wirklich Wichtige zu bringen und habe neben der klinischen Diagnose der einzelnen Verletzungsformen besonders auch Gewicht auf die Röntgendiagnose gelegt. Jede Verletzungsform ist für sich abschliessend behandelt und an typischen Fällen erläutert; jedem Abschnitt ist eine kurze statistische Uebersicht über die Heilungsresultate und über spezielle Behandlung beigefügt; der Markverletzung und ihren Folgen ist ein besonderer Abschnitt vorbehalten. In besonderer Weise wurden die Erkrankungsformen, die differential-diagnostisch bei Unfallverletzungen der Wirbelsäule und des Rückenmarkes in Betracht kommen, berücksichtigt, ferner die Prognose (die nochmals eine gedrängte Uebersicht über das gesamte Material bringt) und Beurteilung der Wirbelsäulenverletzungen. Der Schluss ist den allgemeinen Prinzipien der Behandlung gewidmet.

Aus der älteren Literatur der Vorröntgenzeit habe ich besonders die grundlegenden Arbeiten von Kocher und Wagner-Stolper berücksichtigt. Von einer vollständigen Angabe sämtlicher Fälle der neueren überall verstreuten Literatur glaubte ich absehen zu können, da sie die Uebersichtlichkeit des an sich schon so grossen Eigenmaterials gestört hätte, dann auch weil dieselben grösstenteils wegen der Unvollständigkeit der Angaben statistisch nicht zu verwerten waren; jedoch habe ich bei der Besprechung der seltenen Verletzungsarten und der Prognose diese Literatur in weitgehendem Masse in Rücksicht gezogen. Neuere Arbeiten mit Zusammenstellungen von Wirbelsäulenverletzungen sind: eine am Ende des Jahres 1911 erschienene Schrift von Jules et André Boeckel[1]), die sich auf eine grössere Zahl von Halswirbelverletzungen mit geringen Markverletzungen stützt, welche teils noch unveröffentlicht von verschiedenen Autoren zusammengetragen, teils sonst der Literatur entnommen sind; ferner eine im gleichen Jahre veröffentlichte Arbeit von Gaugele[2]) mit teils eigenem teils aus Akten entnommenem Material; unter den Fällen befinden sich einundzwanzig (zwei der Hals-, drei der Brust- und 16 der Lendenwirbelsäule) sicher diagnostizierte Wirbelbrüche.

---

1) Des fractures du rachis cervical sans symptômes médullaires. Paris 1911. Alcan.
2) Die Verletzungen des Rückens und ihre Beurteilung bezüglich der Beschränkung ihrer Erwerbsfähigkeit. Arch. f. Orthop. Bd. X.

Bezüglich der Entstehungsweise und Symptomatologie der verschiedenen Verletzungsformen habe ich mich in der Hauptsache an das eigene Material gehalten. Die einzelnen Fälle bestehen ausser der Angabe über Zeit und Hergang des Unfalles aus dem Bericht über den ersten Befund, den ich nachträglich nach Möglichkeit aus den Unfallsverhandlungen und den Angaben des Verletzten ergänzt habe, und dem massgebenden Untersuchungsbefund, auf den sich die Rentenfestsetzung gründet. Bei den Rentenangaben handelt es sich fast ausschliesslich um rechtskräftig gewordene Renten. Eine grössere Anzahl derselben, besonders der Dauerrenten, ist nach eingehender Begründung der Rentenvorschläge durch Schiedsgericht und Reichsversicherungsamt entschieden.

Die von mir genau nach dem Röntgenbild hergestellten, dem Buche zahlreich beigegebenen Durchzeichnungen (in unwesentlichen Teilen etwas schematisiert), viele photographische Aufnahmen und eine Anzahl Originalröntgenbilder typischer Verletzungsarten werden die Darstellung anschaulicher machen und zum klareren Verständnis wesentlich beitragen (s. auch die röntgendiagnostischen Vorbemerkungen).

Anatomische und physiologische Vorbemerkungen.

Vor der Behandlung des eigentlichen Themas dürfte es angezeigt sein, einige kurze Bemerkungen über die Anatomie und Physiologie der Wirbelsäule vorauszuschicken, um die Beziehungen zu den verschiedenen Verletzungsformen herzustellen.

Die Wirbelsäule stellt einen gegliederten, beweglichen, hohlen Stab dar, welcher bestimmt ist die Rumpflast zu tragen und das Rückenmark in sich aufzunehmen. Dieselbe zeigt zwei Säulenanordnungen: eine vordere Säule, die aus den Wirbelkörpern und Bandscheiben besteht, und den beiden hinteren Säulen der paarig geordneten Längsreihen der Seitengelenke. Die Zahl der Wirbel beträgt vierundzwanzig, von denen sieben die Hals-, zwölf die Brust- und fünf die Lendenwirbelsäule bilden. Der letzte Lendenwirbel sitzt auf dem Kreuzbein, das aus fünf miteinander verschmolzenen Wirbeln besteht, unten an das Kreuzbein setzt sich als Rudiment das Steissbein an.

Der Wirbel hat zwei Hauptbestandteile, den Wirbelkörper und den an seiner hinteren Circumferenz zu beiden Seiten ansetzenden Bogen.

Der Bogen besteht aus einem vorderen Teil, dem Wirbelhals oder Bogenwurzel, den Massae laterales, welche seitlich die Querfortsätze und oben und unten die Seitengelenksfortsätze tragen, und dem hinteren Bogen, bei dem der unpaare Dornfortsatz den Abschluss nach hinten bildet. Die Dorn- und Querfortsätze dienen dem Ansatz von Muskeln und Bändern. Durch die Gelenkfortsätze stehen die Bögen untereinander in gelenkiger Verbindung. Der Bogen bildet mit der hinteren Körperfläche einen knöchernen Ring, der zur Aufnahme des Rückenmarkes und seiner Hüllen dient. Die Bögen und Fortsätze bestehen hauptsächlich aus kompakter Knochensubstanz und sind deshalb widerstandsfähiger gegen Gewalteinwirkungen als der Körper, was bei den Verletzungen der Wirbelsäule hervortritt.

Der Wirbelkörper besteht hauptsächlich aus spongiöser Knochensubstanz, die ein eigenartig angeordnetes Balkensystem zeigt, in dem die stärksten Systeme jedenfalls in den Hauptdruckrichtungen liegen; die umgebende Corticalis ist dagegen äusserst dünn. Sie neigen wegen ihrer porösen Knochenbeschaffenheit zu dem typischen Kompressionsbruch wie die ähnlich gebauten Knochen der Hand- und Fusswurzel. Die Grösse und Masse der Wirbelkörper nimmt vom Kreuzbein aufwärts ständig ab.

Die Wirbel sind ausser durch die erwähnten Wirbelgelenke durch Zwischenscheiben gelenkig verbunden. Diese bestehen aus zwei Knorpelschichten hyaliner Natur, die jeweils dem oberen und unteren Wirbel direkt anliegen und die Rolle der Epiphyse spielen. Dazwischen liegt eine Schicht Faserknorpel, die einen weichen Kern umschliesst. Die Zwischenwirbelscheibe ist sehr elastisch und befindet sich infolge des weichen Kernes bei Belastung in fortwährendem Zustande der Spannung. Es existieren dreiundzwanzig Zwischenwirbel- oder Bandscheiben, von denen die erste zwischen 2. und 3. Halswirbel und die letzte zwischen dem 5. Lendenwirbel und dem Kreuzbein liegt. Ihre Höhe beträgt an der Hals- und Lendenwirbelsäule etwa $\frac{1}{3}$ der Körperhöhe, viel weniger, etwa $\frac{1}{5}$, an der Brustwirbelsäule; dabei besteht indes grössere individuelle Verschiedenheit.

Die Wirbelsäule ist folgendermassen aufgebaut:

Das Kreuzbein, ein dreiseitiger platter Knochen, ist durch seine starken Bandverbindungen im Zustand elastischer Spannung zwischen den Darmbeinen des Beckens befestigt. Es hat vorn und hinten vier Löcher zum Austritt der vorderen und hinteren Kreuzbeinnerven und artikuliert oben durch zwei Gelenkfortsätze mit dem 5. Lendenwirbel.

Die Lendenwirbelsäule zeigt eine lordotische Krümmung. Der 5. Lendenwirbelkörper ist keilförmig, von hinten nach vorn zunehmend und ist schräg nach vorn geneigt. Die Dornfortsätze der Lendenwirbel stehen fast gerade nach hinten. Die Querfortsätze sind von mittlerer Stärke; die Seitengelenke sind sagittal gerichtet. Die Beweglichkeit in der Lendenwirbelsäule ist bedeutend entsprechend der hohen elastischen Bandscheiben.

Die Brustwirbelsäule zeigt eine Kyphose. Die langen Dornfortsätze stehen nach abwärts und decken sich dachziegelförmig. Die Querfortsätze der unteren Brustwirbel sind nur schwach entwickelt, während die oberen acht Brustwirbel kräftige Querfortsätze besitzen. Die Ebene ihrer Seitengelenke ist hauptsächlich frontal gestellt mit Neigung von vorn oben nach hinten unten. Die Bewegungsfähigkeit der Brustwirbelsäule ist nur gering; eine stärkere Rückwärtsbeugung ist infolge der Anordnung der Dornfortsätze überhaupt nicht möglich.

Die Halswirbelsäule steigt bei aufrechter Kopfhaltung in Lordose empor. Der Dornfortsatz des 7. Halswirbels ist nach unten gerichtet und springt vor; bei mässig entwickeltem Fettpolster sind desgleichen von aussen meist noch der 6., 5. und 2. Dornfortsatz und die Seiten-

teile fühlbar. Die Seitengelenke sind frontal gerichtet mit Neigung von
30—45° von vorn nach hinten zur Vertikalen. In der Breite sind sie
am weitesten voneinander entfernt, fast um das doppelte wie bei der
Brustwirbelsäule. Der Halswirbel sitzt mit einem nach unten offenen
Winkel von 45° mittels seiner Gelenkflächen und der Unterfläche
seines Körpers auf dem unteren Wirbel; er reitet also auf ihm, worauf
die besondere Sicherheit der Verbindung für die Drehung des Kopfes
beruht.

Die beiden obersten Halswirbel, Atlas und Epistropheus, sind
anatomisch besonders merkwürdig. Der Atlas besteht aus einem
vorderen und einem hinteren Bogen, an deren Vereinigung sich die Massae
laterales befinden. An ihm sind statt der Gelenkfortsätze obere aus-
gehöhlte Gelenkflächen für die Kondylen des Hinterhauptbeines und untere
mehr ebene für den Epistropheus vorhanden. In der Mitte der Hinterfläche des vorderen Bogens liegt die Gelenkfläche für den Zahnfortsatz
des 2. Halswirbels, der entwicklungsgeschichtlich den Körper des Atlas
darstellt. Der Zahnfortsatz ist an seiner vorderen und hinteren Fläche
überknorpelt und sitzt auf dem Körper des Epistropheus fest. Zu
beiden Seiten des Zahns liegen die Gelenkflächen für den Atlas. Nach
unten trägt der Epistropheus Seitengelenke für das obere Seitengelenk-
paar des 3. Halswirbels, mit dessen Körper er durch die erste Bandscheibe verbunden ist.

Die Bewegungen in den fünf unteren Halswirbeln sind hauptsächlich Beugung des Kopfes nach vorn, nach der Seite, in geringerer Weise
die Drehung und Rückwärtsbeugung des Kopfes. Die Kopfdrehung
geschieht besonders in dem Drehgelenk zwischen Atlas und Epistropheus
um den Zahnfortsatz des letzteren, die Rückwärtsbeugung des Kopfes
in dem Atlanto-occipitalgelenk, in dem auch in geringerem Masse eine
Vorwärtsbeugung ausführbar ist.

Abgesehen von dem Beweglichkeitsunterschied in den drei grossen
Abschnitten der Wirbelsäule ist die Bewegungsmöglichkeit innerhalb
dieser Abschnitte nicht gleich gross. Nach Wagner-Stolper und
E. H. Weber liegt die grösste Beuge- und Streckfähigkeit zwischen
den unteren Halswirbeln, zwischen 11. Brust- und 2. Lendenwirbel und
zwischen den untersten Lendenwirbeln und dem Kreuzbein; diese Stellen
der grössten Beweglichkeit bilden gleichzeitig auch Prädilektionsstellen
für Verletzungen der Wirbelsäule. Die einzelnen Bewegungen der
Wirbelsäule kommen durch einen Mechanismus von grosser Kompliziert-
heit zustande; die Bewegungsgrösse zwischen den einzelnen
Wirbeln für sich ist verhältnismässig nur klein und die Bewegungen des Kopfes und Rumpfes werden durch Summierung
der Einzelexkursionen zwischen den Wirbeln erreicht.

Die hauptsächlichen Bandverbindungen der Wirbelsäule sind folgende
(ihre Funktion ergibt sich grösstenteils aus ihrer Bezeichnung). Das
vordere und hintere Wirbelsäulenband verläuft an der Vorderfläche und
Hinterfläche der Wirbelkörper. Diese Bänder sind mit dem Faserringe
der Zwischenwirbelscheiben fest verwachsen. Die Bogen sind miteinander durch die elastischen gelben Zwischenbogenbänder verbunden.

Die auf- und absteigenden Gelenkfortsätze der Wirbel bilden Gelenke, die durch die straffen Kapselbänder abgeschlossen werden. Die Dornfortsätze stehen durch die Zwischendornbänder in Verbindung, ferner durch die Spitzenbänder, das Lig. apicum vom 7. Halswirbel bis zum Kreuzbein, das starke Lig. nuchae vom 7. Halswirbel zum Schädel. Zu erwähnen ist noch das vordere und das hintere Verstopfungsband (Lig. obturatorium) zwischen dem hinteren Atlasbogen und dem Hinterhauptsloche. Im Inneren des Wirbelkanals befindet sich das Querband, das den Zahn an die Gelenkfläche des vorderen Atlasbogens festdrückt; von ihm geht ein Bandschenkel zum vorderen Rande des Hinterhauptloches und zum Körper des Epistropheus. Der Zahn selbst wird durch zwei Flügelbänder und ein mittleres Aufhängeband an den Schädel fixiert. Die Flügelbänder, die an der Innenfläche der Processus condyloidei ansetzen, beschränken die Drehbewegung des Kopfes.

Von der Muskulatur des Rückens seien nur kurz die hauptsächlichsten Gruppen erwähnt. Die Streckmuskeln, die bei einseitigem Zug die Drehung bewirken: der Splenius capitis et colli für Kopf und Hals und der Extensor dorsi communis für den Rumpf. Die Wirkung der kurzen tiefen Rückenmuskeln ergibt sich aus ihrer Bezeichnung; es sind dies die Interspinales, die von Wirbeldorn zu Wirbeldorn, und die Intertransversarii, die zwischen den Querfortsätzen zweier benachbarter Wirbel verlaufen. Diese letzteren Muskeln bestehen nur an der Hals- und Lendenwirbelsäule, fehlen dagegen an der Brustwirbelsäule. Die kurzen tiefen Nackenmuskeln besorgen hauptsächlich die Kopfbewegungen zwischen Hinterhaupt und Atlas und Atlas und Epistropheus. Der Vorwärtsbeugung dienen die Recti capitis antici, der Rückwärtsbeugung die Recti capitis postici und Obliqui; die Kopfdrehung bewirken diese Muskeln und der Obliquus colli superior bei einseitigem Zug. Der Sternocleidomastoideus ist Kopfhalter, Beuger und Dreher. Die Beugebewegung der Halswirbel nach vorn und aussen besorgen die Scaleni und der Longissimus colli, die Beugung nach der Seite und Drehung die Transversospinales und Intertransversales colli, ferner der Levator scapulae.

Das Rückenmark ist ein rundlicher Strang, der in der Gegend der Austrittsstellen für die Extremitätennerven eine Anschwellung zeigt, die Halsanschwellung vom 3. Hals- bis 2. Brustwirbel und die Lendenanschwellung vom 10. Brustwirbel abwärts. Es ist von drei Hüllen umgeben, von denen die erste, die Pia mater, ihm direkt anliegt; die letzteren, Arachnoidea und Dura mater, bilden die äussere Umhullung. Zwischen der äusseren und inneren Hülle befindet sich die Flüssigkeit des Liquor cerebrospinalis, in dem das Mark suspendiert ist; ferner ist das Rückenmark durch die zahlreichen Zacken des Lig. denticulatum an die äusseren Hüllen angeheftet. Der Duralsack ist von der Wand des Wirbelkanals durch eine dicke Fettschicht getrennt; befestigt ist die Dura durch ihre röhrenförmigen Fortsätze, die als Scheide den durch die Intervertebrallöcher durchtretenden Nervenwurzeln dienen. Die Weite des Wirbelkanals ist beträchtlich grösser als das Volumen des Markstranges es an sich erforderte. Das Mark hat also bei den extremsten Bewegungen Spielraum genug, um bequem auszuweichen und kann selbst bei bedeutender pathologischer Verengerung des Wirbelkanals noch genügend Platz finden, wie wir das später sehen werden.

Der Querschnitt des Rückenmarks zeigt makroskopisch die in der Mitte um den Zentralkanal gelegene, eine Schmetterlingsfigur bildende graue Masse mit den Vorder- und Hinterhörnern, umgeben von der weissen Substanz. Aus den beiderseitigen Vorderhörnern treten in regelmässigen Abständen die motorischen vorderen Wurzeln, desgleichen aus den Hinterhörnern die sensiblen hinteren Wurzeln. Beide Wurzeln durchbohren die Dura, verlassen durch die Zwischenwirbellöcher den Wirbelkanal und bilden vereinigt den Spinalnerv. Den Querschnitt des Markes, der zu einem Wurzelpaar gehört, nennt man Segment. Die motorische und sensible Versorgung eines bestimmten Muskels oder Hautbezirks stammt nicht aus einem einzigen, sondern meist aus zwei bis drei Segmenten. Mehrere Wurzeln bilden ein Nervengeflecht, aus dem dann erst die eigentlichen peripheren Nerven mit ganz gemischtem Faserverlauf entspringen. Die Segmente führen ihre Bezeichnung nach den Wurzelpaaren; so enspricht dem 1. Cervicalnervenpaar das 1. Cervicalsegment. Es gibt im ganzen einunddreissig Nervenpaare, acht Hals-, zwölf Brust-, fünf Lenden-, fünf Kreuzbein- und ein Steissbeinnervenpaar; das erste Cervicalpaar tritt zwischen Hinterhaupt und Atlas aus. Ist eine Rückenmarkverletzung vorhanden, so kann man also aus vorhandenen Ausfallserscheinungen auf motorischem und sensiblem Gebiet die Segmenthöhe der Rückenmarksläsion bestimmen. Es geschieht dies am besten nach einem zu diesem Zwecke aufgestellten Schema. Doch ist zu berücksichtigen, dass die Marksegmente nicht in derselben Höhe liegen wie die gleichnamigen Wirbel, dass also das 8. Dorsalsegment z. B. nicht in der Höhe des 8. Brustwirbels liegt, sondern stets höher; es ist dies besonders bei der Frage eines operativen Eingriffes zu beachten.

Röntgendiagnostische Vorbemerkungen.

In der Zeit, in der man sich noch zur Erkennung der Wirbelsäulenverletzungen allein auf die klinische Untersuchung angewiesen sah, war eine einigermassen präzise Diagnose mit Lokalisation der Verletzung fast unmöglich. Man war in viel höherem Masse auf die persönliche meist nur geringe Erfahrung angewiesen und blieb selbst, wenn man die Diagnose auf eine bestimmte Wirbelverletzung stellen zu können glaubte, nie sicher, ob man sich nicht doch in Art und Schwere derselben getäuscht, weil die klinischen Zeichen für viele Verletzungsarten oft sehr gering und nicht eindeutig sind und die Möglichkeit einer anderen Nachkontrolle nicht gegeben war. Man tappte deshalb vielfach im Finstern und blieb in der Ungewissheit, dem Verletzten Unrecht zu tun, stets innerlich etwas unsicher in der Beantwortung der Frage nach Prognose und vermutlich zurückbleibenden Folgezuständen, die von Seiten der Berufsgenossenschaft gestellt wurden. In Ermangelung ferner einer sicheren Grundlage, um eine exakte Diagnose beim Lebenden zu stellen und eine abweichende Auffassung über die Schädigung der Erwerbsfähigkeit sachlich genügend zu begründen, sah man sich bei der Abschätzung der Erwerbsfähigkeit genötigt, die subjektiven Angaben der Verletzten in unverhältnismässig einseitiger Weise zu berücksichtigen.

Die nötige wissenschaftliche Grundlage für die präzise Diagnose der Wirbelsäulenverletzungen beim Lebenden ist in der Röntgenuntersuchung gefunden, die es ermöglicht, verborgene Verhältnisse in Stellung und Form im Innern des Körpers gelegener Teile photographisch darzustellen und so dem Auge sichtbar zu machen. Von dieser Tatsache wird die hervorragende wissenschaftliche Bedeutung der Autopsie in keiner Weise berührt, durch welche man zuerst über die verschiedenen Verletzungsformen der Wirbelsäule und des Rückenmarks Aufschluss erhielt. Im Gegenteil sind frühere Sektionsergebnisse die wichtige fast unumgänglich notwendige Voraussetzung einer guten Röntgendiagnostik.

Eine Lokalisation der Knochenverletzung beim Lebenden ist nur durch die Röntgenuntersuchung möglich. Von den von mir bearbeiteten Fällen war kaum ein Dutzend mit einer einigermassen genauen Diagnose versehen. Weiterhin habe ich die Erfahrung gemacht, dass eine grosse Anzahl von Wirbelsäulenverletzungen überhaupt erst durch die Röntgenuntersuchung als solche festgestellt wird. Als Beispiel, wie selbst anatomisch schwere Wirbelverletzungen übersehen worden sind, weise ich hier auf einige eklatante Fälle hin, die sich in unserem Material befinden und unter der betreffenden Verletzungsart aufgeführt sind. In Fall 48 handelte es sich um eine schwere Wirbelverrenkung zwischen 6. und 7. Halswirbel mit Bruch des 7. Halswirbels; wegen ihrer geringen klinischen Erscheinungen figurierte sie in den Akten als „Muskelquetschung". Gleichfalls um eine schwere Wirbelverrenkung zwischen dem 5. und 6. Halswirbel handelte es sich bei Fall 50; Fall 57 betraf einen Genickbruch ohne Markverletzung, Fall 108 einen Kompressionsbruch von 2 Lendenwirbeln bei einem dicken Mann. In all diesen Fällen wurde die Möglichkeit einer Wirbelsäulenverletzung übersehen und die Diagnose wurde von mir erst durch Röntgenaufnahme gelegentlich einer Nachuntersuchung gestellt.

Mit dieser Wahrnehmung stehe ich nicht allein. Auch andere Autoren, wie Henle, geben an, dass Frakturen der Wirbelsäule, besonders die leichteren wegen der geringen klinischen Merkmale übersehen werden können. Hänel berichtet über einen analogen Fall von Kompressionsfraktur des 4. und 5. Lendenwirbelkörpers, Croce über eine isolierte Fraktur des 4. Halswirbelkörpers, Ringrose desgleichen über eine Luxationsfraktur der Halswirbelsäule, Simon über einen übersehenen Kompressionsbruch des 4., 5. und 6. Halswirbelkörpers, Graessner ferner desgleichen über einen Kompressionsbruch des 12. Brustwirbels.

Ist die Röntgendiagnose bei einem frisch Verletzten, für den eine eingehende klinische Untersuchung sehr schmerz-

haft und häufig mit direkter Lebensgefahr verbunden ist,
die sicherste und schonenste Art der Untersuchung, so ist
sie für den Gutachter bei Beurteilung älterer Fälle, wo die
Kennzeichen der frischen Verletzung fehlen, unentbehrlich.
Es gilt dies besonders bei den Verletzungen, wo eine Stellungsanomalie
nicht vorhanden ist — bei Brüchen von Bogen und Fortsätzen — oder
eine solche an der Wirbelsäule nur wenig augenfällig hervortritt
(s. Figg. 101 u. 102). Es handelte sich in diesen Fällen um Kompressionsbrüche der unteren Brustwirbel und oberen Lendenwirbel.

Zur Erkennung einer Verletzung an der Wirbelsäule auf dem
Röntgenbild ist auch für den geübten Röntgendiagnostiker der Vergleich mit
Röntgenbildern der normalen
Wirbelsäule oft wünschens-
wert, für weniger Geübte unbedingt erforderlich. Meist
kann man sich in der ein-
fachsten Weise helfen, indem
man die auf Verletzung ver-
dächtige Stelle mit den Pro-
jektionsbildern der nächst-
liegenden gleichartigen Wirbel
vergleicht. Es ist dabei auf
den Umriss nach Form, Grösse
und Strahlendurchgängigkeit
der einzelnen Knochenteile zu

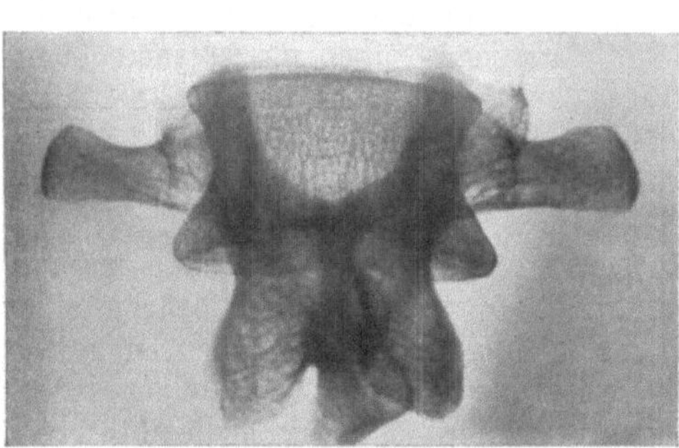

Fig. 1. Röntgenaufnahme eines normalen Lendenwirbels (der Wirbelkörper der Platte zugekehrt).

achten; die Wirbelkörper, Fortsätze und Bandscheiben sind systematisch ab-
zusuchen. Zu berücksichtigen sind auch ferner mögliche Abnormitäten in
der Gestalt einzelner Wirbelteile, auf die ich im einzelnen noch zurückkomme.

Das Schattenbild eines Knochens entsteht auf der Platte bekanntlich durch Projektion räumlich voneinander getrennter Knochenteile
ineinander und nebeneinander auf einer Fläche. Die der Platte am
nächsten liegenden Teile sind am klarsten gezeichnet, die am weitesten
entfernten Knochenteile erscheinen unschärfer und räumlich verhältnismässig grösser; die kompakten Knochen von grösserer Dichte heben
sich dabei kräftiger hervor, als die von spongiöser Bauart. Ich lasse
hier nur ein Beispiel folgen, ein Röntgenbild eines Lendenwirbels in
vorderer Aufnahme (Fig. 1).

Der Wirbelkörper und die Querfortsätze liegen dabei der Platte
am nächsten, der Bogen mit seinen Fortsätzen ist von der Platte am
weitesten entfernt; ein Teil des Bogens und der oberen Gelenkfortsätze
ist in den Körperschatten projiziert.

Die bei den verschiedenen Verletzungsformen typischen pathologischen Veränderungen am Röntgenbild habe ich bei Abhandlung der Verletzungen eingehend beschrieben. Gleichzeitig habe ich
zum besseren Verständnis zahlreiche genaue Durchzeichnungen nach
den Originalröntgenbildern angefertigt und in Verkleinerung beigegeben.
(Die Verkleinerung beträgt $^2/_3$ bei Hals- und Brustwirbelsäule, $^1/_2$ bei
Lendenwirbelsäule und Kreuzbein; die Durchzeichnungen tragen wie

die übrigen Bilder auch die Nummer des Falles). Die verletzten Wirbel
sind durch kräftigere Strichführung betont, die verletzten Stellen durch
Pfeile mit Verletzungsbezeichnung versehen. Ich möchte hier bemerken,
dass aus technischen Gründen die nachstehenden Durchzeichnungen in
umgekehrter Projektion erscheinen, also so, als wenn man eine photographische Platte statt von der Schichtseite von der Glasseite aus betrachtet; es sind dies folgende: Fig. 6, 24, 27, 35, 44, 47, 59, 60, 61,
65, 71, 73, 74, 75 und 77. Weiterhin sind viele photographische
Aufnahmen von Verletzten in charakteristischen Haltungen und Deformitäten der Wirbelsäule zum Abdruck gebracht. Schliesslich habe
ich auch Reproduktionen der Röntgenbilder von typischen Verletzungen
zum Teil neben den betreffenden Durchzeichnungen in kleinerer Anzahl
des Interesses halber beigefügt. Leider werden die Reproduktionen
der Röntgenbilder im Druck immer undeutlicher als das Original, aber
ich hoffe trotzdem, dass die Verhältnisse, die ich demonstrieren wollte,
noch genügend scharf zum Ausdruck kommen.

Ueber die Frage der Einstellungswahl bei Aufnahmen der
Wirbelsäule gilt zunächst auch hier das allgemein gültige Prinzip,
dass zur genauen Lokalisierung einer Verletzung gewöhnlich zwei Aufnahmen erforderlich sind, die in zwei aufeinander senkrecht stehenden
Ebenen angefertigt sind. Bei der komplizierten Bauart des Wirbel-
knochens gilt dies jedoch nicht so unbedingt, weil gewisse Wirbelteile
sich nur bei einer bestimmten Strahlenrichtung in besonders günstiger
Weise darstellen lassen. Im allgemeinen genügt jedoch die eine
Seitenaufnahme und die Aufnahme von vorn. Ueber die zweckmässige
Einstellungswahl bei den verschiedenen Wirbelsäulenabschnitten und den
verschiedenen Verletzungsformen siehe dort. Simon, auf dessen
Arbeit „Ueber Röntgenanatomie der Wirbelsäule und Röntgendiagnose
von Wirbelverletzungen“ ich an dieser Stelle hinweise, gibt den Rat
sich vor der Wahl der Einstellung durch einen Blick auf das Skelett-
präparat zu orientieren, was sicher häufig recht zweckmässig ist. Ich
mache ferner auf eine Abhandlung von Sudeck „Die röntgenographische
Untersuchung der Wirbelsäule“ aufmerksam. Schliesslich bin ich mit
Graessner der Ansicht, dass in jedem Fall Abzüge der angefertigten
Röntgenaufnahmen dem Gutachten beizufügen sind, so dass der Nach-
begutachter in der Lage ist zu sehen, ob eine erneute Aufnahme zur
Klärung des Falles nötig ist; abgesehen davon trägt die regelmässige
Beifügung der Röntgenbilder viel zur Veranschaulichung eines Falles
bei, und wir haben diese Praxis stets geübt.

II. Abschnitt.

Distorsionen und Kontusionen.

Beide Verletzungsarten stellen Unterstufen dar, erstere der Verrenkung, die zweite des Kompressionsbruches; sie haben beide keine Stellungsanomalie im Gefolge und schädigen das Gefüge und die Tragfähigkeit der Wirbelsäule nicht auf die Dauer. Auch sind die Ursachen ihrer Entstehung meist die gleichen, die tangential angreifende Gewalt: Schlag in den Nacken und Rücken, und die in der Richtung der Längsachse der Wirbelsäule angreifende Gewalt: Fall auf den Kopf und das Gesäss.

Die Distorsion oder die Verstauchung in den Gelenkverbindungen der Wirbelsäule verhält sich ganz analog der Distorsion in den übrigen Körpergelenken. Die Wirbelgelenke erfahren dabei eine gewaltsame Zerrung und Dehnung ihrer Gelenkkapseln und in schlimmeren Fällen kann es zum Einreissen der Kapsel und der fixierenden Bänder kommen. Mit der Zerrung des Bandapparates kann je nach der Entstehungsweise der Verletzung durch Schlag oder Fall eine Kontusionswirkung in den Wirbelgelenken und auch geringfügige Absprengungen des Gelenkknorpels in den Seitengelenken vergesellschaftet sein. Am reinsten werden diejenigen Distorsionen sein, die durch Weiterbewegung in irgendeiner physiologischen Bewegungsrichtung der Wirbelgelenke entstehen, also durch forcierte Bewegungen des Kopfes und Rumpfes; doch ist letztere Entstehungsart seltner. Die Distorsion kann so alle Grade annehmen bis zu dem Punkt, an dem die an der Verschiebung beteiligten Wirbel nicht mehr von selbst in ihre ursprüngliche Lage zurückkehren, sondern dauernd in ihrer unnatürlichen Lage verharren; man hat dann eine komplette Verrenkung vor sich.

Die Sonderstellung der Distorsion der Wirbelsäule gegenüber der Distorsion in den übrigen Körpergelenken besteht in der Möglichkeit der Komplikation mit einer Läsion des Rückenmarkes. Bei der, wenn auch nur zeitweiligen, gewaltsamen Verschiebung zweier Wirbel gegeneinander kann es durch eine Zerreissung der Markhüllen zu einer extramedullären Blutung als auch durch die plötzliche Verengung des Wirbelkanals zur direkten Verletzung des Markes selbst kommen.

Die klinischen Erkennungszeichen der Distorsion sind:

1. Die sehr grosse Schmerzhaftigkeit bei Bewegungen, besonders der Drehbewegungen des Kopfes mit starker Fixation der Halswirbelsäule durch Anspannung der Muskulatur,

2. der Druckschmerz der betroffenen Wirbel und ihrer Dornfortsätze,
3. das Fehlen einer lokalen Deformität der Wirbelsäule,
4. der negative Röntgenbefund einer Knochenverletzung.

In zweiter Linie spricht das Vorhandensein einer Markläsion bei fehlenden Zeichen von Luxation und Fraktur für Distorsion, da eine solche bei blosser Kontusion nicht oder nur äusserst selten vorkommt. Die Art der Entstehung kann ferner auf die Diagnose Distorsion hinweisen.

Die beweglichsten Teile der Wirbelsäule, in erster Linie die Hals- wirbelsäule, dann die Lendenwirbelsäule, sind von der Verletzung be- vorzugt; reine Distorsionen im starren Brustabschnitt sind seltenere Vorkommnisse. Die Distorsion ist zweifellos eine häufige Verletzungs- form besonders ihre leichten Grade. Seltener sind die Fälle, die mit Läsionen des Rückenmarks und stärkeren Zerreissungen der Band- apparate einhergehen. Doch nehmen gerade diese unser Interesse be- sonders in Anspruch, weil sie durch die schwereren und oft länger dauernden Folgezustände hinsichtlich der Behandlung für den Arzt und in betreff einer Unfallentschädigung für die Berufsgenossenschaften von grösserer Wichtigkeit sind.

Von unseren Fällen betreffen fünf die Halswirbelsäule, einer die Brustwirbelsäule und vier die Lendenwirbelsäule. In acht Fällen war das Rückenmark beteiligt, in sechs Fällen verschwanden die Mark- erscheinungen wieder, in zwei blieben sie nach anfänglicher Besserung dauernd. Die Entstehungsart war 5 mal indirekte Gewalt (Fall auf den Kopf) und 5 mal direkte Gewalt (Schlag in den Nacken, Fall auf den Boden, auf eine Planke, eine Garbe).

Fall 1. Distorsion der Halswirbelsäule durch Fall auf den Kopf. Parese beider Arme [Hämatomyelie[1)]. Wiederherstellung der Erwerbsfähigkeit nach $^1/_2$ Jahre.

Theodor H., 42 Jahre alt, fiel am 2. 9. 11 vom Pferd mit dem Kopf auf den Boden. Befundbericht: Inkomplette Lähmung beider Arme, besonders der Vorder- arme und der Hände. Schmerzen bei Kopfbewegungen und in den Schultern. Reflexe normal.

Die Untersuchung in der Anstalt am 1. 11. 11 ergab: Der Allgemeinzustand ist gut. Die Kopfhaltung ist aufrecht, die Kopfbewegungen sind frei und schmerzlos. In den Armen besteht keine Gefühls- und Muskellähmung, ihre aktive Beweglichkeit ist frei. Die Schultermuskulatur ist ohne Atrophie. Nervensystem ohne Besonderheiten. Röntgenbefund negativ. Klagen über leichte Schmerzhaftigkeit im Nacken bei anstrengender Arbeit.

Beurteilung: Uebergangsrente 20 pCt. auf 3 Monate. Volle Wiederherstellung ist zu erwarten.

Fall 2. Distorsion der Halswirbelsäule durch Schlag in den Nacken. Lähmung beider Beine und Arme, der Blase und des Mastdarms (Hämatomyelie). Erwerbsbeschränkung 40 pCt. dauernd.

Bernhard P., 16 Jahre alt, wurde am 16. 4. 02 von einem sogenannten Wies- baum in den Nacken getroffen. Befundbericht: Im Nacken bestand starke Schwellung und Quetschungserscheinungen; die Halswirbelsäule war druckschmerzhaft; Kopfbewegungen schmerzhaft; Lähmung der Beine, Arme, der Blase und des Mast-

---

1) Der Einfachheit halber steht die Rückenmarksdiagnose in Klammern hinter der Angabe der objektiven Marksymptome.

darmes. Nur der rechte Arm konnte etwas bewegt werden. Rente nach 3 Monaten 100 pCt. In ³/₄ Jahren ging die Lähmung bis auf teilweise Lähmung des linken Armes zurück: 50 pCt Rente.

Die Untersuchung in der Anstalt am 15. 5. 10 ergab: Blasser, magerer Mann. Allgemeinbefinden mässig gestört. An der Halswirbelsäule ist äusserlich nichts Abnormes aufzufinden. Die Kopfhaltung ist aufrecht und zwanglos; die Kopfbewegungen sind ohne Behinderung und schmerzfrei. Leichte motorische Parese des linken Vorderarmes ohne sichtliche Bevorzugung bestimmter Muskelgruppen. Die Kniescheibenbandreflexe sind gesteigert, besonders links; die Hautreflexe schwach. Sonst Nervensystem ohne Besonderheiten. Röntgenbefund negativ.

Beurteilung: 40 pCt. (im Instanzenweg bestätigt). Weitere Besserung nicht gänzlich ausgeschlossen.

Fall 3. Distorsion der Halswirbelsäule durch Fall auf den Kopf. Parese des rechten Armes (Hämatomyelie). Wiederherstellung der Erwerbsfähigkeit.

Hermann P., 18 Jahre alt, fiel am 11. 7. 03 in einen niedrigen Steinbruch rückwärts auf den Kopf. Befundbericht: Heftige Schmerzen beim Drehen des Kopfes; der 5. und 6. Halswirbeldornfortsatz war druckempfindlich; Kraftlosigkeit im rechten Arm. Rente nach 3 Monaten 40 pCt. Wegen Verschwindens der Lähmung im rechten Arm ab 08 auf 10 pCt. ermässigt.

Die Untersuchung in der Anstalt am 23. 5. 10 ergab: Gutes Allgemeinbefinden. Keine örtlichen Erscheinungen. Die Kopfhaltung ist aufrecht und zwanglos; die Kopfbewegungen sind ausgiebig und schmerzlos. Motilität, Sensibilität und Kraft im rechten Arm ohne Störungen. Die Hände beiderseitig gleichmässig stark verarbeitet. Nervensystem ohne Besonderheiten. Röntgenbefund negativ.

Beurteilung: Verletzter ist voll erwerbsfähig.

Fall 4. Distorsion der Halswirbelsäule durch Fall auf den Kopf. Parese beider Arme (Hämatomyelie). Wiederherstellung der Erwerbsfähigkeit nach 1 Jahre.

Heinrich B., 69 Jahre alt, fiel am 23. 6. 09 vom Wagen mit dem Kopf auf den Waldboden. Befundbericht: Sofort heftiger Schmerz im Nacken; der Kopf war nach rechts geneigt; die Vor- und Rückwärtsbeugung, besonders die Seitwärtsdrehung war sehr schmerzhaft. Die rechte Nackenpartie war geschwollen; sonst äusserlich nichts festzustellen. Die beiden Arme zeigten motorische Parese. Rente nach 3 Monaten 100 pCt.

Die Untersuchung in der Anstalt am 23. 5. 10 ergab: Allgemeinbefinden gut. Eine alte Kompressionsfraktur des 11. Brustwirbels liegt vor und beeinträchtigte die Erwerbsfähigkeit vor dem Unfall nicht. Die Halswirbelsäule ist ohne krankhaften Befund. Die Kopfhaltung ist zwanglos, die Kopfbewegungen sind frei und unbehindert. Die Lähmung der Arme ist verschwunden. Nervensystem ohne Besonderheiten. Röntgenbefund negativ.

Beurteilung: Volle Wiederherstellung.

Fall 5. Distorsion der Halswirbelsäule durch Fall auf den Kopf. Wiederherstellung der Erwerbsfähigkeit.

Heinrich W., 43 Jahre alt, fiel am 13. 8. 03 von einem Strohhaufen mit dem Kopfe auf den Ackerboden. Befundbericht: Anfangs Bewusstlosigkeit; heftiger Schmerz bei Kopfbewegungen, besonders bei der Drehbewegung nach rechts und der Rückwärtsbeugung. Marksymptome waren nicht vorhanden. Die Schmerzhaftigkeit liess allmählich nach und die Kopfbewegungen wurden wieder frei. Rente nach 3 Monaten 20 pCt.

Die Untersuchung in der Anstalt am 10. 3. 11 ergab: Allgemeinbefinden gut. Kopfhaltung ist aufrecht, die Kopfbewegungen sind frei und schmerzlos. Nervensystem ohne Besonderheiten. Röntgenbefund negativ. Klagen: Beim Tragen schwerer Lasten fühlt er im Nacken manchmal leichten Schmerz.

Beurteilung: Kein messbarer Schaden (kein Einspruch von seiten des Verletzten).

Fall 6. Distorsion der Brustwirbelsäule durch Fall auf den Rücken. Anfangs sensibele und motorische Parese der Arme (extramedulläre Hämatomyelie). Wiederherstellung der Erwerbsfähigkeit nach 2 Jahren.

Gertrud T., 41 Jahre alt, fiel am 21. 5. 08 kopfüber von der Karre auf den Rücken. Befundbericht: Verletzte konnte anfangs nicht gehen wegen heftiger Rückenschmerzen. Der Dorn des 5. und 6. Brustwirbels war druckschmerzhaft. Gefühl von Schwäche und Taubsein bestand in beiden Armen, das nach einigen Wochen verschwand. Rente $33^1/_3$ pCt. nach 3 Monaten; seit 1. 4. 09 wegen Nachlassens der Schmerzhaftigkeit 10 pCt.

Die Untersuchung in der Anstalt am 6. 6. 10 ergab: Allgemeinzustand gut. Arme kräftig und frei beweglich. Alter, runder Arbeitsrücken. Die Dornfortsätze der Brustwirbelsäule sind nicht pathologisch prominent und nicht druckschmerzhaft. Die Rumpfbewegungen geschehen ausgiebig und ohne reflektorische Muskelspannung. Nervensystem ohne Besonderheiten. Röntgenbefund negativ. Klagen werden keine geäussert.

Beurteilung: Völlige Wiederherstellung.

Fall 7. Distorsion der Lendenwirbelsäule durch Fall auf eine Planke. Parese der Beine, der Blase und des Mastdarms (Hämatomyelie). Wiederherstellung.

Minna T., 34 Jahre alt, fiel am 5. 7. 06 von einem Kirschbaum auf eine Planke. Befundbericht: Kniegelenksbruch. Schmerzhaftigkeit der Lendenwirbelsäule. Lähmung der Blase, des Mastdarms und der unteren Extremitäten; diese Lähmung steigerte sich bis zum 3. Tage zu ihrem Höhepunkt und ging im Verlaufe von 4 Monaten allmählich wieder zurück.

Die Untersuchung in der Anstalt am 8. 12. 11 ergab: Allgemeinbefinden gut. Das rechte Knie ist gradlinig versteift. Die Wirbelsäule zeigt normalen Aufbau, ihre Beweglichkeit ist normal; Schmerzhaftigkeit ist nicht vorhanden. Die Kniescheibenbandreflexe sind nicht gesteigert und nicht herabgesetzt. Marksymptome fehlen. Nervensystem ohne Besonderheiten. Röntgenbefund negativ. Die Klagen beziehen sich auf das verletzte Knie.

Beurteilung: Die Unfallfolgen seitens der Wirbelsäulenverletzung sind verschwunden. Nur wegen des gradlinig versteiften Knies dauernd 30 pCt.

Fall 8. Distorsion der Lendenwirbelsäule durch Fall rückwärts von einer Leiter. Parese von Blase und Mastdarm (Hämatomyelie). Wiederherstellung der Erwerbsfähigkeit nach $10^1/_2$ Monaten.

Maria H., 63 Jahre alt, fiel am 27. 3. 09 beim Eiersuchen von einer Leiter rückwärts auf die Tenne. Befundbericht: Blutunterlaufungen in der Gegend der Lendenwirbelsäule. Heftige Schmerzen dort beim Aufrichten. Störungen der Blasen- und Mastdarmfunktion. Rente nach 3 Monaten 50 pCt.

Die Untersuchung in der Anstalt am 12. 2. 10 ergab: Die Wirbelsäule zeigt normalen Aufbau und normale Beweglichkeit; keine Schmerzhaftigkeit bei Rumpfbewegungen. Nervensystem ohne Besonderheiten. Allgemeinzustand gut. Röntgenbefund negativ.

Fall 9. Distorsion der Lendenwirbelsäule durch Hornstoss. Aufhebung der Kniescheibenbandreflexe (Hämatomyelie). Wiederherstellung der Erwerbsfähigkeit.

Anna F., 19 Jahre alt, wurde am 22. 9. 05 von einem Bullen in den Rücken gestossen. Befundbericht: Druckschmerzhaftigkeit der unteren Lendenwirbelsäule. Die Rumpfbewegungen, besonders das Bücken, sind schmerzhaft. Der Rumpf wird beim Gehen steif gehalten. Rente nach 3 Monaten 50 pCt.; ab März 1910: 30 pCt.; ein nutzloser Geradehalter wurde ihr abgewöhnt.

Die Untersuchung in der Anstalt am 25. 7. 11 ergab: Grazil gebautes, kräftiges Mädchen von blasser Gesichtsfarbe. Innere Organe gesund. Die Wirbelsäule zeigt normalen Aufbau und normale Beweglichkeit ohne Schmerzhaftigkeit. Die Knie-

scheibenbandreflexe fehlen; keine sensibele und motorische Lähmung der Beine. Nervensystem ohne Besonderheiten. Röntgenbefund negativ.
Beurteilung: Kein messbarer Schaden durch Unfallfolgen.

Fall 10. Distorsion der Lendenwirbelsäule durch Fall rücklings auf eine Garbe. Wiederherstellung der Erwerbsfähigkeit nach $1^1/_2$ Jahren.

Christian K., 31 Jahre alt, fiel am 19. 8. 08 rücklings auf eine Garbe. Befundbericht: Anfangs grosse Schmerzhaftigkeit in der Lendenwirbelsäule, so dass er sich nicht allein aufrichten konnte. Die Kniescheibenbandreflexe waren leicht erhöht; Marksymptome waren nicht vorhanden. Rente 20 pCt. nach Ablauf der Wartezeit.

Die Untersuchung in der Anstalt am 20. 3. 10 ergab: Die Dornfortsätze der Lendenwirbelsäule sind nicht krankhaft vorspringend, nicht druckempfindlich. Die Rumpfbewegungen nach vorn, rückwärts und seitwärts sind ausgiebig und ohne reflektorische Muskelspannung. Eine allgemeine Reflexerregbarkeit ist vorhanden; keine Marksymptome. Das Allgemeinbefinden ist gut. Röntgenbefund negativ.

Beurteilung: Voll erwerbsfähig.

Die Kontusion oder die Quetschung des Wirbels kann einmal entstehen durch direkte Gewalteinwirkung: Fall auf den Rücken (in vier unserer Fälle), wodurch hauptsächlich neben den Weichteilen des Rückens die hinteren kompakten Teile des Wirbels, Dornfortsatz und Bogen, getroffen werden. Diese werden dank ihrer ausserordentlich grossen Festigkeit durch eine quetschende Gewalt wenig in Mitleidenschaft gezogen, so dass die Quetschung der Weichteile insbesondere der dort stark entwickelten Muskulatur im Vordergrund der Erscheinungen zu stehen pflegt. Diese Weichteilkontusion kann zuweilen recht beträchtlich sein und mit grossen blutigen und serösen Ergüssen einhergehen, wie der folgende Fall zeigt:

Weichteilkontusion der Lendengegend mit grossem serös-blutigen Erguss (Décollement traumatique). Wiederholte Punktion. Völlige Wiederherstellung in einigen Wochen.

Beamter aus M., etwa 50 Jahre alt, kam im Jahre 1912 auf der Treppe zu Fall und erlitt eine Quetschung der Lendenkreuzbeingegend. Anfänglich bestand starke Schmerzhaftigkeit im Kreuz. Ueber der Gegend der unteren Lendenwirbel und des Kreuzbeines befand sich eine scharf abgegrenzte fluktuierende Geschwulst unter der Haut. Die Punktion ergab eine grosse Menge Flüssigkeit serös-blutiger Beschaffenheit. Nach zwei weiteren Punktionen und Druckverband verschwand der Erguss nach wenigen Wochen völlig. Die Reflexe waren normal. Anzeigen einer Knochenverletzung und einer Kommunikation des Ergusses mit dem Subduralraum waren nicht vorhanden.

Die eigentliche typische Kontusion erleiden aber die Wirbelkörper und ihre Bandverbindung durch indirekte Gewalt, welche die Wirbelsäule in ihrer Längsachse zusammendrückt oder eine gewaltsame Vorwärtsbeugung bewirkt: Fall und Schlag auf den Kopf, Fall aufs Gesäss und andere zusammenstauchende Ursachen. Die Kontusionserscheinungen können isoliert an den Wirbelkörpern und an den Bandscheiben auftreten. An den Wirbelkörpern äussern sich dieselben durch Verdichtungen infolge Zusammendrückung der spongiösen Substanz auf den oberen und unteren Körperflächen, die einander zugekehrt sind, und Einbrüchen der Corticalis an den Randpartien, ohne dass die Form des Wirbelkörpers und seine innere Festigkeit eine wesentliche Einbusse erleidet. Prädilektionsstellen für die Einbrüche der

Knochensubstanz sind die vorderen oberen und unteren Körperkanten, weil diese Teile bei einer gewaltsamen Vorwärtsbeugung dem stärksten Druck und somit der grössten Gefahr einer Infraktion ausgesetzt sind. Ginge die zusammenstauchende Gewalt noch weiter, so würde schliesslich

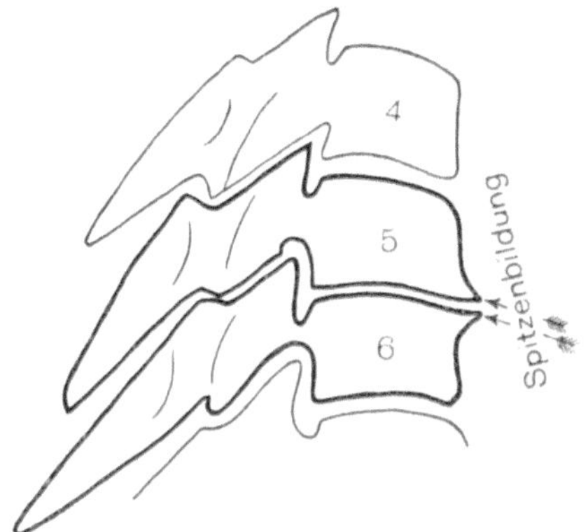

Fig. 2 (zu Fall 11).

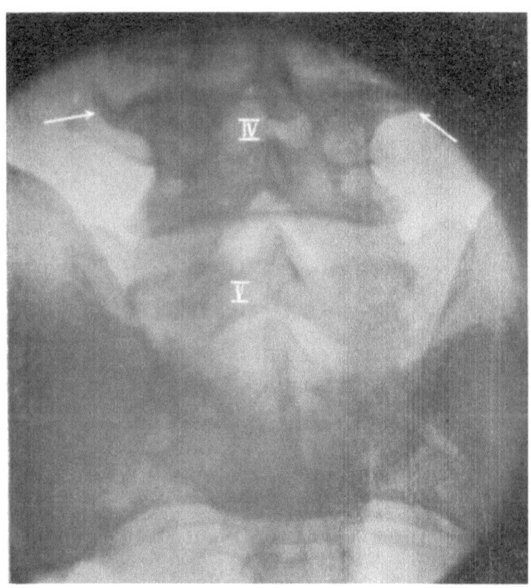

Fig. 3 (zu Fall 27).
Kontusion der oberen Körperfläche des 4. Lendenwirbels.

das innere Gefüge des Wirbelkörpers so gelockert, dass er in toto zusammengedrückt würde. Man kann also die Kontusion als eine Vorstufe des Kompressionsbruches bezeichnen.

Die Kontusionswirkung erstreckt sich bei schwereren Kontusionen fast regelmässig in grösserem oder geringerem Grade auch auf die Bandscheiben. Es zeigen sich bei der Kontusion derselben Risse, Bandscheiben-
kontusion.

die in ihrem Gefüge auftreten, ihr Innendruck nimmt ab, ebenso ihre Elastizität, und sie wird schmäler. Bei starker Zertrümmerung kann sie teilweise und ganz der Resorption (Fall 29) anheimfallen, so dass die kontundierten Oberflächen der benachbarten Wirbelkörper an ihren Berührungsstellen schliesslich miteinander verschmelzen können.

Röntgendiagnose.   Die beschriebenen Veränderungen an den Wirbelkörpern sind in den leichteren Fällen der Wirbelsäulenkontusion so gering, dass sie — auch auf wohlgelungenen Röntgenaufnahmen — für das Auge nicht erkennbar sind; zu dieser leichten Form gehört die Mehrzahl der Kontusionen, die wir beobachten konnten.

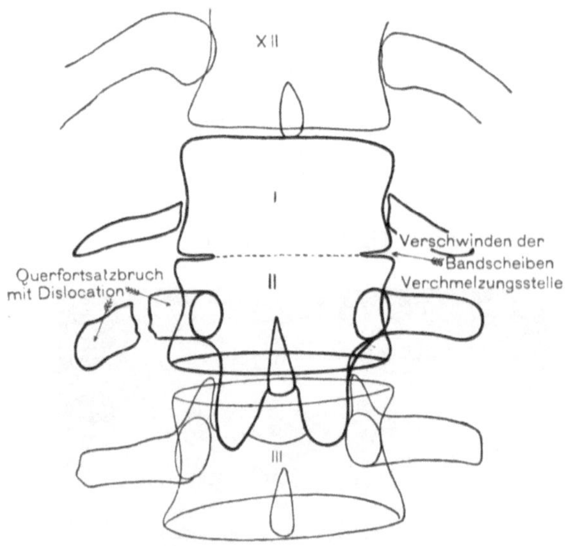

Fig. 4 (zu Fall 29).

Die frischen erkennbaren Formen präsentieren sich auf dem Röntgenbild als verschwommene Unregelmässigkeiten der Konturen der betroffenen Körperoberflächen und -unterflächen, während die unverletzte Wirbelteile scharf umrissen sind. In späteren Stadien der Heilung nach Entwickelung eines mehr oder weniger starken Callus sieht man bei seitlichen Aufnahmen an den vorderen Körperrändern, bei Aufnahmen der Wirbelsäule von vorn an den Konturen der seitlichen Körperränder geringe bis ganz erhebliche Spitzenbildungen, welche über die Konturen der unverletzten Wirbel nach aussen überkragen (s. Fig. 2 u. 3).

Nicht selten sieht man zumal bei der Lendenwirbelsäule ganze Brücken von callöser Neubildung von einem kontundierten Wirbel zum anderen ziehen, teils einseitig, teils auf beiden Seiten sichtbar.

Die Kontusion der Bandscheibe zeigt auf der Röntgenplatte alle Grade der Verschmälerung ihres Schattens bis zum völligen Verschwinden desselben zwischen dem der zusammenwachsenden Wirbelkörper (s. Fig. 4). Doch ist das völlige Verschwinden der Bandscheibe bei einfachen Kontusionen ein seltenerer Befund und ist häufig bei Kompressionsbrüchen zu beobachten. Dass sich Kontusionserscheinungen sehr oft als Nebenbefunde bei Brüchen der Wirbelsäule an benachbarten Wirbeln finden, will ich der Vollständigkeit halber noch erwähnen.

Die klinischen Erkennungszeichen der Wirbelsäulenkontusion sind
1. lokaler Druckschmerz auf die Dornfortsätze der betroffenen Wirbel ohne abnormes Hervortreten derselben nach hinten,
2. Schmerz bei Belastung der Wirbelsäule,
3. Schmerzhaftigkeit bei der Vorwärtsbeugung, deshalb Fixation des Abschnittes in Streckung durch die betreffende Streckmuskulatur zur Ausschaltung des Schmerzes,
4. bei völliger Zertrümmerung der Bandscheibe leichtes Hervortreten des Dornfortsatzes des oberhalb gelegenen Wirbels. Häufig werden Kontusionen der Wirbelsäule als Hexenschuss, Lumbago und Muskelquetschung fehlgedeutet.

Schädigungen des Rückenmarks sind äusserst selten; sie können gelegentlich einmal durch eine extramedulläre Blutung entstehen, direkte Markverletzungen kommen nicht vor.

Die isolierte Kontusion der Wirbelsäule ist überhaupt, zumal im landwirtschaftlichen Betrieb, wo es häufig zu einer Zusammenstauchung der Wirbelsäule ohne sehr erhebliche Gewalteinwirkung kommen kann (Fall vom Wagen, Baum, Leiter, Boden, Pferd usw.), wohl die häufigste Verletzungsform. Die Lendenwirbelsäule ist ihre Prädilektionsstelle; es ist dies begreiflich, wenn man bedenkt, dass dort die Gewalt bei dem Fall auf das Gesäss oder die Füsse am unmittelbarsten einwirkt und der Gegendruck der Rumpflast dort am grössten ist; in zweiter Linie in der Häufigkeit kommt die Brustwirbelsäule und schliesslich die Halswirbelsäule, die zufolge ihrer grösseren Beweglichkeit mehr zu Distorsionen und Verrenkungen neigt.

Von unseren Fällen betreffen elf die Lendenwirbelsäule, vier die Brustwirbelsäule und zwei die Halswirbelsäule; 3 mal war die Bandscheibe zwischen 12. Brust- und 1. Lendenwirbel zertrümmert. Rückenmarksläsionen kamen nicht vor; in zwei Fällen entstand eine Neurasthenie bez. Hysterie wahrscheinlich als sekundäre Unfallfolge, die nach Heilung der Verletzung selbst noch festzustellen war.

Fall 11. Kontusion des 5. und 6. Halswirbelkörpers und der dazwischen liegenden Bandscheibe mit makroskopisch sichtbaren Veränderungen durch Fall auf den Kopf. Anfängliche Kompressionserscheinungen der durchtretenden Nervenwurzeln. Heilung mit Beweglichkeitsbeschränkung. Erwerbsbeschränkung 30 pCt. dauernd.

Heinrich R., 67 Jahre alt, fiel am 1. 10. 08 vom Wagen herab auf den Kopf. Befundbericht: Kurze Bewusstlosigkeit; Unfähigkeit, den Kopf zu bewegen wegen der Nackenschmerzen. Die Halsdorne waren druckempfindlich, der Kopf stand etwas schief. Schmerzen in den Schultern und Armen; keine Marksymptome. Rente nach 3 Monaten 75 pCt.; ab Anfang 1910 wegen Nachlassens der Schmerzen 50 pCt.

Die Untersuchung in der Anstalt am 14. 3. 11 ergab: Allgemeinzustand gut. Der Kopf wird ein wenig nach links gehalten. Die Vorwärtsbeugung ist frei; die Aufrichtung des Kopfes ist gut möglich. Die seitlichen Bewegungen sind etwa um die Hälfte eingeschränkt. Das Nervensystem ist unbeteiligt. Keine Klagen über Schmerzen.

Röntgenbefund: Kleine Spitzen an den einander zugekehrten vorderen Körperkanten des 5. und 6. Halswirbels, Verschmälerung der zwischen beiden befindlichen Bandscheibe (s. Fig. 2).

Beurteilung: Nach eingetretener voller Gewöhnung wegen Beweglichkeitsbeschränkung des Kopfes 30 pCt. dauernd.

Fall 12. Kontusion des 7. Halswirbels durch Schlag auf den Kopf. Heilung. Neurasthenischer Folgezustand.

Anna K., 47 Jahre alt. Am 24. 8. 10 fiel ihr der Schieber einer Bodenluke auf den Kopf. Befundbericht: Anfangs kurze Bewusstlosigkeit. Steigerung der Kniescheibenbandreflexe. Schmerzen im Nacken. Rente 50 pCt. nach 8 Monaten.

Die Untersuchung in der Anstalt am 15. 7. 11 ergab: Blasse, schwächliche, energielose Frau. Die Kopfhaltung hat eine leichte Neigung nach rechts, ist zwanglos. Sämtliche Kopfbewegungen sind ohne reflektorische Muskelspannung vollständig frei. Aeusserlich ist an der Halswirbelsäule kein pathologischer Befund zu erheben. Die Pulsfrequenz ist nach der Untersuchung etwas erhöht (96); erhöhte allgemeine Reflexerregbarkeit (Dermographie). Nervensystem sonst ohne Besonderheiten. Schlaf und Appetit gut; Uebertreibungssucht. Klagen allgemeinerer Natur über Unfähigkeit viel zu arbeiten.

Röntgenbefund: seitliche Aufnahme: Unebenheiten der oberen Körperkontur des 7. Halswirbels.

Beurteilung: Lediglich mit Rücksicht auf das gestörte Allgemeinbefinden 25 pCt. auf 2 Jahre. (Bestätigung durch Schiedsgericht.)

Fall 13. Kontusion der Brustwirbelsäule durch Fall auf den Rücken. Wiederherstellung der Erwerbsfähigkeit.

Otto H., 36 Jahre alt, fiel am 4. 9. 05 von einem Birnbaum, etwa 25 Fuss hoch, auf den Rücken. Befundbericht: Der Rücken war geschwollen und druckschmerzhaft. Nach 8 Wochen konnte Verletzter wieder leichter Beschäftigung nachgehen. Rente nach 3 Monaten 30 pCt.

Die Untersuchung in der Anstalt am 30. 5. 10 ergab: Gutes Allgemeinbefinden, verarbeitete Hände. Die Brustwirbelsäule zeigt eine alte Kyphoskoliose ausgeprägt rachitischer Herkunft. Die Dornfortsätze der Brustwirbelsäule sind nicht pathologisch prominent und nicht druckschmerzhaft. Die Rumpfbewegungen sind frei ohne reflektorische Muskelspannung. Nervensystem ohne Besonderheiten. Röntgenbefund negativ.

Beurteilung: Keine Unfallfolgen mehr. (Die Schätzung wurde im Instanzenzug bestätigt.)

Fall 14. Kontusion der Brustwirbelsäule durch Fall auf den Rücken. Wiederherstellung der Erwerbsfähigkeit.

Caspar W., 40 Jahre alt, fiel am 20. 6. 07 $1^1/_2$ m hoch von einer Leiter auf eine Häckselbühne. Befundbericht: Die Dornfortsätze der Brustwirbelsäule zwischen den Schulterblättern waren druckempfindlich und nicht pathologisch prominent. Keine Kyphose. Nach längerem Stehen trat anfangs rasche Ermüdung ein. Rente nach Ablauf der Wartezeit 20 pCt.

Die Untersuchung in der Anstalt am 9. 3. 10 ergab: Keine örtlichen Erscheinungen; die Rumpfbeweglichkeit ist frei und ausgiebig, ohne reflektorische Muskelspannung. Nervensystem ohne Besonderheiten. Die Hände sind stark verarbeitet; das Allgemeinbefinden ist gut. Röntgenbefund negativ.

Beurteilung: Voll erwerbsfähig (die Einschätzung wurde im Instanzenzug bestätigt).

Fall 15. Kontusion der Brustwirbelsäule durch Zusammenstauchung. Posttraumatische Hysterie. Wiederherstellnng der Wirbelsäulenfunktion in $^1/_2$ Jahre.

Friederike T., 46 Jahre alt, wurde am 24. 8. 09 von einem Fuder Roggen, der vom Wagen fiel, verschüttet. Befundbericht: Anfangs konnte sie nicht allein gehen. Druckempfindlichkeit des 8. Brustwirbeldornes; starke Schwellung der Weichteile daselbst. Die Vorwärts- und Seitwärtsbeugung des Oberkörpers war stark behindert und schmerzhaft. Markerscheinungen waren nicht vorhanden. Rente nach 3 Monaten 75 pCt.

Die Untersuchung in der Anstalt am 4. 2. 10 ergab: Alte, linkskonvexe Totalskoliose. An der Wirbelsäule ist sonst keine Abweichung von der Norm zu finden; keine krankhafte Prominenz der Dornfortsätze. Beim Bücken wird der Rücken stark fixiert, jedoch nicht bei abgelenkter Aufmerksamkeit. Die Schmerzempfindung ist am ganzen Körper herabgesetzt; die Kniescheibenbandreflexe sind stark gesteigert; kein Klonus, kein Babinski. Röntgenbefund negativ.

Beurteilung: Wegen hysterischer Erscheinungen 60 pCt. Rente auf 4 Jahre, dann Nachuntersuchung.

Fall 16. Kontusion der Wirbelsäule durch Fall aufs Gesäss. Wiederherstellung.

Wilhelm L., 37 Jahre alt, fiel am 2. 7. 11 von einem Kirschbaum aufs Gefäss. Befundbericht: Anfangs Bewusstlosigkeit, Rückenschmerzen; das Gehen und Stehen fiel ihm anfänglich sehr schwer.

Die Untersuchung in der Anstalt am 7. 12. 11 ergab: Kräftiger, gesunder Mann in gutem Ernährungszustand; die Hohlhände sind mit frischen Arbeitsschwielen bedeckt. Die Wirbelsäule zeigt normalen Aufbau; angeblich sind die Dornfortsätze an der Grenze der Brust- und Lendenwirbelsäule etwas druckempfindlich. Die Vorwärtsbeugung und Seitwärtsbeugung ist völlig normal ausgiebig und geschieht ohne reflektorische Muskelspannung. Das Nervensystem ist ohne Besonderheiten. Röntgenbefund negativ.

Beurteilung: Lediglich als Uebergangsrente 20 pCt. auf die Dauer eines $^1/_2$ Jahres. Dann Nachuntersuchung. Völlige Wiederherstellung steht dann zu erwarten.

Fall 17. Kontusion der Lendenwirbelsäule durch Fall auf das Gesäss. Wiederherstellung der Erwerbsfähigkeit nach 3 Monaten.

Theodor L., 56 Jahre alt, fiel am 25. 8. 10 vom Pferd aufs Gesäss. Befundbericht: Schmerzen in der Lendenwirbelsäule beim Bücken, konnte sich jedoch allein aufrichten nach dem Fall; keine äusserlichen Verletzungszeichen, keine Marksymptome.

Die Untersuchung in der Anstalt nach Ablauf der Wartezeit, am 25. 11. 10 ergab: Allgemeinbefinden gut. Keine Prominenz und kein Druckschmerz an den Lendenwirbeldornen, völlig freie und unbehinderte Beweglichkeit in der Lendenwirbelsäule, Nervensystem ohne Besonderheiten. Röntgenbefund negativ.

Fall 18. Kontusion der Lendenwirbelsäule durch Zusammenstauchung. Wiederherstellung der Erwerbsfähigkeit.

Karoline Sch,, 57 Jahre alt. Am 15. 9. 00 fiel ein Heubund von 1 Ctr. Gewicht aus einer Höhe von 8 m auf ihren Rücken. Befundbericht: Es traten Schmerzen in der Lendenwirbelsäule beim Bücken auf. Sonst keine Erscheinungen. Rente nach 3 Monaten 10 pCt.

Die Untersuchung in der Anstalt am 10. 11. 09 ergab: Die Wirbelsäule zeigt normalen Aufbau und normale Beweglichkeit ohne reflektorische Muskelspannung. Nervensystem ohne Besonderheiten. Allgemeinzustand gut. Röntgenbefund negativ.

Fall 19. Kontusion der Lendenwirbelsäule durch Zusammenstauchung. Wiederherstellung der Erwerbsfähigkeit.

Elisabeth H., 34 Jahre alt, geriet am 28. 7. 04 unter eine Kuh. Befundbericht: Anfangs Bewusstlosigkeit. Die Dornfortsätze der Lendenwirbelsäule waren druckempfindlich. Die Bewegungen des Rumpfes waren nach vorn und nach der Seite eingeschränkt und nur unter Schmerzen ganz unbeholfen ausführbar, keine Marksymptome. Alte Brustwirbelskoliose, Rente nach 3 Monaten 45 pCt; ab Februar 06 $33^1/_3$ pCt.

Die Untersuchung in der Anstalt am 4. 11. 10 ergab: Vor dem Unfall bestand alte Brustwirbelskoliose mit Torsionswulst, Herabsetzung des Seh- und Hörvermögens. Die Wirbelsäule und der Brustkorb sonst ohne pathologische Besonderheiten. Die

Haltung ist aufrecht und frei. Sämtliche Rumpfbewegungen sind flott und ohne reflektorische Muskelspannung ausführbar. Nervensystem ohne Besonderheiten. Allgemeinzustand gut. Röntgenbefund negativ.

Fall 20. Kontusion der Lendenwirbelsäule durch Fall auf den Rücken. Wiederherstellung der Erwerbsfähigkeit in 7 Monaten.

Gustav J., 28 Jahre alt, sprang am 8. 6. 09 vom beladenen Wagen, blieb hängen, fiel hintenüber und wurde alsdann am linken Unterschenkel überfahren. Befundbericht: Leichte Unterschenkelverletzung. Die Lendenwirbeldorne waren druckempfindlich und nicht prominent. Schmerzen in der Lendenwirbelsäule beim Heben, Bücken und Arbeiten. Keine Markstörung. Rente nach 3 Monaten 50 pCt.

Die Untersuchung in der Anstalt am 27. 1. 10 ergab: Schon vor dem Unfall bestehende linkskonvexe Brustwirbelskoliose mit Torsionswulst. Sonst an der Wirbelsäule kein pathologischer Befund. Die Rumpfbewegung ist normal nach allen Seiten und schmerzfrei. Ein Status nervosus leichten Grades ist keine Unfallfolge. Die Handflächen sind stärkstens verarbeitet. Allgemeinzustand gut. Röntgenbefund negativ.

Beurteilung: Voll erwerbsfähig (Bestätigung der Schätzung im Instanzenzug).

Fall 21. Kontusion der Lendenwirbelsäule durch Fall aufs Gesäss. Wiederherstellung.

Franz H., 60 Jahre alt, fiel am 24. 1. 06 von einem beladenen Wagen herab auf das Pflaster des Hofes. Befundbericht: Heftige Schmerzen in der Lendenwirbelsäule. Das Gehen und Stehen fiel ihm beschwerlich. Keine Marksymptome. Rente 90 pCt. nach Ablauf der Wartezeit; ab 1. 10. 07 wegen Verringerung der Schmerzhaftigkeit 50 pCt.

Die Untersuchung in der Anstalt am 2. 11. 09 ergab: Alter, runder Arbeitsrücken; keine pathologische Prominenz, kein Druckschmerz an den Dornfortsätzen der Lendenwirbelsäule, keine reflektorische Muskelspannung bei Rumpfbewegungen; letztere sind ausgiebig. Seitens des Nervensystems liegen Störungen nicht vor. Der Allgemeinzustand ist befriedigend. Röntgenbefund negativ. Klagen über Ermüdung bei Arbeiten in gebückter Stellung.

Beurteilung: Lediglich mit Rücksicht auf das Alter und die geäusserten subjektiven Beschwerden 30 pCt. Rente auf 1 Jahr. Völlige Wiederherstellung steht zu erwarten.

Fall 22. Kontusion der Lendenwirbelsäule durch Fall auf den Rücken. Wiederherstellung der Erwerbsfähigkeit.

Johann M., 28 Jahre alt, fiel am 16. 7. 04 von einem Kirschbaum auf den Rücken. Befundbericht: Starke Rötung der Gegend der unteren Lendenwirbelsäule, sonst keine äusseren Verletzungszeichen. Schmerzen beim Bücken, kann nur mit Unterstützung gehen. Rente nach Ablauf der Wartezeit 20 pCt.; vom 1. 11. 05 ab 10 pCt.

Die Untersuchung in der Anstalt am 24. 5. 10 ergab: Die Wirbelsäule zeigt normalen Aufbau. Die Körperhaltung ist aufrecht. Die Rumpfbewegungen geschehen frei nach allen Seiten ohne reflektorische Muskelspannung. Die Rückenmuskulatur zeigt sehr kräftige Entwicklung. Nervensystem ohne Besonderheiten. Die Handflächen sind stark verarbeitet. Der Allgemeinzustand ist gut. Röntgenbefund negativ. Klagen werden keine mehr geäussert.

Fall 23. Kontusion der Lendenwirbelsäule durch Fall aufs Gesäss. Wiederherstellung der Erwerbsfähigkeit in $1^1/_4$ Jahren.

Heinrich L., 64 Jahre alt, fiel am 26. 1. 10 von einer Leiter herab. Befundbericht: Anfangs Bewusstlosigkeit. Verletzter stand alsdann selbst auf und ging nach Hause. Schmerzen in der Lendenwirbelsäule. Rente nach Ablauf der Wartezeit $33^1/_3$ pCt.

Die Untersuchung in der Anstalt am 20. 5. 11 ergab: Die Körperhaltung ist aufrecht und ungezwungen; die Wirbeldorne im Lendenteil sind nicht pathologisch prominent und nicht druckschmerzhaft. Die Rumpfbeugung nach allen Richtungen geschieht ausgiebig und ohne reflektorische Muskelspannung. Beim Bücken tritt keine Pulsbeschleunigung ein. Nervensystem ohne krankhaften Befund. Röntgenbefund negativ.

Fall 24. Kontusion der Lendenwirbelsäule durch Fall auf den Rücken.
Wiederherstellung der Erwerbsfähigkeit.

Wilhelm Sch. z. H., 57 Jahre alt, fiel am 22. 7. 04 rückwärts von einem Kornhaufen. Befundbericht: Anfangs Bewusstlosigkeit, konnte aber dann aufstehen und gehen, fühlte indes dabei starke Schmerzen in der Lende und musste beim Gehen den Rücken rückwärts gebeugt steif halten. Die Dornfortsätze waren nicht pathologisch prominent; sonst keine Angaben.

Die Untersuchung in der Anstalt am 5. 5. 10 ergab: Der Aufbau und die Beweglichkeit der Wirbelsäule sind normal; die Körperhaltung ist zwanglos. Marksymptome sind nicht vorhanden. Nervensystem ohne Besonderheiten. Die Hände sind stark verarbeitet. Der Allgemeinzustand ist gut. Im Urin ist Eiweiss nachweisbar als Folge einer alten, mit dem Unfall nicht im Zusammenhang stehenden Nierenerkrankung. Röntgenbefund negativ.

Beurteilung: Voll erwerbsfähig (Einstellung der Rente durch das Schiedsgericht).

Fall 25. Kontusion der Lendenwirbelsäule durch Fall aufs Gesäss. Wiederherstellung der Erwerbsfähigkeit.

Wilhelm V., 56 Jahre alt, fiel am 11. 4. 01 von einem Fuder Korn aufs Gesäss. Befundbericht: Schmerzen in der Lendenwirbelsäule, besonders beim Bücken; schlechter steifer Gang. Aeussere Verletzungszeichen waren nicht vorhanden. Keine Markstörungen. Rente nach 3 Monaten 15 pCt.

Die Untersuchung in der Anstalt am 19. 4. 10 ergab: Die Wirbelsäule ist von normalem Aufbau. Die Dornfortsätze sind nicht prominent und nicht druckempfindlich. Die Beweglichkeit in der Lendenwirbelsäule ist für einen alten Mann gut und geschieht ohne reflektorische Muskelspannung; Nervensystem ohne Besonderheiten. Röntgenbefund negativ. Die Klagen sind allgemeiner Natur.

Beurteilung: Es liegen keine Unfallfolgen mehr vor (Bestätigung der Schätzung im Instanzenzuge).

Fall 26. Kontusion der Lendenwirbelsäule durch Fall aufs Gesäss mit makroskopisch sichtbarer Veränderung am Wirbelkörper und an den Bandscheiben. Wiederherstellung.

Heinrich B., 57 Jahre alt, fiel am 13. 12. 10 vom Boden auf die Tenne. Befundbericht: Anfänglich Bewusstlosigkeit, Schmerzen in der Lendenwirbelsäule, konnte sich zwar erheben, aber keine Gegenstände aufheben. Keine Marksymptome.

Die Untersuchung in der Anstalt am 2. 5. 11 ergab: Die Wirbelsäule zeigt normalen Aufbau; die Dornfortsätze der Lendenwirbelsäule zeigen keine pathologische Prominenz, keinen Druckschmerz. Die Körperhaltung ist aufrecht und ungezwungen. Die Beweglichkeit des Rumpfes nach allen Seiten ist ausgiebig und frei. Keine Erhöhung der Pulsfrequenz beim Bücken; Nervensystem ohne Besonderheiten. Allgemeinzustand gut. Die Hände sind stark verarbeitet. Klagen über leichte Schmerzen beim tiefen Bücken.

Röntgenbefund: Leichte Quetschungserscheinungen der oberen und unteren Körperflächen der ersten drei Lendenwirbel mit Verschmälerung der dazwischen liegenden Bandscheiben.

Beurteilung: Zur weiteren Gewöhnung 20 pCt. auf 1 Jahr. Volle Wiederherstellung ist zu erwarten.

Fall 27. Kontusion der Lendenwirbelsäule mit makroskopisch sichtbaren Veränderungen am 4. Lendenwirbel durch Fall aufs Gesäss. Wiederherstellung der Erwerbsfähigkeit nach 3 Monaten.

Anton M., 52 Jahre alt, fiel am 19. 9. 11 von einem Strohhaufen aufs Gesäss. Befundbericht: Verletzter konnte nur mit fremder Unterstützung gehen. Geringe Weichteilschwellung der Lendengegend; Druckempfindlichkeit der Lendenwirbeldorne. Belastungs- und Bewegungsschmerz in dem betreffenden Wirbelsäulenabschnitt.

Die Untersuchung in der Anstalt am 25. 1. 12 ergab: Allgemeinbefinden ungestört. An der Wirbelsäule ist ausser einer alten Belastungsdeformität leichteren Grades äusserlich nichts feststellbar. Keine Prominenz und keine Druckempfindlichkeit der Wirbeldorne. Die Rumpfbewegungen geschehen nach allen Richtungen frei ohne reflektorische Muskelspannung. Nervensystem ohne Besonderheiten.

22   II. Abschnitt.

Röntgenbefund: Spitzes Ueberkragen des oberen Körperrandes des 4. Lendenwirbels beiderseits nach aussen (s. Fig. 3).

Diagnose: Kontusion der Lendenwirbelsäule; makroskopisch sichtbare Kontusionserscheinungen am 4. Lendenwirbel durch Zusammenstauchung der Corticalis an
den Randpartien und Callusbildung.

Beurteilung: Nach Ablauf der Wartezeit keine messbare Erwerbsbeschränkung mehr.

Fall 28. Kontusion der Bandscheibe zwischen 12. Brust- und 1. Lendenwirbel und Kontusion der anliegenden Flächen der benachbarten Wirbelkörper
durch Fall aufs Gesäss. Wiederherstellung der Erwerbsfähigkeit.

Heinrich M., 59 Jahre alt, fiel am 8. 8. 05 ungefähr 5 m hoch von einer Leiter
herab auf die Tenne. Befundbericht: Heftige Schmerzen im Kreuz; er konnte
sich nur mit Mühe aufrichten und dann gehen. Leichte Prominenz und Druckschmerz des untersten Brustwirbeldornfortsatzes. Beim Bücken starke Fixation des
Rückens. Keine Marksymptome. Rente nach 3 Monaten 75 pCt.; ab 1. 8. 06 wegen
Nachlassens der Schmerzen 20 pCt.

Die Untersuchung in der Anstalt am 27. 9. 10 ergab: Allgemeinzustand befriedigend. Die ganze Wirbelsäule zeigt Alterssteifigkeit. Keine pathologische Prominenz des 12. Brustwirbels, kein Druckschmerz. Haltung leicht vornübergebeugt. Rumpfbewegung verhältnismässig ausgiebig und schmerzfrei. Nervensystem ohne Besonderheiten. Klagen über zeitweiligen geringen Kreuzschmerz nach angestrengter Arbeit.

Röntgenbefund: Starke Verschmälerung der Bandscheibe zwischen dem
12. Brust- und 1. Lendenwirbel; an den zugekehrten Körperflächen beider Wirbel
Unebenheiten der Körperränder.

Beurteilung: Kein messbarer Schaden durch Unfallfolgen.

Fall 29. Zertrümmerung der Bandscheibe zwischen dem 12. Brust-
und 1. Lendenwirbel und spätere völlige Resorption derselben. Kontusionserscheinungen am 12. Brust- und 1. Lendenwirbelkörper durch Fall aufs
Gesäss; Querfortsatzbruch links des 1. Lendenwirbels. Wiederherstellung der
Erwerbsfähigkeit in $3\frac{1}{2}$ Monaten.

August K., 44 Jahre alt, fiel am 27. 4. 10 vom Heuboden in die Tenne aufs
Gesäss. Befundbericht: Druckschmerzhaftigkeit der Dorne der unteren Brust-
und oberen Lendenwirbel. Belastungs- und Bewegungsschmerz im Lendenteil. Keine
Marksymptome. Rente nach 3 Monaten 30 pCt.

Die Untersuchung in der Anstalt am 4. 8. 10 ergab: Der Dorn des 1. Lendenwirbels springt leicht nach hinten vor und ist angeblich etwas druckschmerzhaft.
Die Körperhaltung ist aufrecht und zwanglos. Die Rumpfbewegung ist ausgiebig
ohne reflektorische Muskelspannung. Nervensystem ohne Besonderheiten. Klagen
über leichte Ermüdbarkeit.

Röntgenbefund: Fast gänzliches Verschwinden der Bandscheibe zwischen
dem 12. Brust- und 1. Lendenwirbel. Unregelmässigkeiten an der oberen und
unteren Körperfläche des 12. Brust- und 1. Lendenwirbels. Abbruch des linken
Querfortsatzes des 1. Lendenwirbels (s. Fig. 4).

Beurteilung: Uebergangsrente von 30 pCt.

Die Nachuntersuchung in der Anstalt am 10. 8. 11 ergab den gleichen klinischen
Befund. Die Röntgenaufnahme zeigte den Körper des 12. Brust- und 1. Lenden-
wirbels knöchern miteinander verschmolzen mit starker Callusentwicklung an den
Rändern.

Beurteilung: Heilung, voll erwerbsfähig.

Fall 30. Kontusion der Bandscheibe zwischen dem 12. Brust- und
1. Lendenwirbel durch Fall aufs Gesäss. Wiederherstellung der Erwerbsfähigkeit nach $1\frac{1}{2}$ Jahren.

Luise K., 33 Jahre alt, fiel am 2. 4. 09 vom Boden auf die Tenne. Befund
am 30. 5. 09: Verletzte war imstande zu gehen, sich zu bücken, leichtere Gegenstände
zu heben. Die Beweglichkeit der Wirbelsäule war im unteren Brust- und oberen
Lendenabschnitt etwas behindert. Rente nach 3 Monaten 30 pCt.

Die Untersuchung in der Anstalt am 27. 4. 10 ergab: Allgemeinzustand gut; Hohlhände kräftig verschwielt. Die Rumpfbewegungen sind nach allen Richtungen schmerzfrei und ausgiebig. Das Nervensystem ist ohne Besonderheiten. Pat. klagt noch über rascheres Ermüden bei längeren Arbeiten. Rente zur Gewöhnung 30 pCt.

Röntgenbefund: Starke Verschmälerung der Bandscheibe zwischen dem 12. Brust- und 1. Lendenwirbel.

Die Nachuntersuchung in der Anstalt am 9. 8. 11 ergab: Status idem. Die leichte Steifigkeit in der oberen Lendenwirbelsäule wird durch Kompensation völlig ausgeglichen. Es besteht keine Ermüdung mehr.

Beurteilung: Volle Gewöhnung und Anpassung. Wiederherstellung.

Von den zehn vorliegenden Distorsionen erfolgte die Wiederherstellung der Erwerbsfähigkeit in neun Fällen; in einem Falle wurde wegen einer zurückbleibenden Parese des linken Armes eine Dauerrente von 40 pCt. gewährt.

Bei den siebzehn vorliegenden Kontusionen erfolgte die Wiederherstellung der Erwerbsfähigkeit in vierzehn Fällen; in zwei Fällen bedingte eine posttraumatische Neurose, in einem eine Störung der Beweglichkeit der Halswirbelsäule eine Dauerrente.

Die Behandlung der Distorsion besteht hauptsächlich in der Ruhigstellung der Halswirbelsäule, am besten durch Tragen einer Stützkravatte, die auch beim Umhergehen getragen werden kann. Diese Ruhigstellung ist einmal zur Beseitigung der Schmerzhaftigkeit der Kopfbewegung und besonders bei Komplikationen mit Verletzungen des Rückenmarks indiziert, damit die Heilungsvorgänge dort nicht durch unnötige Bewegungen eine Störung erfahren. Die Behandlung der Kontusion deckt sich im grossen und ganzen mit derjenigen der Kompressionsbrüche.

Brüche der Dornfortsätze.

Weitaus die Mehrzahl der Dornfortsatzbrüche sieht man als harmlosere Komplikationen bei Verletzungen mit erheblicher Verschiebung, bei schweren Verrenkungen und Verrenkungsbrüchen, wo die Dorne durch den starken Zug der hinteren Wirbelsäulenbänder abgerissen werden, seltener bei einfachen Körperbrüchen (Fall 65). Es gilt dies insbesondere auch für die Halswirbelsäule, die von Luxationen häufiger betroffen wird (Fall 46 u. 50).

Die isolierten Abbrüche der Dornfortsätze sind dagegen verhältnismässig selten. Die langen, spitzen, nach abwärts gerichteten Dornfortsätze der Brustwirbelsäule sind zu isolierten Brüchen am meisten disponiert, ebenso auch die langen wenn auch stärkeren Dornfortsätze der unteren Halswirbelsäule, während die kurzen oberen Halswirbeldornfortsätze und die ausserordentlich starken nach hinten gerichteten Dorne der Lendenwirbelsäule fast gar nicht isoliert abbrechen. Ihrer Art nach sind die Brüche meist Schräg- und Querbrüche; eine Horizontalfissur beobachteten Wagner-Stolper. Die Dornfortsätze können einzeln und zu mehreren gleichzeitig abbrechen; isolierte Abbrüche von drei, fünf und mehr gleichzeitig kamen schon zur Beobachtung.

In unseren drei Fällen waren die Brüche durch Einwirkung direkter Gewalt entstanden: Fall auf den Nacken, Quetschung des Nackens durch ein Wagenrad, Fall auf den Rücken.

Bildet auch die direkte Gewalteinwirkung bei der Entstehung des isolierten Dornfortsatzbruches die Regel, so ist auch in den letzten Jahren der Muskelzug als gelegentliche Ursache verschiedene Male beobachtet worden. Die Erklärung dafür ist die, dass der Dornfortsatz, welcher Ansatzpunkt sehr kräftiger Muskeln und Bänder ist, bei heftiger, ruckweiser Anspannung der Rückenmuskulatur, beim plötzlichen Aufrichten und Heben schwerer Lasten einer übermässigen Zugwirkung unterworfen werden kann, so dass er schliesslich abknickt oder abbricht. So berichtet z. B. Henschen über zwei Fälle von Dornfortsatzfraktur durch Muskelzug; desgleichen Sauer über einen isolierten Bruch des 7. Halswirbel- und des 1. und 3. Brustwirbeldornfortsatzes; Ursache war jedesmal Heben bzw. Schleudern grosser Lasten. Ferner berichtet Schulte über den merkwürdigen Fall von Abbruch eines Lendenwirbeldornfortsatzes durch Muskelzug, der indes nicht einwandfrei erscheint, da er durch eine Osteomyelitis des betreffenden Wirbels kompliziert war; man kann immerhin annehmen, dass der Knochen bereits durch den infektiösen Knochenprozess morsch war.

In den meisten Fällen tritt keine völlige Kontinuitätstrennung ein, sondern nur eine Abknickung, wobei das Bruchstück mit seiner Bruchfläche mit derjenigen des stehengebliebenen Stumpfes in Zusammenhang bleibt. Die Knickung der Dornfortsätze findet bei der Halswirbelsäule und Brustwirbelsäule stets nach unten hin statt. Manchmal, besonders nach heftiger Gewalteinwirkung, ist das Bruchstück in solcher Diastase, dass eine Wiedervereinigung nicht stattfindet, meist aber bleibt dasselbe durch die starken Bandapparate fixiert ziemlich an Ort und Stelle und es tritt so eine Wiedervereinigung ein, die wohl grösstenteils knöchern erfolgt. Es kommt aber auch gelegentlich zur Pseudarthrosenbildung wie in drei von Sauer beschriebenen Fällen.

Auf dem Röntgenbild sind bei seitlicher Aufnahme Dornfortsatzbrüche leicht erkennbar; man sieht das verlagerte Bruchstück und den stehengebliebenen Stumpf ohne weiteres (s. Fig. 5), erkennt die Abknickungen an der erwähnten Formveränderung des Fortsatzes und die Stellung desselben zu den übrigen. Dies gilt für die Halswirbel, bei günstigen Verhältnissen auch noch für den ersten Brustwirbel, die eine gute seitliche Aufnahme zulassen.

Bei der Brust- und Lendenwirbelsäule ist die Erkennung ungleich schwieriger, da bei der Aufnahme von vorn der Dornfortsatzschatten infolge seiner Durchleuchtung in sagittaler Richtung nicht derart klar und übersichtlich erkennbar wird wie bei seitlicher Aufnahme. Eine Verlagerung des Dornschattens gegenüber den übrigen seitlich und besonders nach unten lässt bei Ausschliessung einer Skoliose, einer Kompressionsfraktur und Bogenbruchs den Schluss auf Bruch des Dornfortsatzes zu (bei gutem Röntgeninstrumentarium lässt sich auch seitliche Aufnahme der Lendenwirbelsäule genügend deutlich herstellen).

Klinische Erkennungszeichen sind:

1. Dislokation und abnorme Beweglichkeit des Dornfortsatzes; bei starker Verschiebung fühlt man an seiner normalen Stelle eine Lücke,

2. in häufigen Fällen oberflächliche Krepitation,

3. heftiger lokaler Druckschmerz, der bei Knochenbrüchen ungleich stärker ist als bei Weichteilverletzungen,

4. das Phänomen, dass das bei aufrechter Haltung nicht vorspringende Dornfortsatzbruchstück beim Bücken deutlich nach hinten vorspringt.

Bei knöcherner Heilung hat man späterhin an Stelle des spitzeren Dornfortsatzendes den Eindruck eines breiten verdickten knöchernen Vorsprunges, der durch die Verschiebung und Calluswucherung zustande

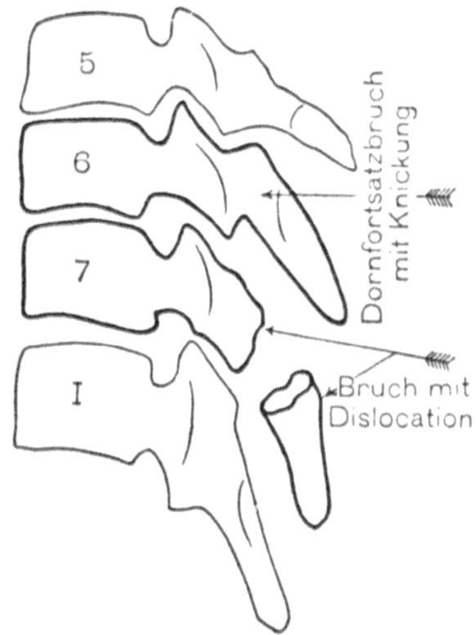

Fig. 5 (zu Fall 31).

gekommen ist; bei blossen Abknickungen fühlt man die Dornspitze etwas nach unten gerückt, bei Pseudarthrosenbildung bleibt eine gewisse geringe Beweglichkeit des Bruchstückes zurück. Von unseren Fällen betreffen zwei die Halswirbelsäule und einer die Brustwirbelsäule. Komplikationen von Seiten des Markes kamen nicht vor.

Fall 31. Bruch des 6. und 7. Halswirbeldornfortsatzes durch Fall auf Nacken und Kopf. Erwerbsbeschränkung 30 pCt. dauernd.

Wilhelm W., 39 Jahre alt, fiel am 23. 7. 06 von einem beladenen Wagen rückwärts kopfüber aufs Pflaster. Befundbericht: Verletzter war anfänglich bewusstlos und blutete aus dem Munde; Amnesie. Der Kopf konnte nicht aufrecht getragen werden. Die Gegend des 6. und 7. Halswirbels war sehr geschwollen und schmerzhaft; der Dornfortsatz des 7. Halswirbels war stark prominent. Rente: Nach Ablauf von 3 Monaten 75 pCt., vom 1. 12. 08 ab 50 pCt.

Die Untersuchung in der Anstalt am 15. 9. 11 ergab: Die Brustwirbelsäule zeigt eine Skoliose rechtskonvex; der Kopf ist vornübergebeugt. Die Gegend des 6. und 7. Halswirbeldornfortsatzes ist knöchern verdickt: die Dornfortsatzspitzen sind nicht fühlbar. Die Drehbewegungen des Kopfes sind etwas, die Rückwärtsbeugung ist stark beschränkt. Nervensystem ohne Besonderheiten.

Röntgenbefund: Der 6. Halswirbeldorn ist nach unten abgeknickt, ohne völlige Trennung des Zusammenhanges. Der 7. ist abgebrochen und in Diastase nach unten verlagert (s. Fig. 5).

Beurteilung: 30 pCt. nach voller Gewöhnung wegen Behinderung der Kopfbeweglichkeit. Die Schätzung wurde im Instanzenzug bestätigt.

Fall 32. Bruch der Dornfortsätze 4, 5 und 6, und Bruch im rechten Seitengelenk zwischen 5. und 6. Halswirbel durch Quetschung im Nacken. Parese und Schmerzhaftigkeit des rechten Armes (Wurzelkompression). Erwerbsbeschränkung 30 pCt. dauernd.

Heinrich Sch., 61 Jahre alt, wurde am 8. 4. 10, am Boden liegend durch ein Wagenrad am Nacken gequetscht. Befundbericht: Starke Weichteilschwellung, heftige Schmerzen im Nacken, ausstrahlend in den rechten Arm. Parese des rechten Armes. Verletzter stand von allein auf und ging nach Hause.

Die Untersuchung in der Anstalt am 29. 10. 10 ergab: Die Kopfhaltung ist nach rechts geneigt. Die Dorne des 4., 5. und 6. Halswirbels fehlen bei der Abtastung, dagegen sind seitlich Knochenteile fühlbar. Die Drehbewegung und Seitwärtsbewegung sind stark, die seitliche Beugung nach rechts und die Vorwärtsbeugung nur wenig behindert. Nervensystem ohne Besonderheiten. Klagen über Störung der Kopfbeweglichkeit.

Röntgenbefund: Dornfortsatzbrüche des 4., 5. und 6. Halswirbels mit Verlagerung der Bruchstücke; Verwaschenheit des rechten Seitengelenkes zwischen 5. und 6. Halswirbel.

Beurteilung: Nach Gewöhnung 30 pCt. dauernd wegen Behinderung der Kopfbewegungen.

Fall 33. Dornfortsatzbruch des 5. Brustwirbels durch Fall auf den Rücken. Wiederherstellung der Erwerbsfähigkeit nach 3 Monaten.

Rose F., 20 Jahre alt, fiel am 12. 4. 10 von Roggengarben herab, mit dem Rücken auf den Rand einer Bodenluke, von da durch die Luke auf dicke Strohgarben in die Tenne. Befundbericht: Verletzte fühlte sofort heftigen Schmerz, besonders im Rücken bei Berührung. Schwellung und Blutunterlaufung in der Umgebung des 5. Brustwirbels; sie konnte sich selbst aufrichten und gehen: keine Lähmungserscheinungen. Am folgenden Tage liessen die Schmerzen bedeutend nach. Der Dornfortsatz war bei aufrechter Körperhaltung nicht, in gebückter Haltung deutlich vorspringend.

Die Untersuchung in der Anstalt am 13. 8. 10 ergab: Der Dorn des 5. Brustwirbels ist stark verdickt, leicht nach hinten vorspringend zu fühlen, nicht seitlich, nach oben und unten verlagert, nicht druckempfindlich. Die Beweglichkeit in der Wirbelsäule, besonders das Bücken und Wiederaufrichten ist ausgiebig ohne reflektorische Muskelspannung. Die Haltung ist aufrecht und ungezwungen. Das Nervensystem ist ohne krankhaften Befund.

Beurteilung: Voll erwerbsfähig nach Ablauf der Wartezeit (diese Schätzung wurde im Instanzenzug bestätigt).

Im Fall 33 war nach Ablauf der Wartezeit eine Erwerbsbeschränkung nicht mehr vorhanden, während in den Fällen 31 und 32 infolge der Beweglichkeitsstörung des Kopfes Dauerrenten gewährt wurden.

Behandlung.   Eine besondere Behandlung ist bei isoliertem Bruch eines Dornfortsatzes nicht erforderlich. Bei grösserer Schmerzhaftigkeit ist Bettruhe für die ersten Tage empfehlenswert.

Brüche der Querfortsätze.

Die Brüche der Querfortsätze kommen als Komplikationen von Luxationsfrakturen und Kompressionsbrüchen an der ganzen Wirbelsäule vor (Fall 51, 103, 114); ebenso sieht man sie häufig isoliert gleichzeitig neben Verletzungen an anderen Wirbeln durch dieselbe Ursache hervorgerufen (Fall 29, 87, 110) auftreten, schliesslich sieht man sie auch isoliert ganz für sich vorkommen.

Isolierte Brüche sind abgesehen von Absprengungen, welche durch Schuss- und Stichverletzungen verursacht werden und deshalb natürlich an allen Querfortsätzen der Wirbelsäule entstehen können, bislang nur an den Querfortsätzen der Lendenwirbelsäule beobachtet worden. Es ist dies verständlich, wenn man bedenkt, dass diese Lendenwirbelquerfortsätze im Gegensatz zu denen der Hals- und Brustwirbelsäule lang und verhältnismässig dünn sind und deshalb sowohl einer direkten von aussen einwirkenden Gewalt als auch einer Zugwirkung von Bändern und Muskeln viel mehr Angriffspunkte bieten. Die Brüche können einseitig und doppelseitig auftreten und können auf derselben Seite mehrere Querfortsätze betreffen; sie sind fast durchweg Quer- und Schrägbrüche und liegen entweder im Hals des Querfortsatzes und an der Grenze seines ersten und mittleren Drittels (von seinem Ursprung an gerechnet) oder an seiner Basis (letzteres auch besonders bei Komplikationen mit Kompressionsbrüchen [Fall 103]). Meist kommt es zu einer Abknickung ohne völlige Kontinuitätstrennung; es kann dabei eine Verlagerung des abgeknickten Querfortsatzstückes nach oben und nach unten eintreten. Die Heilung ist in diesen Fällen knöchern, oft mit reichlicher Callusentwicklung an der Bruchstelle. Im Falle 29 trat ein völliger Abbruch mit beträchtlicher Diastase des abgebrochenen Stückes ein. Dass in seltenen Fällen auch Längsfissuren der Querfortsätze als Komplikation entstehen können, zeigt Fall 25 von Simon. Die dazu gehörige Photographie 24 zeigt eine Horizontalfissur durch beide Bogenwurzeln und Querfortsätze des 3. Lendenwirbels.

Die Brüche waren in unseren Fällen teils durch direkte von aussen wirkende Gewalt: Schlag eines Erntebaumes in den Rücken, Fall eines Baumstammes auf den Rücken, Ueberfahrenwerden durch Wagenrad, teils durch indirekte Gewalt: gewaltsame Ueberbeugung des Rumpfes beim Fallen nach vorn und seitwärts entstanden.

Als Ursache der durch indirekte Gewalt entstandenen Querfortsatzbrüche muss man nach der Art des Unfalles und unter Berücksichtigung der anatomischen Verhältnisse — analog den indirekten Dornfortsatzbrüchen — den Zug der an den Querfortsätzen der Lendenwirbel inserierenden kräftigen Muskelbündel des Erector trunci, des Longissimus dorsi und des Ileopsoas ansprechen. Das Zustandekommen des Querfortsatzbruches muss man sich dann so vorstellen, dass durch die plötzliche heftige Kontraktion dieser Muskeln beim Vornüberfallen des Körpers im Sturz, bei gewaltsamer Seitwärtsbeugung oder bei energischer Arbeitsleistung die langen Knochenspangen der an ihnen ausgeübten übermässigen Zugwirkung nicht standhalten und abbrechen.

Auf dem Röntgenbild sind in vorderer Aufnahme die langen Knochenspangen der Querfortsätze der Lendenwirbelsäule gut sichtbar zu machen. Den Bruch und die Abknickung erkennt man an der veränderten Form und Stellung eines Querfortsatzes den anderen normalen gegenüber (s. umstehende Fig. 6).

Bei Diastase ist der stehen gebliebene Querfortsatzstumpf und in der Nähe das verlagerte Bruchstück (s. Fig. 4) erkennbar. Bei abgeheilten Verletzungen kann, falls keine Abknickung die Diagnose sichert, die oft sehr starke Callusentwicklung als Verdickung oberhalb und unterhalb der Bruchstelle die Erkennung eines solchen erleichtern (s. Fig. 7 u. 8). Zu erwähnen ist noch, dass die Querfortsätze normalerweise manchmal eine nicht ganz regelmässige Form zeigen, jedoch lässt sich eine Verwechslung mit Querfortsatzbruch bei Beachtung der obigen Angaben leicht vermeiden.

Klinische Erkennungszeichen sind:

1. Lokaler Bluterguss und Schwellung der Lendengegend und umschriebener Druckschmerz neben den Dornfortsätzen,

2. heftige Seitenschmerzen bei Rumpfbewegungen zumal beim Aufrichten, reflektorische Spannung der Rückenstrecker; bei einseitigem Bruch ist besonders schmerzhaft die seitliche Rumpfbeugung und Drehung nach der gesunden Seite,

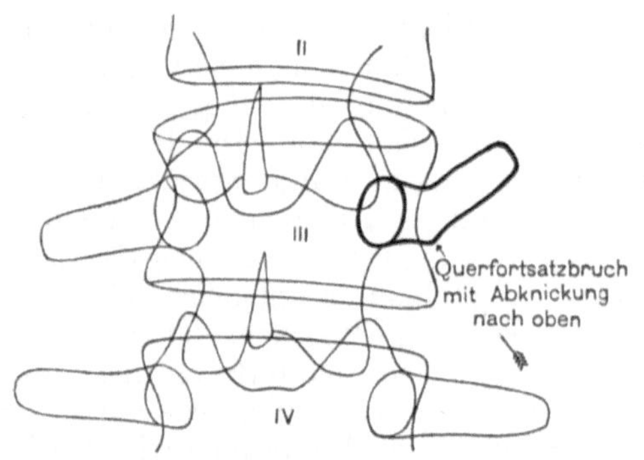

Fig. 6 (zu Fall 34).

3. Schmerzhaftigkeit beim Anheben der gestreckten Beine in Rückenlage,

4. Abflachung der Verletzungsstelle bei Beugung nach vorwärts lässt auf Abbruch mehrerer Querfortsätze derselben Seite schliessen (Hoffmann).

5. Nach Abheilung ist öfters an der Verletzungsstelle leichte umschriebene Vorwölbung der Lendengegend erkennbar.

Eine Verwechslung von Querfortsatzbruch mit Muskelzerrung und traumatischem Hexenschuss ist häufig; in zweifelhaften Fällen kann nur das Röntgenbild sicheren Aufschluss geben. Unsere Fälle betreffen einmal den Bruch des linken Querfortsatzes des 3. Lendenwirbels mit Abknickung nach oben und einmal den Bruch der linken Querfortsätze des 3. und 4. Lendenwirbels ohne sichtliche Abknickung mit starker Callusentwicklung. In beiden Fällen ist knöcherne Heilung erfolgt. Ich mache an dieser Stelle auch auf die Durchzeichnungen zu den Fällen 29, 87, 117 u. 119 aufmerksam, die als Nebenbefunde interessante Querfortsatzbrüche aufweisen.

Fall 34. Bruch des linken Querfortsatzes des 3. Lendenwirbels durch Schlag mit dem Erntebaum in den Rücken. Wiederherstellung der Erwerbsfähigkeit nach 3 Monaten.

Christine D., 33 Jahre alt, wurde am 25. 7. 11 von einem Erntebaum in den Rücken getroffen. Befundbericht: Schwellung der Lendenwirbelgegend, heftiger Rückenschmerz beim Bücken. Keine Marksymptome.

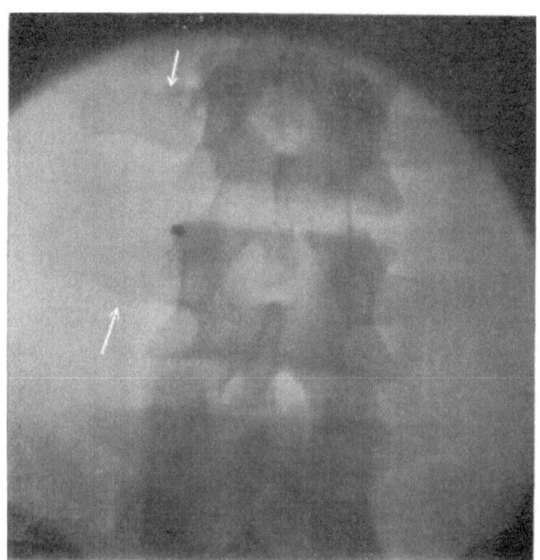

Fig. 7 (zu Fall 35). Bruch des Querfortsatzes des 3. und 4. Lendenwirbels mit callöser Verdickung der Bruchstellen.

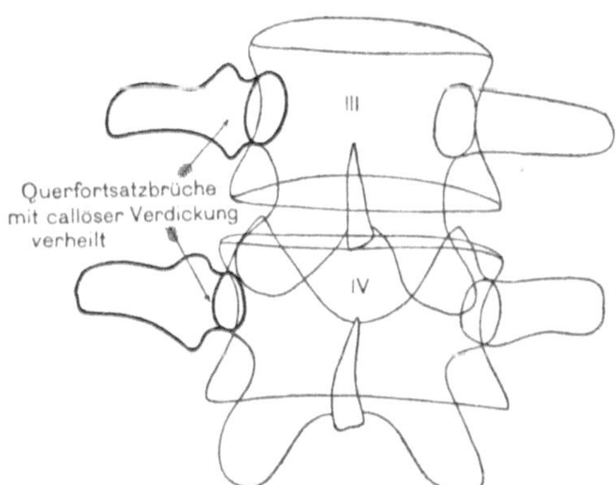

Fig. 8 (zu Fall 35).

Die Untersuchung in der Anstalt am 5. 12. 11 ergab: Blutarme Person mit Unterschenkelschwellungen vor dem Unfall. Die Wirbelsäule ist von normalem Aufbau; ihre Beweglichkeit nach allen Seiten ist frei ohne reflektorische Muskelspannung. Links seitlich des 3. Lendenwirbels ist eine geringe umschriebene Vorwölbung. Die Kniescheibenbandreflexe sind erhöht. Nervensystem ohne Besonderheiten. Klagen werden keine mehr geäussert.

Röntgenbefund: Der linke Querfortsatz des Lendenwirbels zeigt eine kallöse Verdickung und steht schief nach oben (s. Fig. 6).

Beurteilung: Nach Ablauf der Wartezeit kein messbarer Schaden. (Verletzte erhält eine Uebergangsrente von 15 pCt., da die schon früher bestehende Unterschenkelschwellung angeblich durch den Unfall verschlimmert wurde).

Fall 35. Querfortsatzbruch links des 3. und 4 Lendenwirbels durch gewaltsame Rück- und Seitwärtsbeugung des Rumpfes im Fallen. Wiederherstellung der Erwerbsfähigkeit nach 3 Monaten.

Christine R., 22 Jahre alt, fiel am 26. 7. 11 rücklings von einem Fuder Heu auf ihren Dienstherrn, den sie mit zur Erde riss. Befundbericht: Verletzte hatte sofort Seitenschmerzen, ging jedoch nach Hause und half beim Abladen, was sie aber bald wegen neu auftretender heftiger Seitenschmerzen aufgeben musste. Bluterguss und Schwellung in der linken Lendengegend. Fixation der Lendenwirbelsäule, die Rechtsseitwärtsbeugung war besonders schmerzhaft.

Die Untersuchung in der Anstalt am 15. 11. 11 ergab: Blühend gesundes Mädchen mit stark verarbeiteten Handflächen. Die Partie links der Dornfortsatzreihe in Höhe des 2. und 3. Lendenwirbels springt leicht vor. Die Rechtsseitwärtsbeugung des Rumpfes ist angeblich noch etwas unangenehm. Das Anziehen der Beine in liegender Stellung ist schmerzlos. Die übrigen Rumpfbewegungen sind frei. Nervensystem ohne Besonderheiten. Klagen werden nicht mehr geäussert.

Röntgenbefund: Die linken Querfortsätze des 3. und 4. Lendenwirbels zeigen die Bruchstelle an der Grenze des unteren und mittleren Drittels; Heilung mit starkem Callus ohne Verschiebung (s. Fig. 7).

In den beiden vorliegenden Fällen erfolgte die Wiederherstellung der Erwerbsfähigkeit vor Ablauf der gesetzlichen Wartezeit. Länger dauernde Störungen der Rumpfbeweglichkeit wurden nicht beobachtet.

Behandlung. Eine besondere Behandlung ist im allgemeinen nicht erforderlich. Machen dislozierte Bruchstücke dauernde Beschwerden, so ist die Entfernung derselben empfohlen worden.

Die einseitigen Verletzungen der Seitengelenke.

Bekanntlich bildet je ein oberer und unterer Seitengelenkfortsatz von zwei benachbarten Wirbeln auf der gleichen Seite ein wahres Gelenk, das von einer Gelenkkapsel umschlossen wird. Dasselbe unterliegt gleichen Verletzungsarten wie die übrigen Gelenke des Körpers, es kann zu Zerrungen und Quetschungen, zu Verrenkungen und Brüchen kommen. Ueber die Kontusionen und Distorsionen dieser Gelenke ist bereits oben als Teilerscheinung der Kontusion und Distorsion der Wirbelsäule gesprochen worden und wir haben uns hier nur mit den Verrenkungen und Brüchen in den Seitengelenken zu beschäftigen. Da die doppelseitigen Verrenkungen und Brüche der Seitengelenke fast nicht isoliert, sondern in der Regel im Gefolge schwerer Totalluxationen und Luxationsfrakturen vorkommen, so behandeln wir diese im Zusammenhang mit jenen und beschränken uns hier auf die einseitigen Seitengelenksverletzungen.

Es ist wohl in den seltensten Fällen möglich, beim Lebenden eine strenge anatomische Scheidung zwischen Seitengelenksluxationen und

Seitengelenksfrakturen zu ziehen, da durch die Gewalt, die beispielsweise eine Verrenkung herbeiführt, fast stets kleinere oder grössere
Absprengungen an dem knorpeligen und knöchernen Teile der Gelenk-
fortsatzflächen und Gelenkfortsatzspitzen verursacht werden, andererseits bei schwereren Gelenkfortsatzbrüchen Bruchverschiebungen entstehen können, die dem Bilde einer Verrenkung ähnlich sind. Da
jedoch sicher auch reine Luxationen vorkommen können, wenn
auch meist mit pathologischen Vorbedingungen wie bei angeborener
Schlaffheit der Gelenkkapseln, so wollen wir auch hier der grösseren
Uebersichtlichkeit halber die beiden Verletzungsformen getrennt behandeln.

Die Halswirbelsäule neigt infolge ihrer anatomischen Beschaffen- *Die Rotations-luxation.*
heit zu Luxationen der Seitengelenke und es sind mit wenigen Aus-
nahmen auch nur dort solche einseitigen Verrenkungen beobachtet
worden. Der Mechanismus der einseitigen Luxation in den Seiten- *Mechanismus.*
gelenken ist so zu denken, dass in der Halswirbelsäule eine Drehbewegung — beispielsweise nach links — stattfindet, während welcher
der rechte untere Gelenkfortsatz des luxierenden an dem rechten oberen
Gelenkfortsatz des darunter liegenden Wirbels in die Höhe gleitet.
Normalerweise wird in diesem Augenblick die Spannung der Gelenkkapsel eine Weiterbewegung in diesem Sinne verhindern. Bei forcierter
Drehung wird die Gelenkkapsel gedehnt, reisst ein und es kann dann
zu einem Aufsitzen der Gelenkfortsätze kommen; bei weiterer Drehung
wird der Gelenkfortsatz des oberen Wirbels hinter den Gelenkfortsatz
des unteren rutschen und sich dort verhaken. Nach Wagner-Stolper
wird dieser Vorgang durch die sattelförmige Zusammenfügung der Halswirbelkörper erleichtert, da bei Drehung der obere reitende Wirbel
nach Art einer Schraube gehoben wird. Kocher hat diese Verrenkung
als Rotationsluxation bezeichnet, da alle einseitigen Luxationen der
Seitengelenke nach vorn, auch die durch Abduktion und Flexion hervorgerufenen, Drehungs- oder Rotationsluxationen sind, weil die ge-
gebenen Stellungen immer wieder eine Rotation des oberen gegen den
unteren Wirbel darstellen.

Die merkwürdigsten Fälle dieser Art sind diejenigen, die ohne
jede grössere Gewalteinwirkung durch irgend eine ungeschickte
Bewegung während der Verrichtungen des täglichen Lebens und auch
während des Schlafes entstehen können. Es handelt sich hierbei jedenfalls um eine abnorme Schlaffheit der Seitengelenkkapseln und die
Verrenkung kann deshalb leicht zu einer habituellen werden. Sie können
daher ähnlich wie die habituellen Schultergelenksluxationen Gegenstand
immer erneuter Rentenansprüche werden, da eine solche Verrenkung
selbstverständlich während der Arbeit leicht eintreten kann. In unserem
Falle handelte es sich um ein junges Mädchen; die Verletzung war keine
Unfallfolge. Ich lasse hier die Krankengeschichte folgen. Das Bild
(Status vor der Einrenkung, s. Fig. 9) zeigt die durch den Hochstand der Gelenkfortsätze im linken Seitengelenk entstandene linkskonvexe Skoliose der Halswirbelsäule und Schiefstellung des Kopfes
nach rechts.

Fall 36. Rotationsluxation mit Hochstand der Gelenkfortsätze im linken Seitengelenk zwischen 2. und 3. Halswirbel infolge angeborener Schlaffheit der Gelenkkapsel. Einrichtung.

Die 20jährige Patientin fühlte beim Umdrehen im Bette plötzlich, dass der Kopf schief nach rechts stand (s. Fig. 9). Sie hatte dabei Nackenschmerzen. Kraftlosigkeit und Gefühlsstörungen in den Armen waren nicht vorhanden. Nach der Reposition in Narkose im September in der Anstalt war der Kopf wieder frei beweglich.

Die Nachuntersuchung am 17. 10. 11 ergab: Die Kopfhaltung ist aufrecht ohne Besonderheiten. Bei geradeausgerichteter aufrechter Kopfhaltung ist der Dornfortsatz des Epistropheus stark links seitlich abgewichen zu fühlen. Die Kopfbeweglichkeit ist frei. Keine Schmerzen. Nervensystem ohne Besonderheiten.

Röntgenbefund, Aufnahme durch den geöffneten Mund: Der Dorn des Epistropheus ist stark linksseitlich im Bilde projiziert, während die Projektionsbilder der übrigen Dorne sich in der Mittellinie befinden. Die Seitenaufnahme lässt die Seitengelenke intakt erkennen.

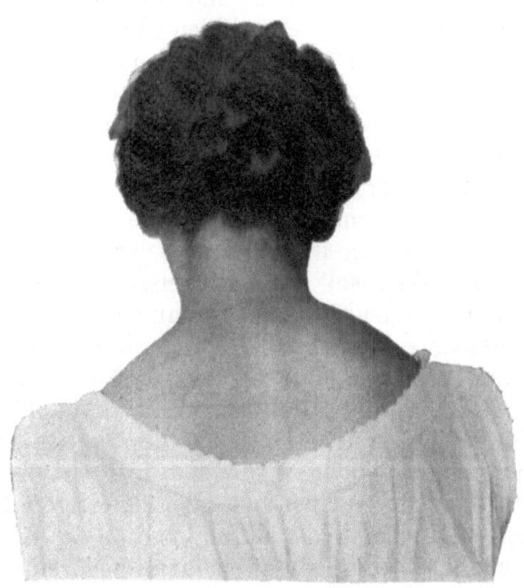

Fig. 9 (zu Fall 36). Kopfhaltung bei Rotationsluxation zwischen
2. und 3. Halswirbel mit Hochstand der Gelenkfortsätze.

Entstehungs-
ursachen.

In der Literatur finden sich ähnliche Fälle. So macht Douglas Mitteilung von einer Halswirbelverrenkung im Schlaf mit nachfolgender Einrenkung nach Ablauf von 3 Wochen. Schanz berichtet von einem zwölfjährigen Mädchen, das einen Klimmzug ausführte und sich beim Abspringen zur Seite umschaute, wodurch eine rechtsseitige Rotationsluxation zwischen dem 5. und 6. Halswirbel stattfand, die eingerichtet wurde; Völker desgleichen eine solche Verletzung durch forcierte Drehung des Kopfes; van Oordt beobachtete einen Fall von habitueller Rotationsluxation (worunter das Aufsitzen der Gelenkfortsätze zu verstehen ist) des 4. Halswirbels, die ohne erheblichen Muskelzug zustandegekommen ist. Die Rotationsluxation entsteht durch Einwirkung direkter Gewalt (Schlag in den Nacken), am häufigsten jedoch durch indirekte Gewalt, forcierte Drehung des Kopfes, besonders durch Fall auf den Kopf wie in unseren beiden Fällen.

Das Röntgenbild in Seitenaufnahme zeigt bei intakten Gelenkfort- Röntgendiagnose.
sätzen den Hochstand der Gelenkfortsätze deutlich und die Verhakung
derselben derart, dass der untere Gelenkfortsatz des oberen Wirbels
statt in normaler Berührung von dessen Gelenkfläche hinter dem oberen
Gelenkfortsatz des unteren Wirbels sich befindet. Notwendig ist dabei, dass man die verletzte Seite der Platte zukehrt, um eine deutliche
Projektion des luxierten Gelenkes zu erhalten. Auf eine andere charakteristische Eigentümlichkeit im Röntgenbild der Rotationsluxation soll
hier noch hingewiesen werden, wie sie auf den Durchzeichnungen der
seitlichen Röntgenaufnahmen von Fall 37 und 38 demonstriert ist. In
Fall 37 (Fig. 10) sitzen die Gelenkfortsatzspitzen des 2. und 3. Halswirbels
aufeinander auf, was man als ersten Grad der Verrenkung bezeichnen
kann; man beachte dabei die Stellung des Epistropheuskörpers, dessen

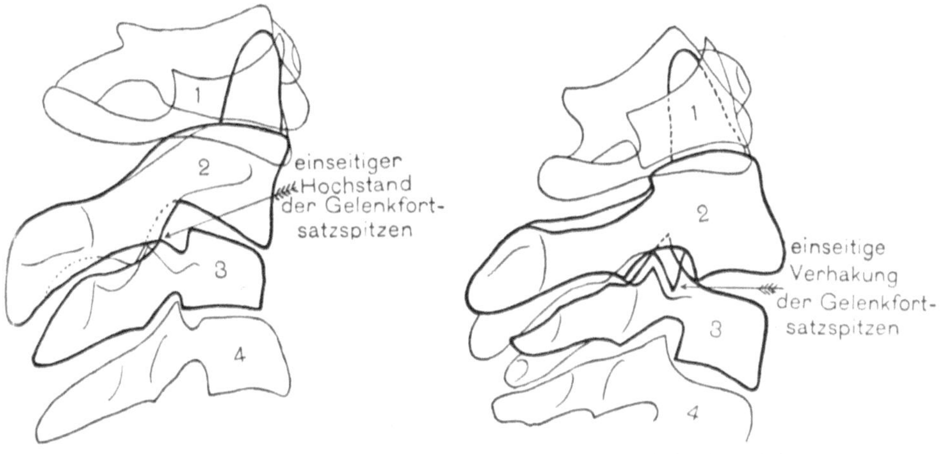

Fig. 10 (zu Fall 37).Fig. 11 (zu Fall 38).

vordere untere Kante auf der vorderen oberen Körperkante des 3. Halswirbels infolge der Hochstellung der Gelenkfortsätze im rechten Seitengelenk fest aufsteht.

Denken wir uns nun die Verrenkung weiter fortgeschritten und den
Gelenkfortsatz des Epistropheus über den des 3. Halswirbels nach vorn
hinweggeglitten, so sinkt dieser Gelenkfortsatz des 2. in die dort befind-
liche Incisura vertebralis sup. des 3. Halswirbels, der Körper des Epistropheus richtet sich infolgedessen wieder auf, erfährt eine vermehrte
Drehung und Verschiebung nach vorn und sinkt schliesslich auf der
luxierten Seite zurück, sodass nun sein hinterer unterer Körperrand direkt
auf der Körperoberfläche des 3. Halswirbels aufsitzt, während seine
vordere Körperkante sich jetzt in Diastase von der des 3. Halswirbels
befindet und nach vorn vorspringt. Wir haben dann die Verhältnisse
auf Fig. 11 vor uns.

Die Entstehung dieser charakteristischen Bilder ist in dem Mechanismus der Rotationsluxation begründet. Auf der Röntgenaufnahme von
vorn lässt sich weniger deutlich der Hochstand und die Verhakung der

Gelenkfortsätze erkennen, jedoch gut der dadurch gegebene Stellungs-
wechsel der benachbarten Wirbelkörperoberflächen zu einander.

Klinische Erkennungs- zeichen.

Die klinischen Erkennungszeichen der Rotationsluxation sind:

1. die eigentümliche Schiefhalsstellung: Der Kopf steht auf der
verletzten Seite nach der Schulter geneigt, das Kinn nach der gesunden

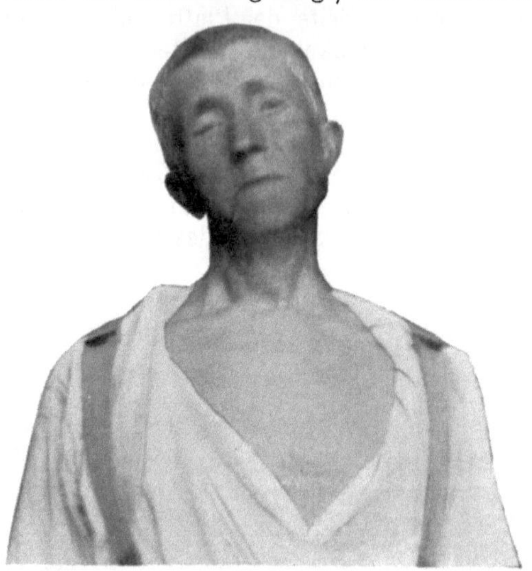

Fig. 12 (zu Fall 38).
Schiefhalsstellung bei Rotationsluxation im rechten Seitengelenk zwischen
2. und 3. Halswirbel mit Verhakung der Gelenkfortsätze.

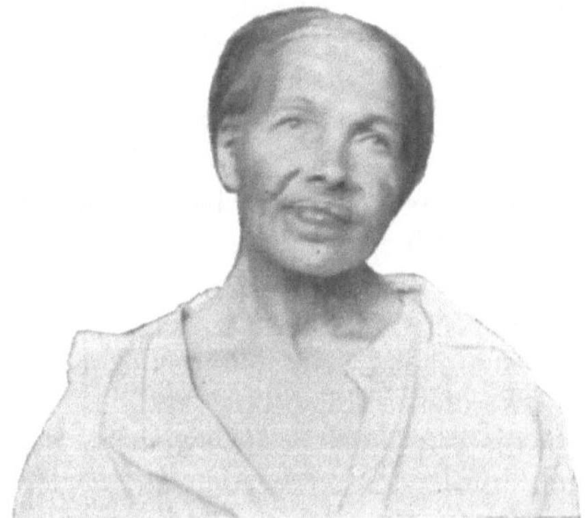

Fig. 13 (zu Fall 37).
Schiefhalsstellung bei Rotationsluxation im rechten Seitengelenk zwischen
2. und 3. Halswirbel mit Hochstand der Gelenkfortsätze.

Seite gedreht (s. Fig. 12); bei Hochstellung der Gelenkfortsätze steht umgekehrt der Kopf auf der gesunden Seite der Schulter genähert (s. Fig. 13).

2. Die Beschränkung bestimmter Kopfbewegungen: bei Verhakung
ist die Kopfdrehung nach der verletzten Seite behindert, während die
vorhandene Drehstellung nach der gesunden Seite noch vermehrt werden

kann; ferner ist die Seitwärtsbeugung nach der gesunden Seite behindert; bei dem Aufsitzen der Gelenkfortsätze ist die Seitwärtsbeugung nach der verletzten Seite beschränkt.

3. Der Tastbefund: Der Dornfortsatz des verrenkten Wirbels rückt aus der Reihe der übrigen und ist nach der verletzen Seite zu abgewichen; bei den oberen Wirbeln kann man die Seitenteile auf der verrenkten Seite im Rachen, bei den unteren die Stellung der Querfortsätze bei mageren Personen seitlich am Halse tasten.

4. Die Schmerzhaftigkeit, die an der Stelle der Verrenkung lokalisiert und nach Kocher bei unkomplizierten Fällen so gering sein kann, dass die Verletzten erst spät den Arzt aufsuchen.

Bei veralteten nicht eingerichteten Luxationen kann es mit der Zeit infolge von Verwachsungen auch zur Behinderung der Kopfdrehung nach der gesunden Seite kommen, doch ist dieselbe nie so bedeutend wie die Beschränkung nach der verletzten Seite zu.

In unseren Fällen handelt es sich um zwei einseitige Seitengelenksverrenkungen, die zu spät in unsere Behandlung kamen, als dass man noch mit Aussicht auf Erfolg einen Einrichtungsversuch hätte unternehmen können.

Das Rückenmark war in einem Falle in Mitleidenschaft gezogen, wie die nachträgliche Untersuchung beweist; über die anfänglichen Marksymptome gibt der Befundbericht in den Akten keinen Aufschluss.

Fall 37. Rotationsluxation im rechten Seitengelenk zwischen 2. und 3. Halswirbel mit Hochstand der Gelenkfortsätze (nicht eingerichtet). Wiederherstellung der Erwerbsfähigkeit.

Friederike K., 51 Jahre alt, fiel am 31. 3. 04 durch die Bodenluke mit dem Kopf auf die Diele. Befundbericht: Anfängliche Bewusstlosigkeit. Der Kopf stand gleich schief; starke Schmerzen bei Drehbewegungen; keine Markstörungen. Rente 100 pCt. nach Ablauf von 3 Monaten.

Die Untersuchung in der Anstalt am 5. 9. 11 ergab: Allgemeinzustand gut; Hände beiderseits stark verarbeitet. Der Kopf wird nach der linken Schulter geneigt gehalten (s. Fig. 13). Die Kopfdrehung ist nach beiden Seiten eingeschränkt. Die Seitwärtsbeugung nach links ist gut, nach rechts nur $1/2$ möglich; die Vorwärtsbeugung ist normal, die Rückwärtsbeugung ist nur in den äussersten Graden beschränkt. Nervensystem ohne Besonderheiten. Klagen über leichte Schluckbeschwerden.

Röntgenbefund: Die Gelenkfortsatzspitzen im rechten Seitengelenk zwischen 2. und 3. Halswirbel sitzen auf; die vordere Kante des Epistropheuskörpers steht fest auf derjenigen des 3. Halswirbels (s. Fig. 10).

Beurteilung: Nach voller eingetretener Gewöhnung kein messbarer Schaden.

Fall 38. Rotationsluxation im rechten Seitengelenk zwischen 2. und 3. Halswirbel mit Verhakung (nicht eingerichtet). Steigerung des rechten Kniescheibenbandreflexes (Markkontusion). Wiederherstellung.

Carl W., 60 Jahre alt, fiel am 30. 9. 10 von einer Leiter auf die Erde, mit der rechten Schulter und Kopfseite aufschlagend. Befundbericht: Kurze Bewusstlosigkeit. Der Kopf stand sofort schief und konnte schlecht bewegt werden. Rente 10 pCt. nach 3 Monaten.

Die Untersuchung in der Anstalt am 10. 5. 11 ergab: Gutes Allgemeinbefinden, Hände stark verarbeitet. Die Kopfstellung ist in charakteristischer Schiefhalsstellung nach der rechten Schulter geneigt, das Kinn ist nach der linken Seite gedreht (s. Fig. 12). Im Rachen ist der Wirbelkörper des Epistropheus und dessen rechten Seitenteile als prominent abzutasten. Der Dorn des 2. Halswirbels ist etwas nach rechts aus der Reihe gerückt. Die Vor- und Rückwärtsbeugung, die Linksdrehung und die Rechtsseitwärtsbeugung sind frei. Die Rechtsdrehung ist um 40° möglich, die Linksseitwärtsdrehung ist stärker beschränkt. Keine Schmerzhaftigkeit, keine Schluckbeschwerden. Der linke Kniescheibenbandreflex ist etwas gesteigert; kein Babinski; sonst Nervensystem ohne Besonderheiten. Verletzter klagt, die schiefe Kopfstellung behindere ihn etwas bei der Arbeit.

Röntgenbefund: Seitenaufnahme: Der Epistropheus zeigt eine Drehstellung, sein Körper ragt nach vorn besonders mit seiner unteren vorderen Kante vor (s. Fig. 11). Aufnahme durch den geöffneten Mund: Der Dorn des Epistropheus ist nach rechts abgewichen, der Epistropheuskörper ist nach links geneigt und erscheint im ganzen etwas gedreht.

Beurteilung: Die ursprüngliche 10proz. Rente wird zur weiteren Gewöhnung auf 1 Jahr belassen.

Die isolierte Luxation zwischen den obersten Halswirbeln und dem Kopfe ist nach Art der Entstehung sowie in ihren Erscheinungen gleichartig den übrigen isolierten Luxationen der Halswirbelsäule. Sie sind recht selten; die zwei einzigen sicher bekannten Fälle von Verrenkung der Kondylen des Hinterhaupts nach hinten stammen von Bouisson und Kirmisson und waren in beiden Fällen rechtsseitige Rotationsluxationen nach hinten. Beide waren durch direkte Gewalt entstanden, der zweite war mit Bruch des Zahnfortsatzes kompliziert; beide Male bestanden schwere Markläsionen. Kocher teilt einen Fall von rechtsseitiger Rotationsluxation des Atlas auf dem Epistropheus mit Zerrung des linken Nervus occipitalis maior mit, die sich in Narkose leicht reponieren liess.

Rotationsluxationen werden fast nur an der Halswirbelsäule beobachtet. Als Seltenheit kommen sie an der übrigen Wirbelsäule vor. Die Krankengeschichte eines von Riedinger beschriebenen Falles von isolierter Rotationsluxation der Lendenwirbelsäule ist hier kurz wiedergegeben:

Eine 25jährige Tagelöhnerin fiel vom Boden 5 m hoch herab auf die Tenne. Knickung der Lendenwirbelsäule zwischen 4. und 5. Lendenwirbel nach links ohne einseitige Torsion der ganzen Lendenwirbelsäule; sekundäre linkskonvexe Skoliose der Brustwirbelsäule, Hochstand des linken Beckens und Drehung desselben um die Längsachse des Körpers nach vorn. Abweichung des 4. Lendenwirbeldorns mit den darüber liegenden Dornfortsätzen nach rechts. Genau lokalisierter Schmerz, Störungen der aktiven und passiven Beweglichkeit.

Diagnose: Aufsitzen des rechten unteren Gelenkfortsatzes des 4. Lendenwirbels auf dem rechten oberen Gelenkfortsatz des 5. Lendenwirbels. Durch starke Anteflexion und dann starke Rückwärtsbeugung wurde die Reposition vorgenommen, die mit einem schnappenden Geräusch erfolgte.

Desgleichen hat Schmidt über einen Fall von Rotationsluxation zwischen 2. und 3. Lendenwirbel berichtet.

Brüche der
Seitengelenke. Die einseitigen Seitengelenkbrüche kommen aus ähnlichen Ursachen wie die Rotationsluxationen durch Fall auf den Kopf und Schlag in den Nacken zustande und sind viel häufiger als diese. Auch sind sie manchmal vergesellschaftet mit leichteren Kompressionsbrüchen der Wirbelkörper, die aus der gleichen Ursache neben ihnen entstanden sind. Meist ist in einem Seitengelenk nur ein Gelenkfortsatz erheblicher lädiert. Mit Vorliebe brechen und knicken die Gelenkfortsatzspitzen ab wie in Fall 53, fast ebenso häufig entstehen Längs- und Schrägbrüche wie in Fall 39 und 51. Ludloff, Burk und Graessner berichten über isolierte Gelenkfortsatzbrüche der beiden unteren Lendenwirbel und des 1. Kreuzbeinwirbels. Eine völlige Zertrümmerung des Gelenkes haben wir nur als Komplikation bei schweren Luxationsfrakturen beobachten können.

Auf dem Röntgenbild in seitlicher Aufnahme lassen sich die Abknickungen der Gelenkfortsatzspitzen an deren Verlagerung, die Fissuren soweit sie in der Strahlenrichtung liegen (s. Fig. 14 u. 27) als Spalten in den Gelenkfortsätzen und die Brüche an dem stumpfen Ende des Gelenkfortsatzschattens erkennen. Röntgendiagnose.

In vorderer Aufnahme erscheinen gebrochene Gelenkfortsätze als verwaschene Stellen in der Wellenlinie der Gelenkfortsätze, an der Seite des Bruches zeigen sich dabei die Wirbelkörper, denen das verletzte Seitengelenk angehört, gewöhnlich einander genähert.

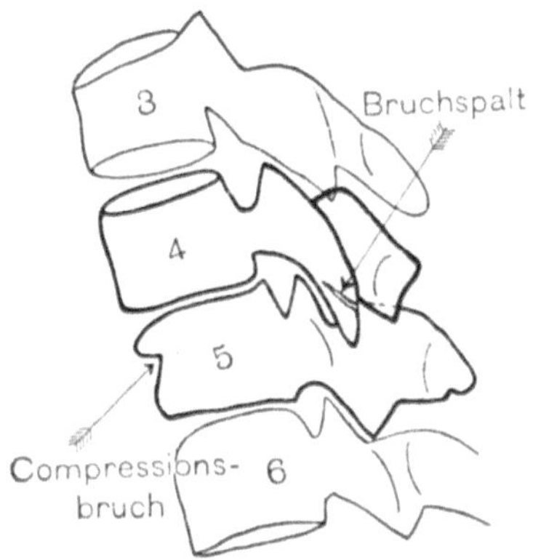

Fig. 14 (zu Fall 39).

Die klinischen Kennzeichen des Seitengelenkfortsatzbruches ähneln denen der Rotationsluxation, doch sind sie, was charakteristische Kopfhaltung und Beweglichkeitsbeschränkung anbelangt, meist viel weniger scharf ausgeprägt. Eine deutliche Seitwärtsneigung des Kopfes nach der verletzten Seite ist stets erkennbar, jedoch ist die ausgesprochene Drehstellung nach der gesunden Seite fast nie vorhanden und lässt sich in frischen Fällen ohne viel Mühe beseitigen. Ferner ist die Schmerzhaftigkeit bedeutender als bei der Luxation. Differentialdiagnostisch kommt bei geringen Verletzungsgraden der traumatische Hexenschuss in Betracht. Die Sicherheit bringt dann die Röntgenaufnahme. Das Bild des typischen Seitengelenkbruchs ist ein geringes Schiefstehen des Kopfes nach einer Schulter, eine geringe Behinderung der Kopfdrehung nach beiden Seiten und eine grössere der Seitwärtsbeugung nach der gesunden Seite. Die Halswirbelsäule erfährt mit der Zeit eine dauernd seitliche Ausbiegung, was bei Geraderichtung des Kopfes am besten zu sehen ist (s. umstehend Fig. 15). Klinische Erkennungszeichen.

Eine Gefahr für das Rückenmark besteht bei dieser Verletzung, bei der es sich lediglich um Brüche von Wirbelfortsätzen handelt, nicht. Gelegentliche Schädigungen der austretenden Nerven können dagegen vorkommen. Rückenmark.

Unsere Fälle betreffen sämtlich die Halswirbelsäule. Die exakte Diagnose wurde erst in der Anstalt durch die Röntgenuntersuchung gestellt. Eine Läsion der austretenden Nervenwurzel durch Seitengelenksbruch geschah in Fall 51, der unter den Halswirbelkörperbrüchen aufgeführt ist.

Fall 39. Bruch des rechten unteren Gelenkfortsatzes des 4. Halswirbels. Kompressionsbruch des 3. Halswirbelkörpers. Parese des rechten Armes (Wurzelkompression). Wiederherstellung der Erwerbsfähigkeit.

Anna H., 33 Jahre alt, wurde am 5. 6. 09 von einer Kuh zu Boden geworfen und in den Hals getreten. Befundbericht: Kurze Bewusstlosigkeit. Der Kopf stand schief nach der rechten Schulter geneigt und wurde fixiert gehalten; der Versuch der Geraderichtung rief lebhafte Schmerzen hervor. Im rechten Arm bestand eine leichte Muskellähmung. Rente 50 pCt. nach Ablauf von 3 Monaten.

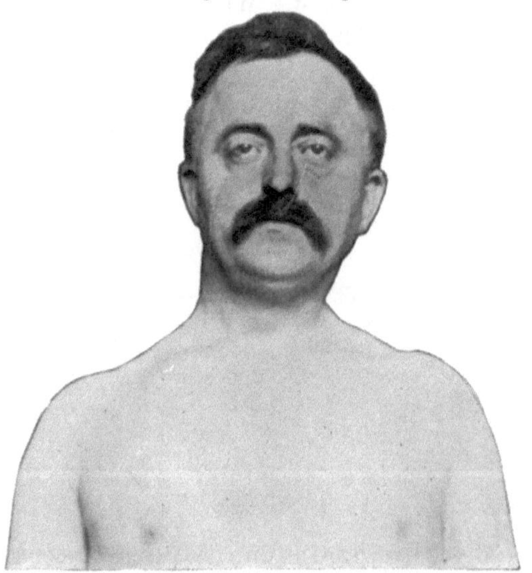

Fig. 15 (zu Fall 41).
Kopfstellung bei Bruch im linken Seitengelenk zwischen 2. und 3. Halswirbel (Geraderichtung des Kopfes).

Die Untersuchung in der Anstalt am 12. 8. 11 ergab: Das Allgemeinbefinden ist gut. Es besteht eine typische Hysterie mit Herabsetzung der Schmerzempfindung auf der ganzen rechten Körperseite und eine leichte hysterische Lähmung des rechten Oberarmes (Deltoideus). Der Kopf steht leicht nach der rechten Seite geneigt. Geringe Behinderung der Rechtsdrehung und Linksneigung des Kopfes. Schmerzhaftigkeit ist nicht vorhanden. Die Tricepssehnenreflexe sind auslösbar; die Kniescheibenbandreflexe sind beiderseits erhöht. Babinski negativ; Hautreflexe schwach. Klagen werden nicht mehr geäussert.

Röntgenbefund: Aufnahme von vorn: Im Körper des 5. Halswirbels ist rechts eine Bruchlinie deutlich zu erkennen, ferner eine Verwaschenheit der rechtsseitigen Gelenkverbindung zwischen dem 4. und 5. Halswirbel. Die obere Kontur des 5. und die untere Kontur des 4. Halswirbels überschneiden sich auf der rechten Seite. Aufnahme von der Seite: Der Körper des 5. Halswirbels erscheint verschmälert in seinem vorderen Höhendurchmesser; der rechte untere Seitengelenkfortsatz des 4. zeigt eine Längsfissur; die Bandscheibe zwischen dem 4. und 5. Wirbelkörper zeigt Verschmälerung und beginnende Verknöcherung (s. Fig. 14).

Beurteilung: Nach eingetretener voller Gewöhnung kein messbarer Schaden; die Hysterie steht mit dem Unfall nicht in Zusammenhang.

Fall 40. Seitengelenksfortsatzbruch rechts zwischen 3. und 4. Halswirbel; leichter Kompressionsbruch des 4. Halswirbelkörpers durch Fall auf den Kopf. 30 pCt. Kapitalabfindung.

Gertrud M., 20 Jahre alt, fiel am 14. 1. 00 vom Boden auf die Tenne. Befundbericht: Anfängliche Bewusstlosigkeit. Der Kopf stand schief nach rechts geneigt und nach links gedreht. Die Nackenwirbelsäule war gegen Bewegungen äusserst schmerzhaft; besonders die seitlichen Bewegungen waren behindert, die Vorwärtsbeugung frei. Rente 50 pCt. nach Ablauf der Wartezeit.

Die Untersuchung in der Anstalt am 14. 7. 09 ergab: Das Allgemeinbefinden ist gut. Die Halswirbelsäule verläuft bogenförmig linkskonvex. Der Dorn des 4. Halswirbels ist prominent. Der Kopf steht der rechten Schulter genähert. Die Beweglichkeit des Kopfes ist nach allen Seiten mässig eingeschränkt, besonders die Kopfneigung nach links. Vom Rachen aus ist nichts Krankhaftes zu tasten; keine Schluckbeschwerden. Nervensystem ohne Besonderheiten,

Röntgenbefund: Verletzungszeichen, Verschwommenheit der Konturen und Callusbildung im rechten Seitengelenk zwischen dem 3. und 4. Halswirbel; leichte Abflachung des 5. Halswirbelkörpers.

Beurteilung: Erwerbsschaden wegen Beschränkung der Kopfbeweglichkeit. 30 pCt. Kapitalabfindung angenommen.

Fall 41. Bruch im linken Seitengelenk zwischen dem 2. und 3. Halswirbel durch Fall auf den Kopf. Wiederherstellung der Erwerbsfähigkeit.

Julius W., 50 Jahre alt, fiel am 3. 7. 06 von einem Wagen herab auf den Kopf. Befundbericht: Der Kopf stand schief nach links; die Drehbewegungen waren sehr schmerzhaft, die Beugung weniger; keine Markstörungen. Rente nach 3 Monaten 75 pCt.; ab 1. 7. 07 50 pCt.; ab 1. 1. 09 33^1/$_3$ pCt.; ab 1. 10. 10 20 pCt.

Die Untersuchung in der Anstalt am 30. 10. 11 ergab: Kräftiger Mann in gutem Allgemeinzustand. An den Händen starke Arbeitsschwielen. Der aufgerichtete Kopf erscheint etwas nach links zur Seite geschoben (s. Fig. 15). Die Halswirbelsäule verläuft in rechtskonvexem Bogen. Die Beugung und Drehung des Kopfes nach rechts ist leicht behindert: die sonstigen Kopfbewegungen sind frei. Nervensystem ohne Besonderheiten.

Röntgenbefund: Vordere Aufnahme: Der Dorn des Epistropheus ist nach rechts abgewichen. Der Epistropheuskörper zeigt eine Drehung und Neigung nach links gegen den 3. Halswirbel. Verletzungsstelle in der linken Seitengelenkverbindung zwischen dem 2. und 3. Halswirbel ist sichtbar durch die Verwaschenheit der Konturen.

Beurteilung: Nach voller Gewöhnung liegt kein messbarer Schaden mehr vor.

Fall 42. Bruch im linken Seitengelenk zwischen dem 6. und 7. Halswirbel durch Fall auf die rechte Kopfseite. Wiederherstellung der Erwerbsfähigkeit.

Katharine L., 49 Jahre alt, fiel am 28. 7. 08 von einem Wagen mit dem Kopf auf die Erde. Befundbericht: Der Kopf war nach vorn und nach links geneigt. Nackenwirbelsäule sehr empfindlich gegen Druck und Bewegungen. Keine Marksymptome. Rente 40 pCt. nach Ablauf von 3 Monaten.

Die Untersuchung in der Anstalt am 12. 12. 11 ergab: Schwächliche Person mit altem rundem Rücken; die Körperhaltung ist deshalb nach vorn gebückt. Der Kopf ist etwas nach links geneigt; die Rechtsseitwärtsbeugung ist beschränkt; sonst freie Beweglichkeit. Nervensystem ohne Besonderheiten.

Röntgenbefund: Aufnahme von vorn: Verwaschenheit des linken Seitengelenks zwischen dem 5. und 6. Halswirbel.

Beurteilung: Nach dreijähriger Gewöhnung keine messbare Erwerbsschädigung mehr.

Diese Behandlung ist in frischen Fällen sehr aussichtsvoll und Behandlung. sollte möglichst frühzeitig durch eine kundige Hand stattfinden. Bei der Einrenkung der Rotationsluxation werden die normalen anatomischen Verhältnisse an der Wirbelsäule wiederhergestellt, wodurch die Schiefstellung des Kopfes und die Beweglichkeitsbeschränkung von selbst fortfällt; auch wird durch Beseitigung der Drehstellung die entstandene

Raumverengerung im Wirbelkanal wieder beseitigt. Eine Einrenkung in späterer Zeit nach Ablauf von Wochen und Monaten ist wegen der eingetretenen Verwachsungen sehr schwierig, wenn nicht unmöglich auf unblutigem Wege und liefert auch auf blutigem Wege keine dauernden und befriedigenden Resultate. Dass man immerhin bei günstig liegenden Verhältnissen auch nach längerer Zeit den Versuch einer Einrenkung machen kann, sieht man an dem Fall von Reyerson, dem die Reposition einer sechs Monate alten Subluxation im Seitengelenk des 3. Halswirbels gelang. Es ist dies jedoch als besonderer Glücksfall zu betrachten. Die Einrenkung, bei der man natürlich die nötige Rücksicht auf das Rückenmark zu nehmen hat, geschieht durch gewaltsame Seitwärtsbeugung nach der gesunden Seite, wodurch bei verhakten Gelenkfortsätzen die Verhakung sich löst und bei Aufsitzen derselben diese in Diastase treten, und dann als zweiter anschliessender Akt durch forcierte Seitwärtsdrehung nach der verletzten Seite am besten in Narkose. Zweckmässig lässt man dann die Verletzten 4—6 Wochen eine Stützkravatte aus Zelluloid tragen zur Schonung und Verhinderung eines Rezidivs durch zu frühzeitige Kopfbewegungen. Bei Seitengelenksbrüchen ist eine Aufrichtung des Kopfes zu erstreben, was durch gelinde Extension am Kopf geschieht. Durch Fixation der künstlich erzielten geraden Kopfhaltung bis zum Eintritt genügender Konsolidation und Verwachsungen wird in Extension ein Gipsverband auf mehrere Wochen angelegt, der eventuell nochmals zu wechseln ist. Im Anschluss an die Fixationsbehandlung hat eine Uebungsbehandlung der Halswirbelsäule zur Erzielung grösserer Beweglichkeit stattzufinden. Der bei einer sofortigen Behandlung zu erwartende Heilerfolg wird einer Erwerbsbeschränkung nach Ablauf der Wartezeit vorbeugen.

Die kompletten Wirbelverschiebungen der Halswirbelsäule.

Definition. Unter der kompletten Verschiebung zweier Wirbel gegeneinander verstehen wir eine solche in allen drei Wirbelgelenken, in den beiden Seitengelenken und im Intervertebralgelenk. Theoretisch kann man hier wieder einen Unterschied zwischen reinen Luxationen machen, welche Kocher wegen der Verrenkung in allen gelenkigen Verbindungen Totalluxation nennt, und solchen, die mit Absprengungen der Wirbelfortsätze, Infraktionen und Kompressionsbrüchen der Wirbelkörper einhergehen: Luxationsfrakturen. Tatsächlich wird wohl kaum eine Totalluxation ohne gleichzeitige Knochenverletzungen entstehen, weil die grosse Gewalt, durch die sie zustandekommt, sicher stets eine Knochenläsion grösseren oder geringeren Grades bewirkt, bevor die sehr starken Bandverbindungen einreissen. Wir haben dies auch immer beobachtet. Trotzdem ist es praktisch in den Fällen, wo die Verrenkung das Primäre und Wesentliche ist, die Bezeichnung Totalluxation beizubehalten im Unterschied zu den mit gröberen und ausgedehnteren Knochenverletzungen einhergehenden Luxationsfrakturen. Eine gewisse Willkürlichkeit in der Bezeichnung der Grenzfälle lässt sich natürlich nicht vermeiden.

Die Halswirbelsäule ist infolge ihrer eigentümlichen anatomischen Bauart und grösseren physiologischen Beweglichkeit zu Verrenkungen prädisponiert und liefert auch den Hauptanteil der Verletzungen, bei denen die Verrenkung als das Wesentliche angesehen werden muss. Die Brust- und Lendenwirbelsäule neigt wegen ihrer relativ geringen Beweglichkeit, namentlich aber die erstere, mehr zu schweren Bruchverschiebungen. Dagegen ist die Zahl derer, wo die Verschiebung überwiegt, verschwindend klein. Da die Entstehungsweise, Folgezustände und Behandlung der Luxationsfrakturen der Brust- und Lendenwirbelsäule mit denen der Kompressionsbrüche grösstenteils identisch ist, wollen wir aus praktischen Gesichtspunkten dieselben im Anschluss an die Brüche der Wirbelkörper behandeln.

Die Totalluxation stellt eine Verrenkung in den beiden Seitengelenken und zwischen beiden Wirbelkörpern unter Sprengung der Bandscheibe dar. Die Verrenkung kann nach vorn und nach hinten

Entstehungsursachen und Mechanismus.

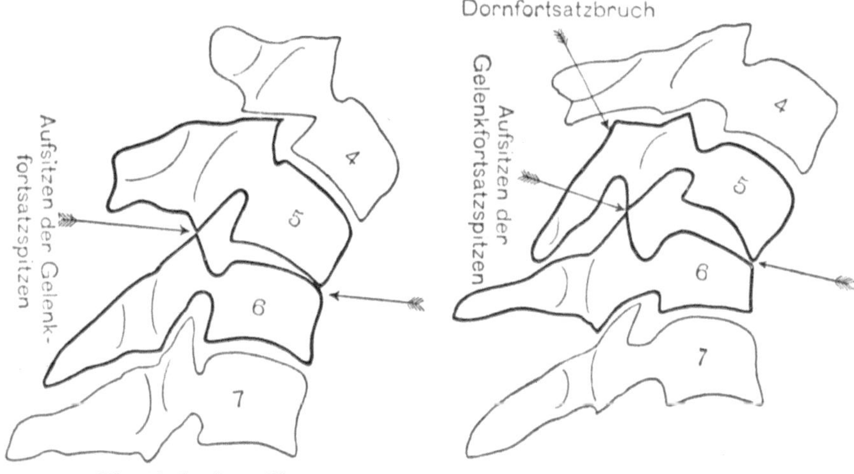

Fig. 16 (zu Fall 43).   Fig. 17 (zu Fall 44).

stattfinden; die Totalluxation nach vorn ist bei weitem die häufigste Form. Sie kann entstehen einmal durch direkte, von aussen angreifende Gewalt (Hornstoss in den Nacken in Fall 46 und Ueberfahrenwerden im Fall 6 von Malkwitz). Man muss sich hierbei den getroffenen Wirbel im ganzen auf dem darunter liegenden nach vorwärts geschoben denken; die Seitengelenkfortsätze schieben sich übereinander und verhaken sich, der Wirbelkörper luxiert nach vorn. Durch Einwirkung direkter Gewalt könnte am leichtesten eine reine Luxation entstehen. Ungleich häufiger ist jedoch die Entstehung durch indirekte Gewalt durch Fall auf den vorwärts gebeugten Kopf. Der Mechanismus hierbei ist daher folgender: Durch die gewaltsame Vorwärtsbeugung in der Halswirbelsäule kommt es zunächst zwischen den zwei Wirbeln, die bei der Beugung am meisten in Mitleidenschaft gezogen werden, durch Aneinanderhinaufgleiten der Gelenkfortsätze zu einem Hochstand der

Gelenkfortsätze; die untere vordere Körperkante des luxierenden Wirbels
steht unter Kompression der Bandscheibe dann fest auf der vorderen
oberen seines unteren Nachbarn auf, ohne dass bereits eine Verschiebung
zwischen den Wirbelkörpern eingetreten ist: erste Stufe, Fall 43 und 44
(s. vorstehend Fig. 16 u. 17).

Im nächsten Stadium ist beim Hochstand der Gelenkfortsätze die
tatsächliche Verschiebung zwischen den Wirbelkörpern eingetreten (Fall 45,
Fig. 18). Der Körper des luxierenden 5. Halswirbels ist in horizontaler
Richtung nach vorn gerutscht, die Gelenkfortsätze sitzen auf.

Ist die vorwärtsschiebende Gewalt stärker, so rutscht der Wirbel-
körper weiter nach vorn und die Gelenkfortsatzpaare in umgekehrter
Richtung übereinander, so dass eine Verhakungsstellung entsteht (Fall 46,
Fig. 19 u. 20).

Eine andere günstigere Art stellen die Fälle vor, bei denen nach dem
Stadium des Hochstands der Gelenkfortsätze keine Vorwärtsschiebung

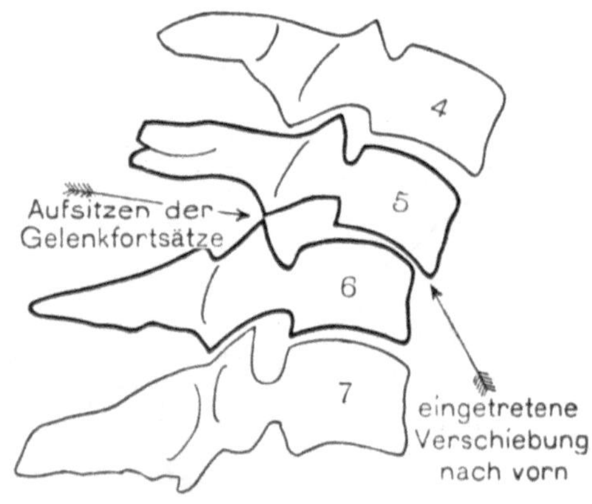

Fig. 18 (zu Fall 45).

in horizontaler Richtung, sondern zunächst eine Drehung des luxierenden
Wirbels auf der vorderen oberen Körperkante seines unteren Nachbars
stattfindet, wodurch der Bogen statt nach vorwärts nach oben tritt und
die Gelenkfortsätze zum Klaffen kommen (Fall 47, Fig. 21).

Auch aus der Diastase der Gelenkfortsätze kann bei weniger hoch-
gradiger Drehung eine Verhakung derselben entstehen, indem der
luxierte Wirbelkörper, der in Drehstellung um eine frontale Achse nach
vorn steht, nach hinten zurücksinkt.

Endlich kann bei einer Luxation nach vorn gleichzeitig ein Ab-
rutschen des Wirbelkörpers seitlich stattfinden. Eine solche seitliche
Abweichung ist recht selten. Einen derartigen Fall von Totalluxation
des 5. über dem 6. Halswirbel nach vorn und rechts seitlich habe ich
kürzlich anderweit beobachten können (s. Inaug.-Diss. Iden, Berlin 1914).
Der Grad der Verschiebung nach vorn war in seitlicher Aufnahme
ähnlich wie bei Fall 46, die Gelenkfortsätze jedoch standen in geringer
Diastase. Die Haltung des Kopfes war nach vorn und rechts gebeugt,

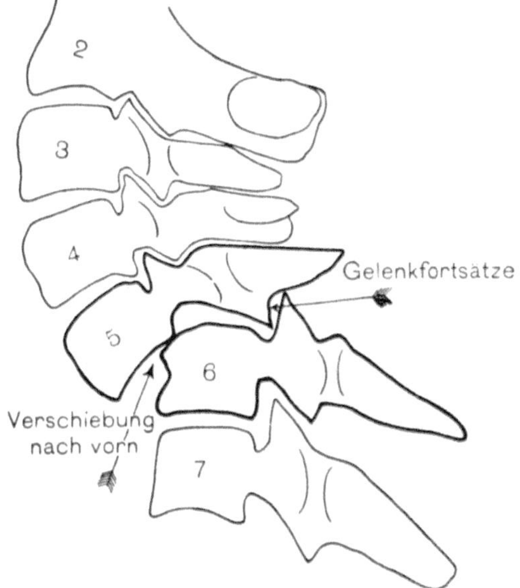

Fig. 19 (zu Fall 46).

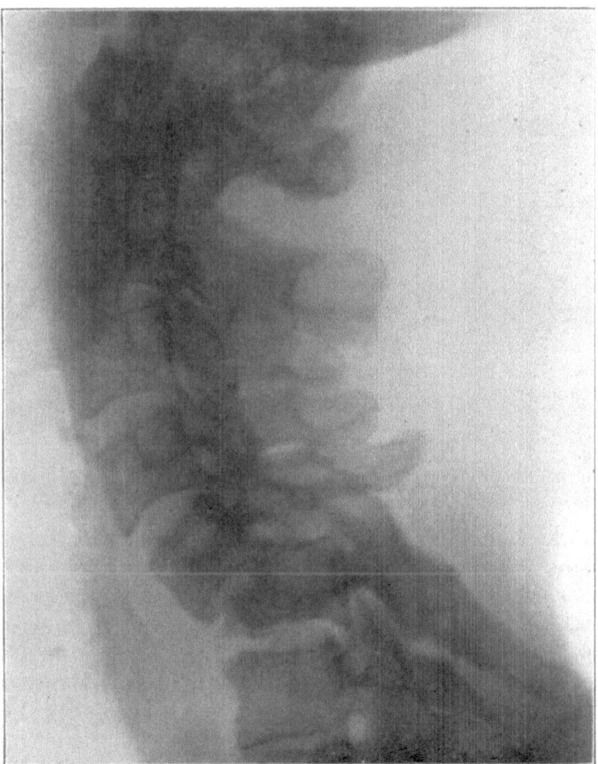

Fig. 20 (zu Fall 46). Totalluxation des 5. Halswirbels nach vorn mit Verhakung.

die Halswirbelsäule zeigte in vorderer Aufnahme über der Verletzungsstelle eine Abweichung nach rechts. Der linke Arm war paretisch.

Aehnliche Verhältnisse wie bei reiner Beugungsluxation nach vorne
liegen vor, wenn die Vorwärtsneigung des luxierenden Wirbels durch
Infraktion der vorderen oberen Körperkante des darunter liegenden
Wirbels zustandekommt; eine Diastase der Gelenkfortsätze ist dann
die Regel (Fall 48 u. 49, Fig. 22 u. 23).

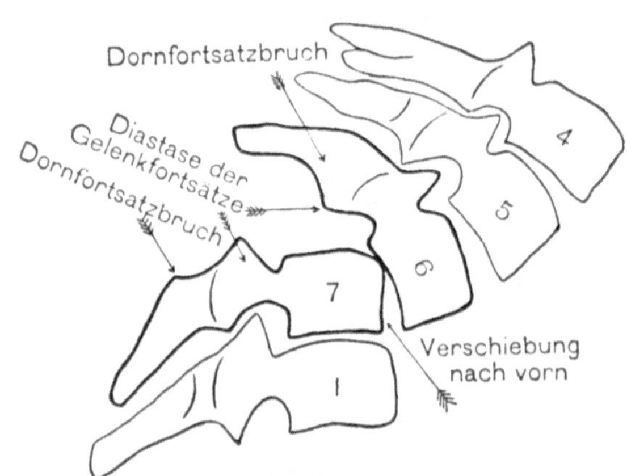

Fig. 21 (zu Fall 47).

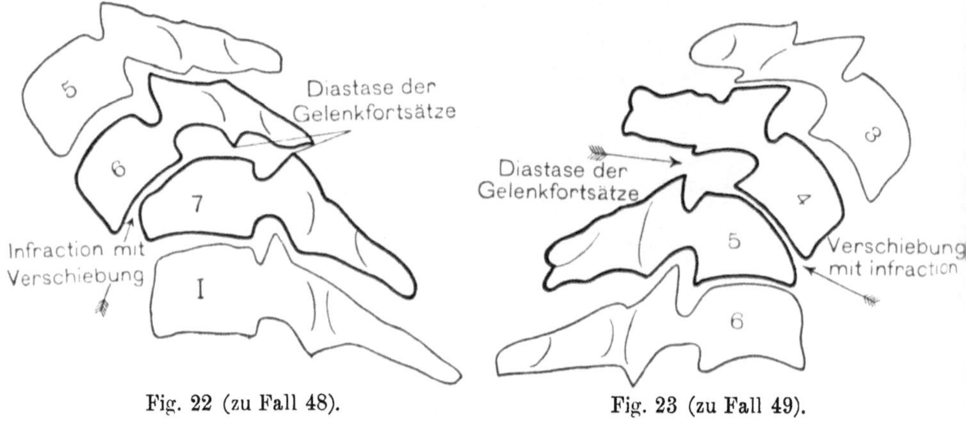

Fig. 22 (zu Fall 48).					Fig. 23 (zu Fall 49).

Prädilektions-
stellen. Die Prädilektionsstelle der Beugeluxation nach vorn ist die untere
Halswirbelsäule. 6 mal beobachteten wir eine Verschiebung zwischen
5. und 6. Halswirbel, 2 mal zwischen 6. und 7. und einmal zwischen 4. und
5. Halswirbel. Kocher fand die häufigsten Luxationen zwischen 6. und
7. Halswirbel.

Totalluxation
nach hinten. Unsere Totalluxation nach hinten, der einzige bislang intra vitam
beobachtete Fall, entstand gleichfalls durch Fall auf den Kopf. Wir
müssen wohl auch hier eine primäre Beugewirkung annehmen; der
Entstehungsmechanismus wäre dann so zu denken, dass bei starker

Beugung nach vorwärts der luxierende Wirbelkörper nicht wie sonst
nach vorwärts rutscht, sondern mit seiner vorderen unteren Kante auf

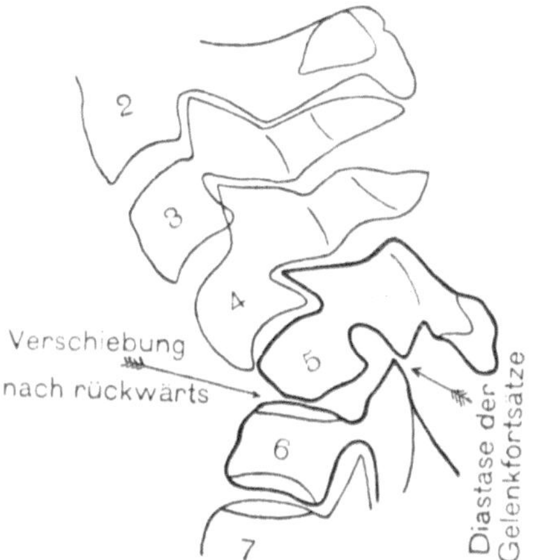

Fig. 24 (zu Fall 50. Umgekehrte Projektion).

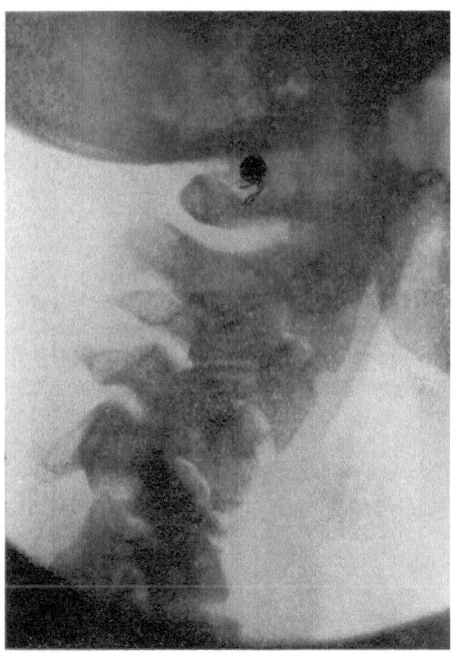

Fig. 25 (zu Fall 50, ein Jahr nach der Verletzung). Totalluxation nach hinten.
Sekundäre Verknöcherungsvorgänge vom luxierten 5. Halswirbel ausgehend.

der Körperoberfläche seines unteren Nachbars sich aufkantet und bei
weiterer Vorwärtsbeugung nach hinten rutscht (Fall 50, Fig. 24 u. 25).
Es entstand dabei eine Infraktion dieser vorderen unteren Kante.

Röntgendiagnose.   Das seitliche Röntgenbild ist hier bei weitem am übersichtlichsten und zeigt die bei dem Entstehungsmechanismus geschilderten und in den voraufgehenden Durchzeichnungen demonstrierten Verhältnisse. Nach Erfassung des Wesens der Verletzung bietet die Röntgendiagnose der einzelnen Formen im Seitenbild keine weitere Schwierigkeit. In vorderer Aufnahme sieht man je nach dem Grad der Abknickung den Körperschatten des luxierten Wirbels verschmälert und ganz fehlend und an dessen Stelle den deutlichen Schatten seines Bogens projiziert. Der Grund davon ist der, dass der Schatten des luxierten Wirbelkörpers sich teilweise mit dem Körperschatten des unteren Nachbars deckt. Der Bogen, der infolge der Drehung des Wirbels um die frontale Achse höher getreten ist, ragt nun gerade nach hinten und wird in den Raum projiziert, in dem normalerweise der Schatten seines Wirbelkörpers liegt. Eine Luxation nach der Seite ist an der seitlichen Verschiebung der Halswirbelsäule über der Verletzungsstelle erkennbar.

Rückenmark.   Das Rückenmark ist bei der Totalluxation einer grossen Gefahr ausgesetzt. Der Bogen des verrenkten Wirbels kann das Mark durchquetschen, was den Tod zur Folge hat, oder die plötzlich entstehende bedeutende Raumverengung im Wirbelkanal und die Zerrung des Markstrangs in der Längsrichtung im Augenblick der extremsten Beugung kann zu den schwersten Läsionen Anlass geben. Diese Erwägungen führten in der Zeit vor Zuhilfenahme der Röntgenstrahlen zur Diagnose der Wirbelverletzungen, als man noch allein auf die Obduktionsbefunde angewiesen war, zu der fast allgemeinen Ansicht, dass diese Verletzungsart absolut tödlich sei und man glaubte mit Kocher aus der Tatsache, dass die Verletzten mit dem Leben davankamen, den Schluss ziehen zu dürfen, dass keine komplette Wirbelverschiebung vorgelegen habe. Die von Blasius veröffentlichten zwei Fälle von nicht eingerichteter Beugeluxation mit nur geringer Markverletzung wurden als besonderer Glückfall angesehen. Im Jahre 1906 veröffentlichte Steinmann einen Fall von Totalluxation nach vorn zwischen 5. und 6. Halswirbel unter Zuhilfenahme der Röntgenphotographie ohne Lähmungserscheinungen, 1907 teilte Riedl einen weiteren Fall von Totalluxation der unteren Halswirbelsäule mit Ausgang in Genesung mit. In unseren acht Fällen, die sämtlich erst zu einer Zeit in unsere Behandlung kamen, wo eine Einrichtung nicht mehr möglich war, war 7mal eine Markläsion vorhanden, die im Laufe der Zeit wieder verschwand, einmal war das Rückenmark unbeteiligt. Hieraus geht zur Genüge hervor, dass diese Verletzungsart für das Mark doch nicht so gefährlich ist, wie man bisher glauben mochte. Es liegt dies wohl einmal in der anatomischen Tatsache begründet, dass das Mark den Wirbelkanal nur zum Teil ausfüllt, ferner in der Anpassungsfähigkeit des Markes an einen ad maximum verengerten Wirbelkanal und seine Widerstandsfähigkeit besonders gegen Längszerrung.

Der Erklärungsversuch von Malkwitz und Beusch, welche die Gutartigkeit von der Drehung des luxierenden Wirbels abhängig machen wollen, wodurch die gefährliche quetschende Gewalt in verschiedenen Höhen angreift und so nur wenig zur Wirkung kommt, ist deshalb nicht ganz befriedigend, weil wir auch Verschiebungen in horizontaler Ebene ohne wesentliche Drehstellung beobachtet haben, die

ohne erhebliche Markläsion einhergingen (Fall 46 u. 48). Malkwitz eigener Fall 6, der
eine Totalluxation mit Verhakung der Gelenkfortsätze darstellt, scheint gegen die Allgemeingültigkeit seiner Theorie zu sprechen. Ich verweise hierbei auf die vorerwähnte
demnächst erscheinende Dissertation (Berlin 1914) von Iden, welcher an der Hand
eines weiteren Falles auf die gesamte neuere Literatur eingeht und unter diesem
Gesichtspunkt bespricht. Die Röntgendiagnose hat also die Prognose dieser Verletzung
wesentlich verbessert und ich bin der Ueberzeugung, dass durch systematische
Untersuchung der Halswirbelverletzungen mit Röntgenstrahlen die Zahl dieser Eälle
sich noch bedeutend vermehren lässt.

Die klinischen Kennzeichen der Verletzung sind:

1. Die eigentümliche vorgebeugte Haltung des Kopfes, Vorspringen
des Kopfnickers und des Cucullaris beiderseits am Halse (Fig. 26), wodurch
Gruben am Halse entstehen (jedoch ist dies nicht in allen Fällen gleichmässig ausgeprägt, s. Fig. 93 zu Fall 46).

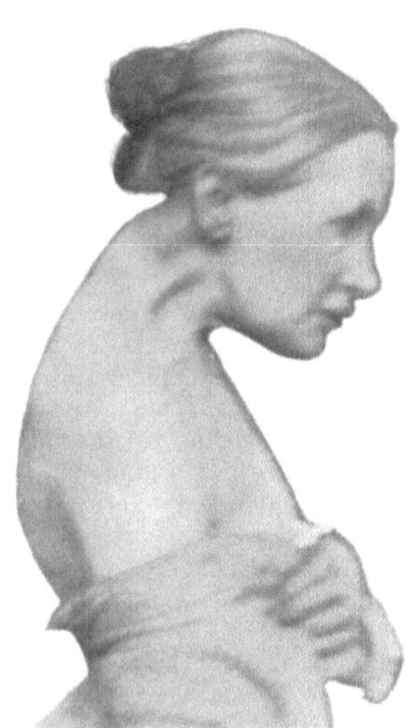

Fig. 26 (zu Fall 47).
Konfiguration des Halses bei einer Totalluxation nach vorn.

2. Vorspringen des Dornfortsatzes des unter dem luxierten Wirbel
liegenden Wirbels, Zurückweichen oder Diastase des Dornfortsatzes des
luxierten Wirbels; die entsprechende Nackenkontur.

3. Die örtliche Schmerzhaftigkeit und Haltlosigkeit des Kopfes,

4. die fast nie fehlenden (wenn auch nur geringen) Markerscheinungen,

5. gelegentliche Schluckbeschwerden; bei hohem Sitz der Verrenkung
(3.—4. und ev. 4.—5. Halswirbel), kann die Verletzung im Rachen für
den untersuchenden Finger erreichbar sein.

Von unseren acht Fällen war vor der Untersuchung in der Anstalt
wegen Unterlassung einer Röntgenaufnahme eine richtige Diagnose in
keinem Fall gestellt, in Fall 50 war selbst die Möglichkeit einer Wirbelverletzung übersehen worden. In drei Fällen fand eine Wiederherstellung
der Erwerbsfähigkeit statt, in fünf Fällen wurden hauptsächlich wegen
Störung der Kopfbeweglichkeit Dauerrenten von 15 bis 50 pCt. gewährt.

Fall 43. Luxation in beiden Seitengelenken zwischen dem 5. und 6. Halswirbel mit Aufsitzen der Gelenkfortsatzspitzen durch Fall auf den Kopf. Motorische und sensible Parese der Arme (Hämatomyelie). Erwerbsschädigung 50 pCt. dauernd.

Wilhelm L., 36 Jahre alt, fiel am 2. 1. 92 von einem Gerüst. Befundbericht: Anfangs bestand eine starke Beschränkung der Beweglichkeit des Kopfes; Parese in beiden Armen. Nach Ablauf der Wartezeit 75 pCt. Rente.

Die Untersuchung in der Anstalt am 15. 3. 11 ergab: Der 6. und 7. Halswirbeldornfortsatz ist krankhaft vorspringend; der 5. Dorn tritt aus der Reihe der übrigen zurück; es besteht eine abnorme Diastase zwischen dem 5. und 6. Halswirbeldorn. Der Kopf erscheint nach vorn geschoben und gebeugt. Rückwärtsbeugung und die seitlichen Bewegungen sind stark eingeschränkt, Marksymptome bestehen nicht. Die Lähmung in den Armen ist verschwunden. Verletzter gibt an, er sei wegen der starken Behinderung der Kopfbewegungen nur halb arbeitsfähig.

Röntgenbefund: Die unteren Gelenkfortsatzspitzen des 5. Halswirbels sitzen auf den oberen Gelenkfortsatzspitzen des 6. Halswirbels; die vordere untere Kante des 5. Halswirbelkörpers steht direkt auf der vorderen oberen Kante des 6. Halswirbels auf (s. Fig. 16).

Beurteilung: 50 pCt. Erwerbsschädigung dauernd wegen erheblicher Störung der seitlichen Bewegungen.

Fall 44. Luxationsfraktur des 5. und 6. Halswirbels durch Fall auf den Kopf. Parese beider Arme (Hämatomyelie). Erwerbsbeschränkung 40 pCt. dauernd.

Gustav F., 58 Jahre alt, fiel am 17. 7. 07 von einem Kirschbaum 5 m herab auf den Kopf. Befundbericht: Anfängliche Bewusstlosigkeit. Verletzter hatte heftige Nackenschmerzen und konnte sich nicht selbst aufrichten. Der Kopf war nach vorn gesunken und wurde steif gehalten. Die anfängliche Lähmung in den Armen ging in den ersten 3 Monaten wieder zurück. Schluckbeschwerden. Zuerst war ein Vorspringen der Dornfortsätze der Hals- und Brustwirbel nicht zu konstatieren. Erst in späterer Zeit trat diese deutlich hervor. Rente 50 pCt. nach Ablauf der Wartezeit.

Die Untersuchung in der Anstalt am 12. 4. 11 ergab: Der Kopf steht nach vorn gebeugt (s. Fig. 92). Die beiden Kopfnicker zeigen Inaktivitätsschwund. Die Dorne des 6. und 7. Halswirbels und des 1. Brustwirbels springen pathologisch hervor und sind nicht druckempfindlich. Der Kopf kann fast bis zur Senkrechten — durch Stirn und Kinn gezogen gedacht — aufgerichtet werden. Die Seitwärtsdrehung nach rechts und links ist fast um die Hälfte beschränkt; Bewegungen des Kopfes schmerzfrei. Der Patellarreflex ist links leicht erhöht; links besteht leichter Fussklonus; der Gang ist ohne Besonderheit. Allgemeinbefinden gut.

Röntgenbefund: vordere Aufnahme: Der Körper des 6. Halswirbels erscheint stark verschmälert; in seinem Bogen zeigt sich links eine Bruchspalte. Seitliche Aufnahme: Der Körper des 6. Halswirbels zeigt eine starke, schiefe Abflachung von hinten nach vorn. Die unteren Gelenkfortsatzspitzen des 5. Halswirbels sitzen auf den oberen des 6. Halswirbels. Der Dornfortsatz des 6. Halswirbels erscheint abnorm nach unten verlagert (s. Fig. 17).

Beurteilung: 40 pCt. Rente dauernd wegen Beweglichkeitsbeschränkung und Beeinträchtigung der Tragfähigkeit der Halswirbelsäule nach Eintritt voller Gewöhnung (bestätigt im Instanzenzug).

Fall 45. Totalluxation des 5. Halswirbels nach vorn mit Aufsitzen der Gelenkfortsatzspitzen durch Fall auf den Kopf. Lähmung der Arme und Beine, der Blase und des Mastdarms (Hämatomyelie). Wiederherstellung der Erwerbsfähigkeit.

Heinrich A., 58 Jahre alt, fiel am 26. 10. 06 von einem Pflaumenbaum auf den Kopf. Befundbericht: Starke Schmerzhaftigkeit bei Kopfbewegungen. Anfängliche Paraplegie von den Armen abwärts über den ganzen Körper, die sich innerhalb einiger Tage bis auf eine Parese des rechten Arms zurückbildete.

Die Untersuchung in der Anstalt am 25. 10. 11 ergab: Gesunder, kräftiger Mann. Hohlhände stark verarbeitet. Kopfhaltung aufrecht. Der 6. Halswirbeldorn ist prominent und in weiterem Abstand von dem nach vorn etwas zurücktretenden 5. fühlbar. Kein Druckschmerz. Die Kopfbewegungen geschehen ohne reflektorische Muskelspannung und sind frei, nur die Rückwärtsbeugung ist leicht beschränkt. Die Tricepssehnenreflexe sind beiderseits auslösbar. Die Kniescheibenbandreflexe sind etwas gesteigert. Sonst das Nervensystem ohne Besonderheiten.

Röntgenbefund: Der 5. Halswirbelkörper ist auf dem 6. nach vorn verschoben. Der 6. Halswirbel zeigt an seiner vorderen Partie leichte Kompressionserscheinungen durch Abflachung. Die Spitzen der Seitengelenkfortsätze des 5. und 6. Halswirbels sitzen auf. Die Bandscheibe ist teilweise zerstört (s. Fig. 18).

Beurteilung: Nach voller Gewöhnung und genügender Kompensation keine messbare Beeinträchtigung der Erwerbsfähigkeit.

Fall 46. Totalluxation des 5. Halswirbels nach vorn durch Hornstoss in den Nacken. Verhakung der Gelenkfortsätze. Parese beider Arme (Hämatomyelie). Wiederherstellung der Erwerbsfähigkeit.

Hugo H., 26 Jahre alt, erhielt am 30. 7. 06 einen Hornstoss in den Nacken. Befundbericht: Kopf vornüber gesunken, aktiv nicht aufzurichten; heftige Nackenschmerzen. Anfangs Parese beider Arme, die in $^1/_2$ Jahr bis auf eine Schwäche des rechten Armes verschwand.

Die Untersuchung in der Anstalt am 19. 7. 11 ergab: Kräftiger Mann. Hohlhände derb verschwielt. Kopfhaltung leicht nach vorn geschoben, sonst aufrecht (s. Fig. 93). Dornfortsatz des 6. Halswirbels prominent, während der des 5. zurücktritt. Abstand beider Dorne 4 cm. Alle Kopfbewegungen sind frei und ohne reflektorische Muskelspannung; nur die Rückwärtsbeugung ist leicht beschränkt. Nervensystem ohne Besonderheiten. Erhebliche subjektive Beschwerden sind nicht vorhanden.

Röntgenbefund: Die Unterfläche des 5. Halswirbels sitzt der vorderen oberen Körperkante des 6. auf. Die unteren Gelenkfortsätze des verrenkten Wirbels stehen vor den oberen seines unteren Nachbars; leichter Kompressionsbruch des 6. Halswirbelkörpers durch Knickung der vorderen Kontur des 6. Halswirbels erkennbar. Sichtbar sind sekundäre Verknöcherungsprocesse zwischen beiden Wirbelkörpern (s. Fig. 19 u. 20).

Beurteilung: Nach erfolgter voller Angewöhnung und genügender Kompensation kein messbarer Schaden.

Fall 47. Totalluxation des 6. Halswirbels nach vorn durch Schlag in den Nacken. Diastase der Gelenkfortsätze. Parese des rechten Armes (Hämatomyelie). Erwerbsbeschränkung 40 pCt. dauernd.

Anna G., 56 Jahre alt, schlug am 25. 6. 02 im Fallen mit dem Nacken auf einen Balken auf. Befundbericht: Der Kopf war nach vorn gesunken, haltlos. Grosse Schmerzhaftigkeit des Nackens. Teilweise Lähmung des rechten Armes.

Die Untersuchung in der Anstalt am 24. 1. 11 ergab: Allgemeinbefinden befriedigend. Die Kopfhaltung ist nach vorn gebeugt, leicht nach rechts geneigt. Der Dornfortsatz des 7. Halswirbels springt krankhaft vor und befindet sich in weitem Abstand von dem zurücktretenden des 6. Die Abknickung der Halswirbelsäule liegt an dieser Stelle. Am Halse befinden sich beiderseits vor und hinter den stark vorspringenden Kopfnickern (Sternocleidomastoideus) tiefe Gruben (s. Fig. 26). Muskelatrophie des Halses. Der Kopf ist fast ganz bis zum Geradeaussehen aufzurichten; die seitlichen Bewegungen sind etwa um $^1/_2$ eingeschränkt. Rachenbefund negativ. Keine Schluckbeschwerden. Nervensystem ohne Besonderheiten.

Röntgenbefund: Der Körper des 6. Halswirbels sitzt mit seiner Unterfläche auf der Vorderfläche des 7.; die Gelenkfortsatzpaare sind in Diastase. Die Konturen der Wirbelkörper nicht scharf abgrenzbar infolge sekundärer Verwachsungen und arthritischer Veränderungen. Die Dornfortsätze des 6. und 7. Halswirbels sind frakturiert (s. Fig. 21).

Beurteilung: 40 pCt. nach voller Gewöhnung (Verletzte ist damit einverstanden).

Fall 48. Totalluxation des 6. Halswirbels nach vorn durch Fall auf den Kopf. Kompressionsbruch des 7. Halswirbels. Anfängliches Uebersehen der schweren Wirbelverletzung. Keine Markläsion. Erwerbsbeschränkung 15 pCt. dauernd.

Lisette B., 46 Jahre alt, fiel am 13. 7. 09 rücklinks von einem Wagen mit dem Kopfe auf eine Wiese. Befundbericht: Kopf vornübergeneigt; die Vorwärts- und Rückwärtsbewegung des Kopfes war sehr schmerzhaft; die Drehbewegungen waren ziemlich frei; die Dornfortsätze der unteren Halswirbelsäule druckschmerzhaft. Schwellung war nicht nachweisbar. Keine pathologischen Reflexe. Diagnose: Muskelquetschung. Nach 3 Monaten 20 pCt. Rente vorgeschlagen.

Verletzte trug eine Zelluloidstützkravatte, die sie in der Anstalt erhielt. Auf hiesigen Vorschlag erhielt sie eine Anfangsrente von 50 pCt., die Anfang 1911 auf 30 pCt. herabgesetzt wurde wegen Aufhörens der Schmerzhaftigkeit.

Die Untersuchung in der Anstalt am 4. 1. 12 ergab: Allgemeinbefinden gut; Die Hände stark verarbeitet. Der Kopf ist vornübergebeugt. Der Dornfortsatz des 6. Halswirbels ist in weiterem Abstand vom 7. zu tasten, wie dieser prominent und dem 5. stark genähert. Die Drehbewegungen des Kopfes sind frei; desgleichen ist die Seitwärts- und die Vorwärtsbeugung fast unbehindert. Die Rückwärtsbeugung ist beschränkt; der Kopf kann nur etwas über Geradeaussehen erhoben werden. Reflektorische Muskelspannung tritt bei Bewegung nicht auf. Manchmal leichte Schluckbeschwerden. Nervensystem ohne krankhaften Befund. Klagen über Behinderung der Rückwärtsbeugung.

Röntgenbefund: Der Körper des 7. Halswirbels ist vorn zusammengedrückt; der Körper des 6. ist über den 7. herabgerutscht und steht in Beugeverrenkung nach vorn. Die unteren Gelenkfortsatzspitzen des 6. und die oberen des 7. Halswirbels stehen in Diastase (s. Fig. 22).

Fall 49. Luxationsfraktur des 5. und 6. Halswirbels nach vorn durch Fall auf den Kopf. Parese der Arme (Markkompression). Erwerbsbeschränkung 50 pCt. dauernd.

Johann M., 36 Jahre alt, fiel am 21. 3. 04 von einem Baum mit dem Kopf auf die Erde. Befundbericht: Der Kopf war vornübergesunken, musste mit beiden Händen gestützt werden und wurde stark fixiert. Grosse Druckschmerzhaftigkeit der letzten Halswirbel. Schluckbeschwerden. Schwäche in den Armen und Unsicherheit auf den Beinen.

Die Untersuchung in der Anstalt am 4. 12. 10 ergab: Allgemeinzustand gut; Hände derb verarbeitet. Kopf steht in Vorbeugehaltung leicht nach links geneigt. Abnorme Diastase zwischen den Dornfortsätzen des 5. und 6. Halswirbels; der 5. zurückgesunken, der 6. krankhaft vorspringend. Abknickung der Halswirbelsäule an dieser Stelle. Rachenbefund negativ. Schluckbeschwerden geringen Grades. Halsmuskulatur atrophisch. Aufrichten des Kopfes möglich, die seitlichen Kopfbewegungen $^1/_2$ eingeschränkt. Rechter Tricepssehnenreflex auslösbar, sonst Nervensystem ohne Besonderheiten.

Röntgenbefund: Der Körper des 6. Halswirbels ist von oben nach unten schief eingebrochen; auf dieser schiefen Ebene ist der Körper des 5. Halswirbels mit seiner Unterfläche herabgerutscht. Die entsprechenden Seitengelenkfortsätze zwischen 5. und 6. Halswirbel stehen in Diastase (s. Fig. 23).

Beurteilung: Nach der langen Gewöhnung 50 pCt. Rente wegen Behinderung der Kopfbeweglichkeit. (Verletzter ist damit einverstanden.)

Fall 50. Totalluxation des 5. Halswirbels nach hinten durch Fall auf den Kopf. Parese des linken Armes (Hämatomyelie). Anfängliches Uebersehen der schweren Wirbelverletzung. Wiederherstellung der Erwerbsfähigkeit.

Franziska W., 19 Jahre alt, fiel am 2. 8. 10 aus ca, 3 m Höhe auf den Kopf. Befundbericht: Der Kopf wurde stark aktiv fixiert; Bewegungen besonders nach links seitwärts sehr schmerzhaft. Parese des linken Armes. Gang unsicher; Sehnenreflexe gesteigert; Blase und Mastdarm ungestört.

Die Untersuchung in der Anstalt am 4. 12. 10 ergab: Blühendes Mädchen. Die Kopfhaltung ist normal (s. Fig. 94); die Kopfbeweglichkeit völlig frei ohne reflektorische Muskelspannung. Die Dornfortsätze des 5. und 6. Halswirbels stehen in 4 cm Abstand, prominieren und sind nicht druckschmerzhaft. Die Tricepssehnenreflexe sind positiv, rechts Periostreflex am Radius auslösbar, nicht gesteigert. Die Kniescheibenbandreflexe und Achillessehnenreflexe sind gesteigert, besonders links. Sonst Nervensystem ohne Besonderheiten.

Röntgenbefund: Der Körper des 5. Halswirbels reitet mit seiner vorderen unteren Kante, die etwas eingedrückt ist, auf der Körperoberfläche des 6. (s. Fig. 24). Uebergangsrente von 30 pCt.

Nachuntersuchung am 12. 10. 11. Die Kniescheibenbandreflexe sind noch mässig erhöht. Sonst keinerlei krankhafter Befund mehr. Die Klagen sind unbedeutend. Der Röntgenbefund hat sich insofern jetzt geändert als nun am Körper des verrenkten Wirbels eine Callusbildung stattgefunden hat, die teilweise die durch die Luxation nach hinten entstandene Lücke ausfüllt. Es sind demgemäss bereits Verknöcherungsprocesse zwischen den verrenkten Wirbelkörpern eingetreten (s. das Röntgenbild Fig. 25).

Beurteilung: Nach erfolgter voller Angewöhnung kein messbarer Schaden mehr.

Die Behandlung besteht in der so frühzeitig wie möglich vor- genommenen Einrichtung der Verrenkung zur Wiederherstellung der normalen anatomischen Verhältnisse. Hierdurch wird den späteren fehlerhaften Kopfhaltungen und Beweglichkeitsbeschränkungen möglichst vorgebeugt, dann aber besonders durch Wiederherstellung der lichten Weite des Wirbelkanals das gedrückte und häufig verletzte Mark entlastet. Oft kann daher eine schleunige Einrichtung lebensrettend wirken, aber auch bei Markläsionen von geringerem Umfang ist die Behebung des Druckes auf das Mark und die Besserung der Zirkulationsverhältnisse von grossem Einfluss auf eine raschere vollständigere Heilung.

Das Einrenkungsmanöver nach den Angaben von Wagner-Stolper sei hier wiedergegeben: 1. eine mässige Extension, 2. eine geringe Rückwärtsschiebung des verrenkten Wirbelsäulenteiles, 3. eine leichte Rückwärtsneigung ebendesselben; schliesslich nach der Einrenkung die Fixierung der Halswirbelsäule in leichter Ueberstreckung.

Das Wesentliche ist dabei die Extension in der Richtung der Längsachse der Wirbelsäule durch mässigen Zug am Kopf und die nachfolgende Fixierung des Kopfes und der Halswirbelsäule während etwa zwei Monaten durch eine Stützkravatte oder besser durch einen gutsitzenden Gipsverband. Auch für die Verrenkung nach rückwärts geben die angeführten Autoren als Einrichtungsmethode die Extension mit nachfolgender mässiger Beugung nach vorwärts an. Bei einer Aufkantung des luxierten Wirbels wie in Fall 50 dürfte ein Druck auf den Dornfortsatz, der ja prominiert, nach vorwärts und abwärts bei gleichzeitiger Extension am Kopf das zweckmässigere Verfahren sein. Wie bei allen Verrenkungen gibt auch bei dieser eine möglichst frühzeitige Behandlung die besten Dauerresultate, da eine nach Verlauf von Wochen und Monaten versuchte Einrichtung wegen der inzwischen eingetretenen Verwachsungen keine Aussicht auf Erfolg mehr bietet.

Brüche der Wirbelbögen.

Die isolierten Brüche der Wirbelbögen sind recht häufig, besonders an der Halswirbelsäule, wenn man die dahin gehörigen Brüche des Bogens des Epistropheus und des hinteren Atlasbogens hinzurechnet.

4*

Die drei Fälle von Bogenbrüchen der Lendenwirbelsäule, die wir beobachtet haben, sind mit Kompressionsbrüchen kompliziert; sie werden hier mitbesprochen, jedoch mit jenen zusammen aufgeführt. Es handelt sich um die Fälle 115, 116 und 117. Isolierte Bogenbrüche der Brustwirbelsäule sind äusserst selten, recht selten auch an der Lendenwirbelsäule. Ein Grund dafür ist die geschütztere Lage dieser Bögen unter den starken Muskelpolstern und ihre grössere Dicke und Festigkeit. Sie sind deshalb der Einwirkung einer äusseren Gewalt, die auf die

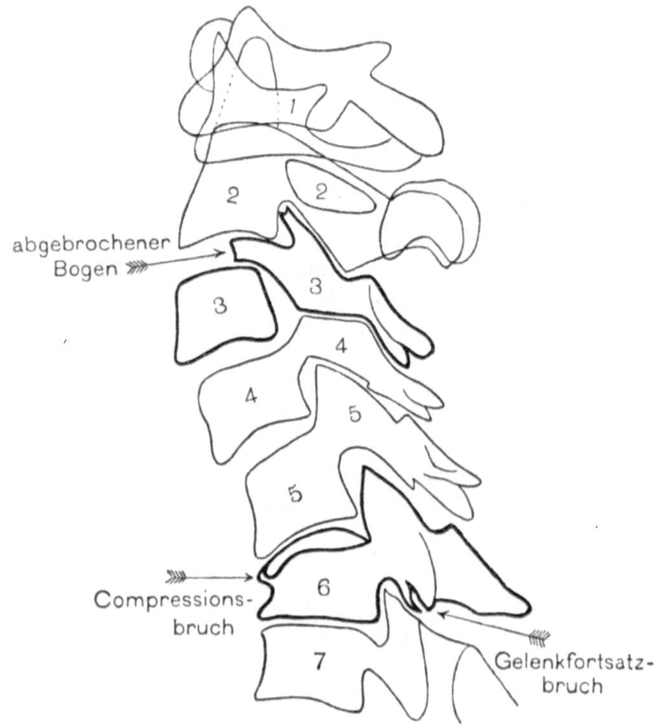

Fig. 27 (zu Fall 52, umgekehrt projiziert).

Dornfortsätze trifft, weniger unterworfen als die Bögen der Halswirbelsäule; die Dornfortsätze der Brustwirbelsäule insbesondere stehen nicht gerade nach hinten, sondern schräg nach unten, so dass eine sie treffende Gewalt nicht direkt auf die Bögen übertragen wird; sie brechen deshalb ohne den Bogen in Mitleidenschaft zu ziehen.

 Die Ursache der Bogenbrüche durch direkte Gewalt waren Schlag in den Nacken, Huftritt, Ueberfahrenwerden u. dgl. Weitaus die häufigste Ursache der Bogenbrüche, besonders der oberen Halswirbel, war indirekte Gewalt durch Fall auf den Kopf. Der Bruch der hinteren Bogen lässt sich so erklären, dass beim Fall auf den Kopf eine forcierte Rückwärtsbeugung stattfindet, wie dies mehrfach beobachtet wurde. Während derselben stemmen sich die Dornfortsätze und die hinteren Bogen schliesslich

so fest gegeneinander an, dass die Elastizitätsgrenze der spröden Knochenspangen überschritten wird und die Bögen brechen. Es ist verständlich,
dass je nachdem eine gleichzeitige Seitwärtsneigung des Kopfes nach
rechts oder links stattfindet, diese betreffende Bogenhälfte besonderem
Druck ausgesetzt ist, wobei diese allein brechen kann. Trifft ferner
eine Gewalt von oben die Wirbelsäule in ihrer Längsachse, so werden
gleichzeitig die Säule der Wirbelkörper und die Säulen der Seitengelenke
von dem Druck betroffen. Während nun der einzelne Wirbelkörper den

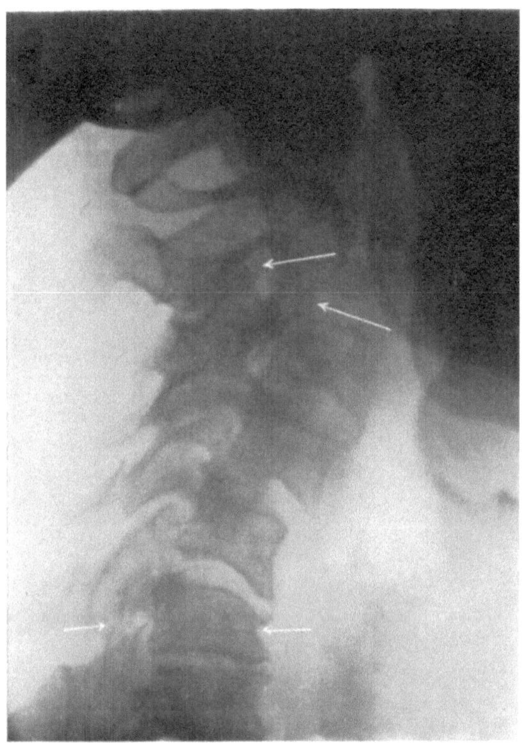

Fig. 28 (zu Fall 52).

Bogenbruch des 3. Halswirbels beiderseits in der Radix; Kompressionsbruch des
6. Halswirbels; Bruch im rechten Seitengelenk zwischen 6. und 7. Halswirbel.

Druck ohne nach irgend einer Seite auszuweichen erträgt und gleichsam
im Augenblick der Einwirkung durch denselben fixiert wird, haben die
Gelenkfortsätze an der Unterseite des Bogens mit ihrer schiefen Neigungs-
ebene nach hinten unten das Bestreben dorthin auszuweichen; die dadurch notwendig entstehende Spannung führt zum Bruch der Bogenwurzel.

Die Wirbelbögen können allein oder zu mehreren brechen. Der
Bruch kann in der Bogenwurzel gelegen sein und ist dann meist doppel- Formen.
seitig wie in Fall 51, 52 und 60 (s. Fig. 27, 31 u. 40). Im hinteren
Bogen erfolgt der Bruch in beiden Bogenhälften gleichzeitig (Fall 54)
oder ist auf eine Bogenhälfte beschränkt (Fall 62). In Fall 53 ist der

Dornfortsatz so aus dem hinteren Bogen herausgeschlagen und nach unten verlagert, dass in der Mitte des Bogens eine Lücke entstand; in Fall 54 fand gleichfalls eine Verlagerung des Bogenbruchstücks statt. Beträchtliche Verlagerungen der Bogenbruchstücke kommen nur bei doppelseitigen Brüchen vor; bei einseitigen Brüchen nur in einer Bogenhälfte wie in Fall 60, 115 und 117 ist die Dislokation meist nur

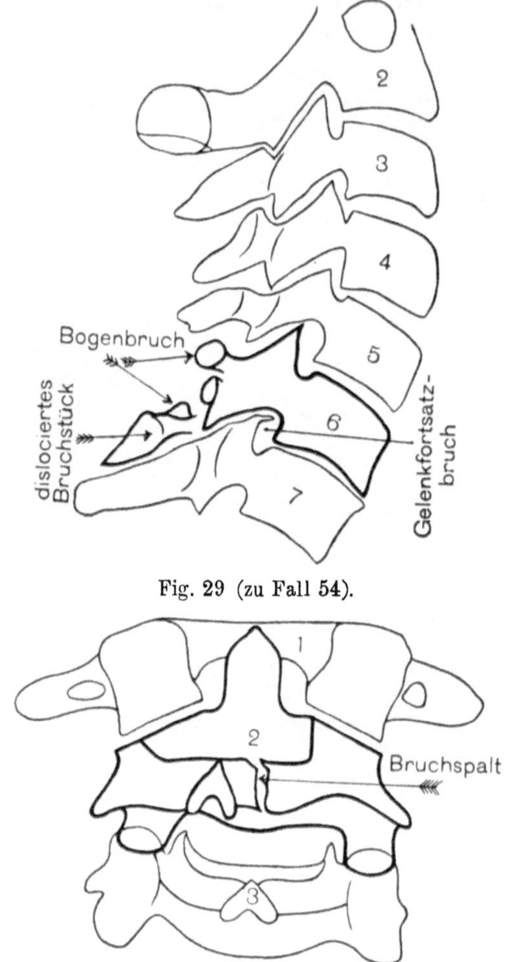

Fig. 29 (zu Fall 54).

Fig. 30 (zu Fall 62).

gering, doch können auch hier wie in Fall 116, wo das Bogenbruchstück steil in die Höhe ragt, in selteneren Fällen bedeutendere Dislokationen vorkommen (siehe die betr. Durchzeichnungen dort). Die beifolgenden Durchzeichnungen der Röntgenbilder unserer Fälle 52, 54 und 62 (s. Fig. 27, 28, 29, 30) lassen die verschiedenen hier besprochenen Typen des Bogenbruchs deutlich erkennen.

Das Röntgenbild zeigt die in den Durchzeichnungen dargestellten Verhältnisse. Bei seitlicher Aufnahme lässt sich die Bogenwurzel und die seitlichen Teile des hinteren Bogens am besten übersehen; durch etwas schräge Neigung des Blendentubus um 10—15⁰ kann man die Bogenhälften wenigstens teilweise getrennt voneinander sichtbar machen. Bruchspalten lassen sich als dunklere Stellen im helleren Bogenschatten abgegrenzt erkennen, verlagerte Bogenbruchstücke lassen sich bei genauer Durchforschung der Platte in der Nähe der entsprechenden Lücke der

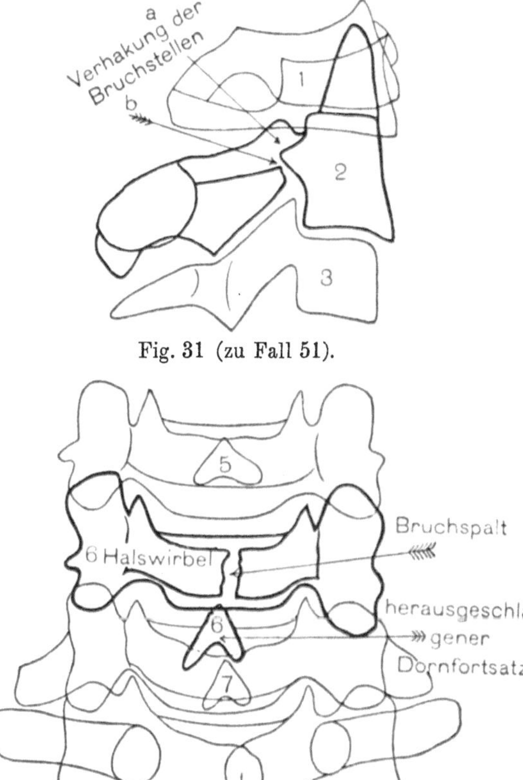

Fig. 31 (zu Fall 51).

Fig 32 (zu Fall 53).

stehen gebliebenen Bogenteile finden. Nach erfolgter knöcherner Heilung lässt sich der Ort des früheren Bruches häufig an der reichlichen Callusentwicklung (s. Fig. 31) erkennen.

Bei vorderer Aufnahme übersieht man am besten den Teil der hinteren Bogenhälften zu beiden Seiten des Dornfortsatzes, der in frontaler Ebene verläuft; die Seitenteile des hinteren Bogens, die mehr ihrer Länge nach von den Strahlen getroffen werden, geben hier ein ungünstigeres Projektionsbild. Bruchspalten, die in den günstig projizierten hinteren Bogenteilen liegen, lassen sich für ein geübtes Auge leicht erkennen (s. Fig. 32).

während auf Brüche in den seitlichen Bogenteilen und in den Bogenwurzeln nur bei gleichzeitiger erheblicher Dislokation geschlossen
werden kann.

Rückenmark.   Das Rückenmark, das in so unmittelbaren Beziehungen zu den
Wirbelbögen steht, ist bei dem Bruch derselben begreiflicherweise der
Gefahr einer Läsion ausgesetzt. Es gilt dies besonders in den Fällen,
wo eine Verlagerung der Bruchstücke stattfindet; eine Anspiessung des
Markes durch Bogenfragmente, Quetschungen desselben, in seltenen
Fällen eine Zerreissung der Nervenwurzeln im Wirbelkanal (Fall 116)
liegen dabei im Bereich der Möglichkeit. Auch zu extramedullären
Blutungen kann ein Bogenbruch durch Zerreissung der Rückenmarkshüllen
Anlass geben. Wir sahen nur in einem Falle eine dauernde Mark-
störung zurückbleiben.

Klinische   Klinische Kennzeichen des Bogenbruchs sind:
Kennzeichen.
                1. Schmerz bei Druck auf den Wirbeldorn bei Ausschluss sonstiger
Wirbelverletzungen,

                2. Gefühl von Krepitation und abnormer Beweglichkeit in der Tiefe
bei Fingerdruck auf den Dornfortsatz,

                3. subjektives Gefühl von Krepitation bei Kopfbewegungen,

                4. Verlagerung des Dornfortsatzes mit gleichzeitigen Symptomen
einer Markläsion.

                Bei fehlender Markläsion ist die Differentialdiagnose zwischen
Bogenbruch und Dornfortsatzbruch durch äusserliche Untersuchung oft
nicht zu stellen; bei vorhandener Markläsion kann die Unterscheidung
von Distorsion schwer werden, weil einfache Rissbrüche häufig keine
weiteren Erscheinungen machen. In diesen Fällen beruht die Diagnose
allein auf der Röntgenuntersuchung.

                Unsere fünf Fälle betreffen einmal den 2. und 3., zweimal den
6. und einmal den 5., 6. und 7. Halswirbelbogen zusammen.

                Die Brüche des Atlas werden wegen seiner Sonderstellung in Bau
und Funktion zusammen mit den Zahnfortsatzfrakturen im nächsten
Kapitel getrennt besprochen.

Fall 51. Bogenbruch des Epistropheus beiderseits in der Bogenwurzel
ohne Markverletzung durch Fall rücklings auf den Kopf. Wiederherstellung
der Erwerbsfähigkeit nach 8 Monaten.

Elisabeth W., 18 Jahre alt, fiel am 14. 7. 11 von einem Fuder Heu rücklings
auf den Kopf. Befundbericht: Anfängliche kurze Bewusstlosigkeit. Schmerzhaftigkeit der Rückwärtsbeugung des Kopfes; die Drehbewegungen waren frei;
Krepitation war nicht zu fühlen. Keine Lähmungserscheinungen.

Die Untersuchung in der Anstalt am 14. 11. 11 ergab: Kräftiges, gesundes
Mädchen. Die Kopfhaltung ist aufrecht und ungezwungen. Die Kopfbewegungen
frei ohne reflektorische Muskelspannung; nur die äusserste Rückwärtsbeugung ist
unter leichten Schmerzen etwas beschränkt. Druck auf den nicht prominenten
Epistropheusdorn leicht schmerzhaft. Nervensystem ohne Besonderheiten.

Röntgenbefund: seitliche Aufnahme: Bruchspalte in der rechten Bogenwurzel des Epistropheus, die nach unten dislociert erscheint. Callusbildung an der
linken Bogenwurzel (s. Fig. 31).

Beurteilung: Als Uebergangsrente nach Ablauf der Wartezeit 15 pCt. auf
4 Monate. Volle Wiederherstellung ist zu erwarten.

Nachuntersuchung am 12. 3. 12: Minimale Behinderung der Rückwärtsbeugung;
schmerzfrei. Einstellung der Rente.

Fall 52. Abbruch des Bogens des 3. Halswirbels beiderseits an seiner Wurzel und Verlagerung nach oben. Gelenkfortsatzbruch rechts zwischen 6. und 7. Halswirbel. Kompressionsbruch des 6. Halswirbels. Ausstrahlende Schmerzen im rechten Arm (Nervenwurzelkompression). Wiederherstellung der Erwerbsfähigkeit.

August B., 50 Jahre alt, fiel am 14. 8. 05 von einem Strohhaufen auf den Hinterkopf und den Nacken. Befundbericht: Anfängliche Bewusstlosigkeit; Schwellungen der Gegend der Wirbelsäule, deren Dornfortsätze druckschmerzhaft waren. Kopfbewegungen schmerzhaft. Ausstrahlende Schmerzen in den rechten Arm; sonst keine Lähmungserscheinungen. Die Rente von anfangs 100 pCt. wurde bis Anfang 1911 auf 15 pCt. ermässigt.

Die Untersuchung in der Anstalt am 4. 1. 12 ergab: Der Kopf wird leicht nach rechts geneigt gehalten (s. Fig. 98). Der Dornfortsatz des 6. Halswirbels ist rechts von der Mittellinie zu fühlen; die übrigen Dorne sind prominent und nicht druckschmerzhaft. Die Beugung des Kopfes nach rechts ist $^1/_3$, nach links $^2/_3$ beschränkt; die Kopfdrehung nach rechts ist frei, nach links nur in den äussersten Graden behindert; die Vorwärts- und Rückwärtsbeugung ist unbehindert. Nervensystem ohne Besonderheiten.

Röntgenbefund: vordere Aufnahme: Verwaschenheit der rechtsseitigen Seitengelenkverbindung zwischen 6. und 7. Halswirbel und des Querfortsatzschattens des 6. Halswirbels. Seitliche Aufnahme: Abbruch des Bogens des 3. Halswirbels in beiden Bogenwurzeln und Verlagerung nach oben; Abflachung des 6. Halswirbelkörpers und Knickung an dessen vorderer Kontur; Abbruch der Spitze des rechten oberen Gelenkfortsatzes des 7. und des rechten unteren des 6. Halswirbels (s. Fig. 27 u. 28).

Beurteilung: Die Rente wurde im Instanzenweg aufgehoben, da nach Angewöhnung kein messbarer Schaden vorliegt.

Fall 53. Bogenbruch am 6. Halswirbel mit Dislokation des Bruchstücks. Lähmung der Arme, Beine, der Blase und des Mastdarmes (Hämatomyelie). Erwerbsbeschränkung 10 pCt.

Heinrich R., 50 Jahre alt, fiel am 6. 10. 08 vom Wagen auf den Nacken. Befundbericht: Anfängliche Lähmung von Armen und Beinen, Blase und Mastdarm. Diese ging in einem halben Jahre allmählich bis auf teilweise Lähmung des rechten Armes und mässige Blasenschwäche zurück. Der klinische Befund am 9. 7. 09 war folgender: Kopfbeweglichkeit gut ohne Fixation. Faustschluss rechts nicht ganz vollkommen. Leichte Blasenschwäche. Die Kniescheibenbandreflexe beiderseits — besonders links — gesteigert; kurzdauernder Patellar- und Fussklonus. Babinski beiderseits positiv. Rente nach Ablauf der Wartezeit 50 pCt., seit 1. 1. 11 30 pCt.

Die Nachuntersuchung in der Anstalt am 9. 12. 11 ergab: Allgemeinzustand gut. Kopfhaltung leicht nach links geneigt. Der Dornfortsatz des 6. Halswirbels ist prominent, stark verbreitert und dem des 7. deutlich genähert. Die Kopfbewegungen sind frei. Der Faustschluss rechts ist erschwert, aber möglich, sonst der Arm frei beweglich, ohne Gefühlsstörungen. Die Periost- und Sehnenreflexe an beiden Armen gleichmässig stark vorhanden und normal. Keine Steigerung der Kniescheibenbandreflexe, kein Babinski, keine Blasenschwäche. Nervensystem ohne kranhhaften Befund.

Röntgenbefund: seitliche Aufnahme: Der Dornfortsatz des 6. Halswirbels ist abnorm stark abwärts gerichtet, wodurch sich dessen Spitze derjenigen des 7. stark nähert. Vordere Aufnahme: Während die Dornfortsätze der übrigen Wirbel inmitten ihrer Körperschatten projiziert sind, ist der Dornschatten des 6. im Körper des 7. Halswirbels direkt über dem Schatten des 7. Halswirbeldorns projiziert (s. Fig. 32).

Fall 54. Bogenbruch am 6. Halswirbel mit Verlagerung nach unten. Seitengelenkfortsatzbruch rechts zwischen 6. und 7. Halswirbel. Schmerzhaftigkeit in beiden Schultern und Armen (extramedulläre Hämatomyelie). Wiederherstellung.

Heinrich B., 49 Jahre alt, fiel am 2. 6. 11 vom Wagen herab rücklings auf den Kopf. Befundbericht: Anfängliche Schmerzhaftigkeit im Nacken und in beiden Armen, die sich rasch besserte.

Die Untersuchung in der Anstalt am 18. 12. 11 ergab: Kräftiger Mann mit doppelseitigem Leistenbruch. Der Kopf ist leicht nach der rechten Seite geneigt. Der Dornfortsatz des 6. Halswirbels ist, etwas rechts von der Mittellinie nach unten verlagert, stark verdickt zu fühlen. Die Linksdrehung des Kopfes ist minimal behindert, die übrigen Kopfbewegungen sind unbehindert und schmerzfrei. Nervensystem ohne Besonderheiten. Die Klagen sind geringfügig: er könne den Kopf weniger gut nach links drehen.

Röntgenbefund: seitliche Aufnahme: Der Dornfortsatz mit einem Bogenbruchstück im Zusammenhang erscheint nach unten verlagert; die beiden Enden im Bogenring, aus dem das Bruchstück herausgeschlagen ist, sind sichtbar. Vordere Aufnahme: Der normale Ort für die Projektion des Dornes des 6. Halswirbels ist leer, dagegen findet man ihn nach unten und rechts projiziert; eine Bruchspalte im Bogen links vom Dorn ist sichtbar. Die rechtsseitige Gelenkverbindung zwischen 6. und 7. Halswirbel ist etwas verwaschen (s. Fig. 29).

Beurteilung: 15 pCt. Rente zur Gewöhnung; volle Wiederherstellung zu erwarten.

Fall 55. Bogenbrüche des 5., 6. und 7. Halswirbels. Schmerzhaftigkeit und Lähmung im linken Arme (Hämatomyelie). Erwerbsbeschränkung 30 pCt. dauernd.

Hermann K., 47 Jahre alt, fiel am 17. 8. 91 von einer Karre auf den Kopf. Befundbericht: Heftige Schmerzen im Nacken und im linken Arm, von dem er glaubte, dass er gebrochen sei; er konnte letzteren nicht mehr heben. Der Kopf konnte nur unter Schmerzen bewegt werden. Kniescheibenbandreflexe beiderseits gesteigert, links lebhafter. Keine Blasen-, Mastdarmlähmung. Rente nach abgelaufener Wartezeit 50 pCt.

Die Untersuchung in der Anstalt am 28. 9. 11 ergab: Alter Mann mit Arbeitsrücken. Der Kopf wird nach links gebeugt gehalten. Die Dorne des 5., 6. und 7. Halswirbels sind prominent und weichen ein wenig nach rechts von der Mittellinie ab. Die Drehbewegung des Kopfes nach links ist um $2/3$, nach rechts um $1/3$ behindert; die Vor- und Rückwärtsbeugung ist frei. Das Nervensystem ohne krankhaften Befund.

Röntgenbefund: Die Bögen des 5.—7. Halswirbels zeigen fast gleichmässig angeordnete Bruchspalten in den linken Bogenwurzeln und rechten hinteren Lamina mit Verschiebung der Fragmente nach rechts.

Beurteilung: 30 pCt. Rente dauernd nach 20jähriger Angewöhnung wegen Störung der Beweglichkeit des Kopfes.

In drei Fällen fand Wiederherstellung der Erwerbsfähigkeit statt, einmal wurde wegen dauernder geringer Lähmung der Hand eine Dauerrente von 10 pCt., einmal wegen Störungen der Kopfbeweglichkeit eine solche von 30 pCt. gewährt.

Behandlung. Die Behandlung der Bogenbrüche ohne schwerere Markstörung ist am besten konservativ. Man fixiert dann Kopf und Halswirbelsäule einige Wochen lang durch eine Stützkravatte. Bei schwerer Markläsion kann eine Entfernung des das Mark quetschenden und anspiessenden Bruchstückes auch durch einen blutigen Eingriff angezeigt erscheinen.

Brüche des Atlas und des Zahnfortsatzes.

Der erste Halswirbel weist in seiner doppelten Eigenschaft als Drehwirbel und unmittelbarer Träger des Kopfes eine gesonderte Bauart auf, aus welchem Grunde auch seine Verletzungsformen in mancher Hinsicht von denen der übrigen Halswirbel abweichend sind. Im wesentlichen besteht er aus einem kurzen vorderen Bogen zur Artikulation mit dem Zahnfortsatz, an den sich beiderseits die Massae laterales mit den Gelenkflächen für Epistropheus und Hinterhauptskondylen anschliessen, und dem hinteren Bogen, der zur Aufnahme des Rückenmarkes dient und in Gestaltung und Funktion den Wirbelbögen der anderen Wirbel entspricht. Seinen festen Halt und Drehpunkt findet der Atlas in dem Zahnfortsatz, dessen Knochenkern im Embryonalstadium mit dem des vorderen Bogens zusammenhängt, also entwicklungsgeschichtlich einen Teil des Atlaskörpers darstellt.

Der Bruch des Zahnfortsatzes ist nicht allzuselten, denn durch systematische Röntgenuntersuchung lassen sich relativ häufig Zahnfortsatzbrüche nachweisen, die früher übersehen worden sind, weil die Verletzten am Leben blieben. In dem vorliegenden Gesamtmaterial befinden sich drei solcher Fälle; leider ist von einem dieser die genauere Krankengeschichte in Verlust geraten, doch folgt die Durchzeichnung

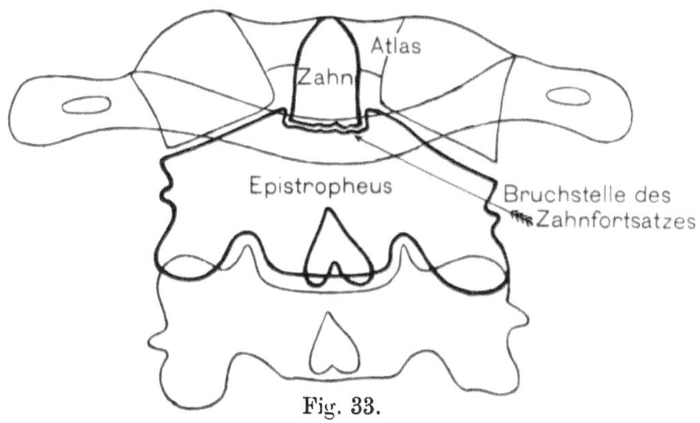

Fig. 33.

des Röntgenbildes neben den anderen (Fig. 33). Die Fraktur des Zahnfortsatzes erfolgt durch eine vorwärts oder rückwärts beugende Gewalt, indem derselbe dem Druck des Lig. cruciatum bei gewaltsamer Vorwärtsbeugung des Kopfes oder dem Druck des sich anstemmenden vorderen Bogens bei forcierter Rückwärtsbeugung nachgibt. Die Entstehung der Zahnfraktur durch Vorwärtsbeugung ist weitaus die häufigste. Die Bruchstelle ist stets an seiner Basis gelegen; er bricht entweder dicht über seiner Ansatzstelle am Epistropheus ab oder auch etwas tiefer, so dass er noch kleine Teile aus dem an seiner Ansatzstelle gelockerten Gefüge des Epistropheuskörpers mit herausbricht, sodass dann nach seiner Entfernung dort eine Lücke zurückbleibt (s. Fig. 33). Der Atlas, der seines Haltes beraubt ist, kann je nach der Richtung der einwirkenden Gewalt nach vorn und nach rückwärts luxieren, wobei natürlich gleichzeitig auch seitliche Verschiebungen möglich sind. Eine Luxation kann auch erst später nach der Verletzung durch ungeschickte Kopfbewegungen entstehen. Die Heilung des Zahnfortsatzes kann knöchern oder bindegewebig (Fig. 34) erfolgen; die knöcherne Heilung scheint dabei die Regel zu sein.

Das Rückenmark ist bei dieser Verletzung in grosser Gefahr, wenn die Luxation des Atlas stärkere Grade annimmt; das Mark ist

dann einer Quetschung zwischen hinterem Atlasbogen und Epistropheuskörper ausgesetzt. Eine gleichzeitige völlige Zerreissung des Lig.
cruciatum, das den Zahnfortsatz gegen das Rückenmark abschliesst,
oder seiner Aufhängebänder am Schädel, die eine Querlagerung verhindern, dürften wohl gleich anfangs eine letale Markläsion hervorrufen.
Aber auch eine nachträgliche exzessive Calluswucherung von der Bruchstelle aus kann das Rückenmark gefährden. Bernstein beschreibt
einen derartigen Fall von Zahnfortsatzbruch, der anfänglich keine Markläsion verursachte; erst nach 71 Tagen setzte, wie später durch Obduktion festgestellt wurde, durch callöse Wucherung eine leichte Mark-

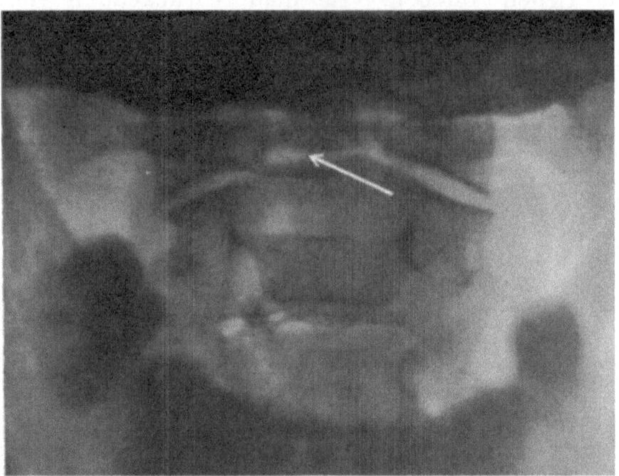

Fig. 34 (zu Fall 57). Zahnfortsatzbruch (vordere Aufnahme
durch den geöffneten Mund). Heilung mit Pseudarthrose.

störung ein, die am 101. Tage zum Tode führte. In unseren Fällen
wies der eine eine Halbseitenlähmung auf, einer hatte eine vorübergehende Markläsion, bei dem dritten war das Mark unbeteiligt. Malkwitz teilt zwei Fälle von Zahnfortsatzbruch ohne Markläsion mit, wobei
einmal der Atlas etwas nach vorn und einmal nach hinten luxiert war[1]).

Röntgendiagnose. Das Röntgenbild zeigt den Abbruch des Zahnfortsatzes am deutlichsten bei der Aufnahme durch den geöffneten Mund, weil so der
Dens nicht von dem dichten Schatten der Massae laterales wie bei
seitlicher Aufnahme verdeckt wird, sondern frei im Bild steht. Er wird
dann höchstens ab und zu von dem Schatten des hinteren Bogens über-
lagert, was aber nicht sehr stört. Der Abbruch ist zu erkennen an
dem Bruchspalt und der häufig vorhandenen leichten seitlichen Verschiebung (Fig. 35 u. 36) des Bruchstücks. Die Callusentwicklung als
Zeichen knöcherner Heilung ist auf der Platte an dem Auftreten hellerer

---

1) Vor kurzer Zeit konnte ich noch einen weiteren Fall von Zahnfortsatzbruch
mit Luxation des Atlas nach hinten ohne Markläsion durch Röntgendiagnose feststellen. Es handelte sich dabei um einen etwa 20jährigen jungen Mann, der von
einer Transmission erfasst worden war. Der Unfall lag 6 Monate zurück. Die Kopfhaltung war etwas nach vorn gebeugt, die Kopfbewegungen frei. Marksymptome
waren nicht vorhanden. Doch war das Allgemeinbefinden durch die Nachwirkung
des erlittenen starken Shocks noch erheblich gestört.

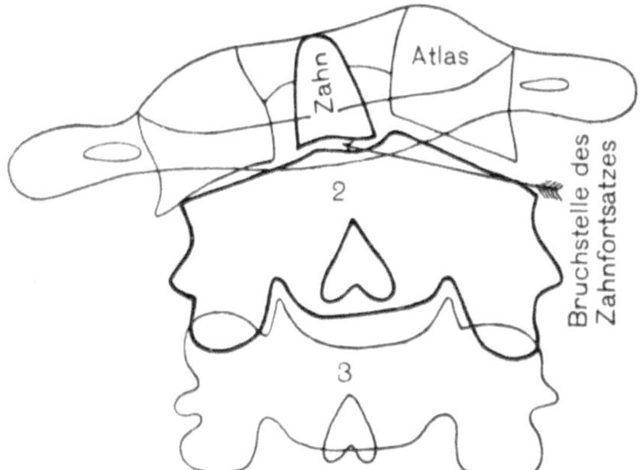

Fig. 35 (zu Fall 57).

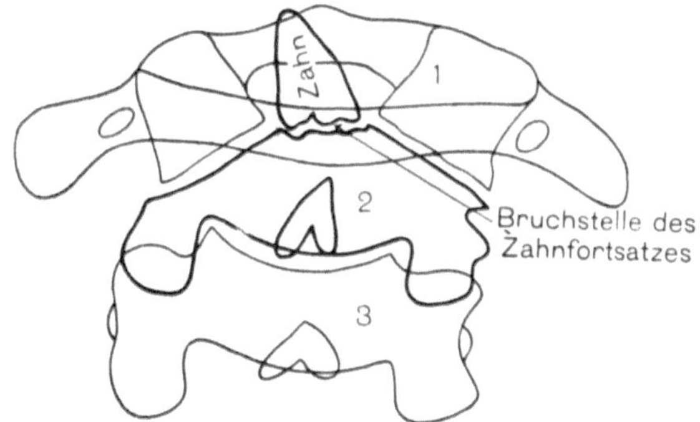

Fig. 36 (zu Fall 57).

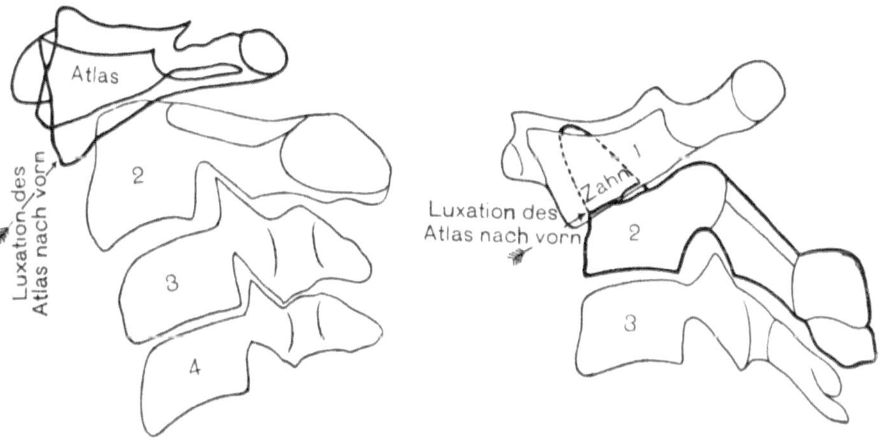

Fig. 37 (zu Fall 56).   Fig. 38 (zu Fall 57).

Schatten zwischen der Bruchfläche des Zahnfortsatzes und des Epistropheuskörpers in der sonst dunkel sich abhebenden Bruchspalte zu erkennen. In seitlicher Aufnahme ist am besten die Luxationsstellung des Atlas wahrzunehmen (s. Fig. 37 u. 38).

Die klinischen Kennzeichen sind hauptsächlich:

1. die Haltlosigkeit des Kopfes, das Unvermögen den Kopf zu bewegen und grosse Schmerzhaftigkeit besonders bei Drehbewegungen,

2. die Kopfhaltung und der Tastbefund: bei Luxation des Atlas nach vorne wird der Kopf nach vorn geschoben und etwas nach rückwärts geneigt gehalten, es entsteht eine Lücke über dem Dornfortsatz des Epistropheus, der dann prominent erscheint (s. Fig. 39), bei Luxation nach hinten ist es umgekehrt, der Kopf steht dann mit dem Atlas

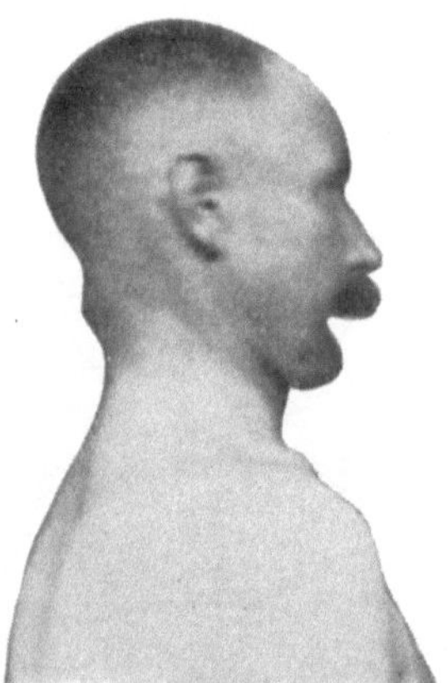

Fig. 39 (zu Fall 56).
Kopfhaltung und Nackenkontur bei Luxation des Atlas nach vorne.

nach hinten und der Dorn des Epistropheus ist dann eingesunken, die Kopfhaltung ist gleichfalls nach vorn geschoben. Im Rachen ist bei Verschiebung nach vorwärts eine deutliche Prominenz zu fühlen.

In zwei unserer Fälle erfolgte die Zahnfortsatzheilung knöchern, einmal mit Pseudarthrosenbildung. Die Diagnose wurde in allen Fällen erst in der Anstalt durch Röntgenuntersuchung gestellt. In den zwei angeführten Fällen fand eine Luxation des Atlas nach vorn statt, in einem nach hinten, in dem anderen war eine merkliche Dislokation desselben nicht vorhanden. Ein Fall war mit Kompressionsfraktur des Epistropheus kompliziert.

Fall 57 machte so wenig Erscheinungen, dass die schwere Verletzung anfänglich übersehen wurde und der Verletzte nach Ablauf der Wartezeit vorläufig mit 30 pCt. entschädigt wurde.

Fall 56. Bruch des Zahnfortsatzes an seiner Basis mit Luxation des Atlas nach vorn; knöcherne Zahnheilung. Kompressionsbruch des Epistropheus. Halbseitenlähmung nach dem Brown-Séquardschen Typus (Markquetschung). Erwerbsbeschränkung 40 pCt. dauernd.

Kaspar H., 51 Jahre alt, fiel am 24. 6. 09 vom Wagen herab mit dem Kopf auf die Erde. Befundbericht: Anfängliche Bewusstlosigkeit. Die rechte Seite war gelähmt. Der Kopf war nach vorn gesunken und musste mit beiden Händen gestützt werden.

Die Untersuchung in der Anstalt am 14. 1. 11 ergab: Der Kopf ist nach vorn geneigt. Ueber dem Epistropheusdorn ist eine Lücke, der Kopf mit dem Atlas ist nach vorn gerutscht, so dass der Epistropheusdorn eine Hervorwölbung zeigt (s. Fig. 39). Im Rachen ist in der Höhe der beiden ersten Halswirbel eine starke Prominenz zu tasten. Die Vorwärtsbeugung ist nicht, die Rückwärtsbeugung leicht, die seitlichen Kopfbewegungen etwas über $1/_3$ beschränkt und ohne Schmerz ausführbar. Die Kraft im rechten Arm ist etwa um $1/_3$ vermindert. Infolge Parese der rechtsseitigen Rumpfmuskulatur besteht eine leichte Skoliose. Der Patellarreflex ist rechts gesteigert; Babinski rechts positiv. Der Schmerz- und Temperatursinn ist auf der linken Körperhälfte herabgesetzt. Das Allgemeinbefinden ist befriedigend, der Gang gut, die Handflächen sind beiderseits kräftig mit Arbeitsschwielen bedeckt. Klagen über Kraftlosigkeit im rechten Arm und Behinderung der Kopfdrehung.

Röntgenbefund: Aufnahme durch den geöffneten Mund: Der Zahnfortsatz ist an seiner Basis gebrochen, zeigt ebenso wie der Körper des Epistropheus eine ziemlich unebene Bruchfläche; der mehrere Millimeter breite Bruchspalt ist von Callus ausgefüllt; das Bruchstück erscheint nach rechts geneigt. Der Körper des Epistropheus erscheint stark abgeflacht, besonders auf seiner rechten Seite (s. Fig. 36). Seitliche Aufnahme: Der Epistropheuskörper erscheint zusammengestaucht, der Zahnfortsatz ist schräg nach vorn festgewachsen. Der Atlas erscheint nach vorn gerutscht und schräg geneigt (s. Fig. 37).

Beurteilung: Nach eingetretener Gewöhnung 40 pCt. Erwerbsbeschränkung (Verletzter ist einverstanden).

Die Nachuntersuchung am 12. 1. 12 ergibt den gleichen Befund.

Fall 57. Bruch des Zahnfortsatzes an seiner Basis. Heilung mit Pseudarthrosenbildung. Luxation des Atlas nach vorn und rechts. Keine Markverletzung. Erwerbsbeschränkung 20 pCt. dauernd.

Anton P., 51 Jahre alt, fiel am 3. 7. 06 rücklings vom Wagen herab auf den Kopf. Befundbericht: Anfängliche Bewusstlosigkeit. Die rechte Nackenpartie war verdickt, die Kopfbewegungen sehr schmerzhaft. Symptome von Markläsion waren nicht vorhanden. Rente nach 3 Monaten 30 pCt., ab 1. 8. 07 20 pCt.

Die Untersuchung in der Anstalt am 28. 8. 11 ergab: Allgemeinbefinden gut; Handflächen kräftig verschwielt; beiderseitige Plattfüsse. Der Kopf erscheint etwas nach vorn und rechts verschoben (s. Fig. 95). Die Halswirbelsäule verläuft leicht rechtskonvex. Ueber dem Epistropheusdornfortsatz befindet sich eine Lücke, der Dornfortsatz des 2. Halswirbels erscheint dadurch prominent. Bei der Vorwärtsbeugung bleibt das Kinn 7 cm von der Brustwand entfernt; die Rückwärtsbeugung ist ausführbar aber behindert. Die rechtsseitlichen Kopfbewegungen sind fast frei; die linksseitlichen etwa um die Hälfte beschränkt. Die Bewegungen sind schmerzfrei. Das Nervensystem ist ohne krankhaften Befund. Verletzter klagt, er habe nach längerer Arbeit ein „lahmes Gefühl" im Genick.

Röntgenbefund: Aufnahme durch den geöffneten Mund: An der Basis des Zahnfortsatzes befindet sich eine quere einige Millimeter breite Bruchspalte ohne erkennbare Callusbildung; der Zahn erscheint mit dem Atlas etwas nach rechts seitlich abgewichen (s. Fig. 35). Seitliche Aufnahme: Der Atlas erscheint nach vorn gerutscht. Kontusionserscheinungen am 3. und 4. Halswirbel.

Beurteilung: Fortgewährung der 20 proz. Rente wegen Beeinträchtigung der Tragfähigkeit.

In allen Fällen wurden Dauerrenten von 40—20 pCt. gewährt, wegen zurückbleibender dauernder Markstörungen und wegen Störung der Kopfbeweglichkeit. Die knöcherne Heilung des Zahnfortsatzes ist das günstigste Resultat, wenn die Verlagerung nicht zu beträchtlich ist. Eine Pseudarthrosenbildung zwischen Zahnfortsatz und Epistropheuskörper bedingt eine Beeinträchtigung der Tragfähigkeit.

Die Zuhilfenahme der Röntgenstrahlen hat auch die Prognose des Genickbruchs bedeutend verbessert, obgleich auch früher die Verletzungsart nicht für absolut infaust galt.

Brüche des Atlas.

Der Atlasbruch entsteht in der Regel durch Fall auf den Kopf; der erste Halswirbel scheint dabei besonders gefährdet, weil er der einzige Wirbel ist, der nicht durch anliegende elastische Bandscheiben geschützt ist. Der Stoss wirkt dann entweder in der Längsachse der Wirbelsäule, indem durch den Druck der Kondylen zunächst die Massae laterales auseinanderbrechen können, oder der Sturz bewirkt eine forcierte Rückwärtsbeugung des Kopfes, wodurch der hintere Bogen des Atlas in die gleiche Gefahr gerät abzubrechen, wie wir es bei den übrigen Wirbelbogen gesehen haben; ferner besteht die Möglichkeit, dass bei extremer Vorwärtsbeugung des Kopfes der hintere Atlasbogen dem Zug der hinteren Bänder nachgibt und bricht. So haben wir zwei Fälle von gleichzeitigem Bruch des hinteren Atlasbogens und des Bogens des Epistropheus beobachtet. Es handelt sich wohl durchgängig um einen Ringbruch, d. h. um Bruch des Atlasringes an mindestens zwei Stellen.

Entstehungs-
ursachen,
Mechanismus
und Formen
der Verletzung.

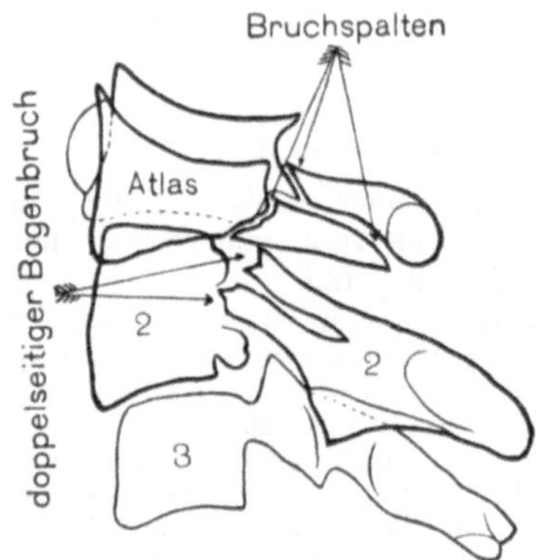

Fig. 40 (zu Fall 60).

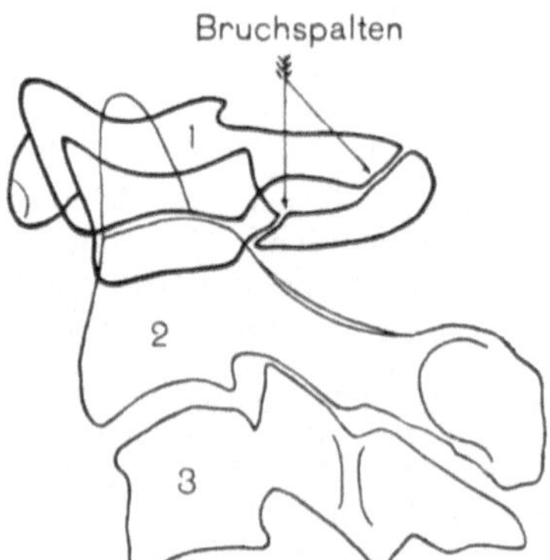

Fig. 41 (zu Fall 58).

Der Bruchkombinationen sind beim Atlas infolge seines komplizierten Baues viele; doch scheinen die Brüche im hinteren Bogenhalbring vorzuherrschen und zwar liegen sie dann meist an den Uebergangsstellen zu den Massae laterales. Der Atlas kann auch in mehrere Teile zerbrechen, so sehen wir bei Fall 60 (Fig. 40), allein drei Bruchspalten im hinteren Atlasbogen; ferner kann auch durch gewaltsame Rückwärtsbeugung der vordere Bogen allein durch den Zahnfortsatz aus dem Zusammenhang herausgebrochen werden. Quercioli berichtet von einem Atlasbruch in vier symmetrische Teile, der zur Obduktion kam.

Rückenmark.

Das Rückenmark ist nur im Fall einer Dislokation bei Bruch des hinteren Bogens ernster gefährdet. In keinem unserer Fälle lag eine erhebliche Verlagerung der Bruchstücke vor. In zwei Fällen war das Rückenmark nicht beteiligt, in drei Fällen war die Markstörung nicht dauernder Natur. Aehnliche Fälle von Atlasbruch ohne erhebliche Markläsion teilen van Assen und Wittek mit.

Röntgendiagnose.

Das Röntgenbild zeigt in seitlicher Aufnahme eine gute Uebersicht über den hinteren Atlasbogen besonders seiner seitlichen Partien (s. Fig. 41 u. 42). Die Aufnahme durch den geöffneten Mund zeigt denselben am deutlichsten in seinen hinteren Partien (s. Fig. 43 u. 44). Der vordere Bogen ist am besten zu übersehen bei vorderer Aufnahme, wenn es gelingt ihn frei vom Hinterhauptschatten zu projizieren, was jedoch sehr oft seine Schwierigkeiten hat. Die Massae laterales sind am besten in vorderer Aufnahme, wenn auch nicht immer in ganzer Ausdehnung, sichtbar; die seitliche Aufnahme ist für sie ungeeignet, da ihre Schatten sich gegenseitig z. T. auch mit dem Zahnfortsatz decken.

Die Diagnose des Atlasbruches wird bei der versteckten Lage dieses Wirbels in den meisten Fällen in vivo durch die äussere Untersuchung *Klinische Erkennungs- zeichen.*

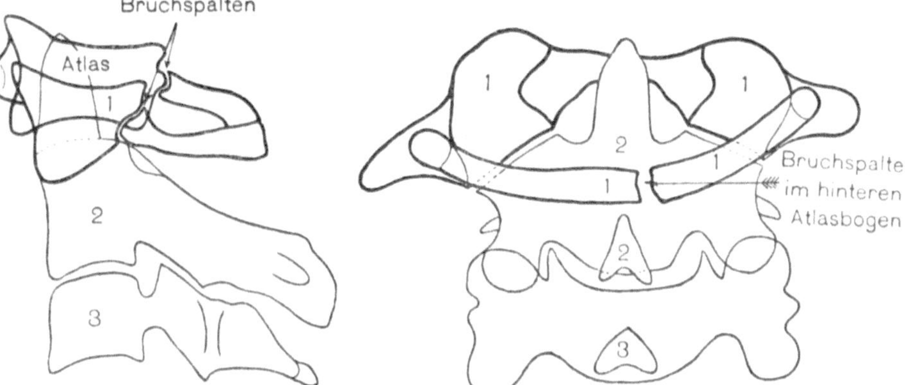

Fig. 42 (zu Fall 59).   Fig. 43 (zu Fall 58), umgekehrte Projektion.

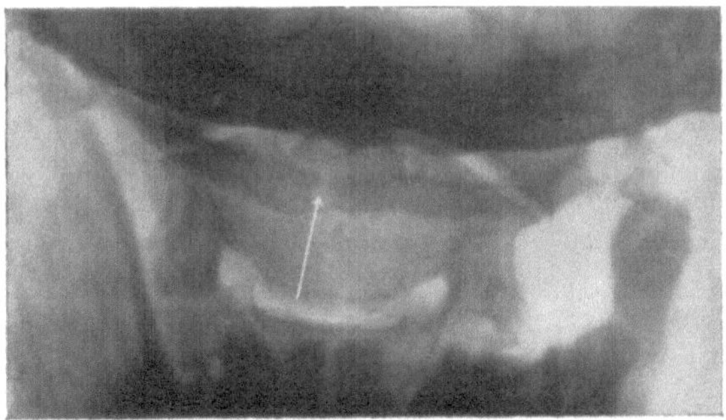

Fig. 44 (zu Fall 58). Bruch des hinteren Atlasbogens.
(Aufnahme durch den geöffneten Mund.)

allein nicht zu stellen sein, abgesehen davon, dass eine eingehende Unter- suchung bei frischen Fällen wegen der damit verbundenen Lebensgefahr unzulässig ist. Einige Anhaltspunkte für die klinische Erkennung sind:

1. Druckschmerz in der Gegend des vorderen und hinteren Atlasbogens,

2. Prominenz des Tuberculum anticum des Atlas im Rachen,

3. starke Schmerzhaftigkeit und Fixation des Kopfes; Behinderung der Nickbewegungen,

4. Vorhandensein von Markstörungen bei Ausschluss sonstiger Ver- letzungen.

Von unseren Fällen waren zwei mit Bogenbruch des Epistropheus kompliziert, drei waren isoliert.

Fall 58. Atlasbruch mit leichter Markläsion (Hämatomyelie) durch Fall auf den Kopf. Pseudarthrosenbildung am hinteren Bogen.

Johann S., 34 Jahre alt, fiel am 8. 8. 10 vom Heuhaufen ca. 4 m hoch mit dem Kopf auf die Bodenbedielung. Befundbericht: Anfängliche Benommenheit, starker Kopfschmerz, grosse Schmerzhaftigkeit und Krepitationsgefühl im Genick bei Kopfbewegungen. Der Kopf war nach vorn gesunken und musste mit den Händen gestützt werden. Schwellung des Nackens. (Der Nervenbefund fehlt.) Rente nach 3 Monaten 75 pCt. auf ¼ Jahr zum Uebergang, dann 50 pCt. auf 1 Jahr.

Die Untersuchung in der Anstalt am 20 .10. 11 ergab: Der Kopf wird nach vorne geschoben etwas steif gehalten (s. Fig. 96). Die Halswirbeldorne sind nicht prominent, nicht druckempfindlich. Im Rachen ist in der Höhe des Atlas links der Mittellinie ein kantiger Knochenvorsprung fühlbar; keine Schluckbeschwerden. Sämtliche Kopfbewegungen werden in normaler Bewegungsbreite und schmerzlos ausgeführt; Rückwärtsbeugung etwas behindert. Die Kniescheibenbandreflexe sind beiderseits gesteigert; kein Babinski, kein Fussklonus; Nervensystem sonst ohne Besonderheiten. In den Händen beiderseits gute Arbeitsschwielen. Das Allgemeinbefinden ist leicht gestört. Klagen über Stechen im Nacken; er gibt an, keine schwere Last auf dem Kopfe tragen zu können.

Röntgenbefund: Aufnahme durch den geöffneten Mund: Der hintere Atlasbogen zeigt links der Mittellinie eine Kontinuitätsunterbrechung mit Dislokation der Bruchstücke. Das rechte Bruchstück ist etwas nach oben, das linke etwas nach unten verschoben (s. Fig. 43 u. 44). Aufnahme von der Seite: Der hintere Atlasbogen zeigt dicht an seinem Ansatz rechts eine schräge Bruchspalte (s. Fig. 41).

Beurteilung: Wegen der Beeinträchtigung der Tragfähigkeit und der leichten Störung des Allgemeinbefindens noch 30 pCt. Rente empfohlen. Weitere Besserung ist zu erwarten.

Fall 59. Bruch des hinteren Atlasbogens an seiner Ansatzstelle beiderseits durch Fall rücklings auf den Kopf. Keine Markverletzung. Wiederherstellung der Erwerbsfähigkeit.

Franziska S., 51 Jahre alt, fiel am 21. 9. 08 von einem Wagen rücklings auf den Kopf. Befundbericht: Anfängliche Bewusstlosigkeit. Der Kopf wurde krampfhaft gerade gehalten; starke Schmerzhaftigkeit im Genick bei Bewegungen. Aeusserlich war nichts erkennbar. Keine Marksymptome. Rente 20 pCt. nach Ablauf von 3 Monaten.

Die Untersuchung in der Anstalt am 10. 7. 11 ergab: Allgemeinzustand gut. Die Kopfhaltung ist aufrecht und ungezwungen. Ausser minimaler Behinderung der Linksseitwärtsbeugung sind die Kopfbewegungen uneingeschränkt und ohne reflektorische Muskelspannung. Im Rachen und äusserlich an der Halswirbelsäule ist nichts zu konstatieren. Keine Schluckbeschwerden. Nervensystem ohne krankhaften Befund.

Röntgenbefund: Bruchspalten beiderseits an den Ansatzstellen des linken Atlasbogens ohne Dislokation (s. Fig. 42).

Fall 60. Zertrümmerungsbruch des Atlas und Bogenbruch des Epistropheus in seinen Wurzeln mit leichter Markläsion (Hämatomyelie) durch Fall auf den Kopf.

Heinrich Sch., 72 Jahre alt, fiel am 7. 7. 11 rücklings von einem Wagen mit dem Kopfe auf die Strasse. Befundbericht: Verletzter hatte gleich heftige Nackenschmerzen, konnte sich nicht selbst aufrichten. Anfängliche Parese der Extremitäten.

Die Untersuchung in der Anstalt am 5. 9. 11 ergab: Allgemeinzustand gut; rechtsseitiger Leistenbruch. Die Handflächen sind beiderseits stark verschwielt. Am Schädel keine Verletzungszeichen erkennbar. Der Kopf wird aufrecht getragen (s. Fig. 97). An der Halswirbelsäule äusserlich nichts festzustellen. Keine Schluckbeschwerden. Die Kopfbeweglichkeit ist frei mit Ausnahme einer leichten Behinderung der Seitwärtsbeugung; jedoch tritt leichte reflektorische Fixation nach Ermüdung auf. Die Kniescheibenbandreflexe sind leicht gesteigert; kein Babinski, kein Fussklonus. Tricepssehnenreflexe auslösbar, nicht gesteigert. Nervensystem sonst ohne Besonderheiten. Verletzter klagt nach längerer Anstrengung über Schmerzen im Nacken.

Röntgenbefund: Am hinteren Atlasbogen sind deutlich drei Bruchspalten sichtbar, zwei an seinen Ursprungsstellen und eine am Dorn. Der Bogen des Epistropheus ist an seiner Ansatzstelle am Körper beiderseits abgebrochen, hat eine Drehung gemacht und ist verlagert. Der Körper des Epistropheus ist über dem 3. Halswirbel etwas nach vorn luxiert (s. Fig. 40).

Beurteilung: Uebergangsrente von 30 pCt. auf ein Jahr wegen leichteren Ermüdens. Wiederherstellung ist zu erwarten.

Fall 61. Bruch des hinteren Atlasbogens. Schädelgrundbruch. Parese des linken Armes (Hämatomyelie). Wiederherstellung.

Heinrich M., 30 Jahre alt, fiel am 14. 8. 11 vom Fuder Heu auf den Kopf. Befundbericht: Stundenlange Bewusstlosigkeit, Blutaustritt aus Augen- und Nasenhöhle. Heftige Nackenschmerzen nach der linken Schläfe zu ausstrahlend. Schlaffe Lähmung des linken Armes.

Die Untersuchung in der Anstalt am 28. 10. 11 ergab: Sehr muskulöser, kräftiger Mann in gutem Allgemeinzustand mit stärkstens verschwielten Händen. Beiderseits schwere Plattfüsse, Schielen und Schwerhörigkeit, alles nachweislich schon vor dem Unfall bestehend. Die Kopfhaltung ist aufrecht und zwanglos. Aeusserlich ist an der Halswirbelsäule nichts feststellbar. Die Kopfbeweglichkeit ist frei ohne reflektorische Muskelspannung. Kein Romberg. Reflexe normal. Nervensystem ohne Besonderheiten. Die Lähmung im linkeu Arm ist völlig verschwunden. Klagen über zeitweise Nackenschmerzen; sonst fehle ihm nichts.

Röntgenbefund: Der 'hintere Atlasbogen zeigt in seinen beiden Schenkeln Bruchlinien mit teilweiser geringer Dislokation.

Beurteilung: Als Uebergangsrente 20 pCt. in Anbetracht der schweren Verletzung. Volle Wiederherstellung zu erwarten.

Fall 62. Bruch des hinteren Atlasbogens und des Bogens des Epistropheus ohne Markverletzung. Wiederherstellung der Erwerbsfähigkeit.

Dina B., 25 Jahre alt, fiel am 27. 7. 08 vom Wagen mit dem Kopf auf den Boden. Befundbericht: Heftige Nackenschmerzen, der Kopf wurde krampfhaft steif gehalten. Keine Marksymptome.

Die Untersuchung in der Anstalt am 8. 5. 11 ergab: Die Kopfhaltung ist aufrecht und ungezwungen. Der Dorn des Epistropheus ist nach links abgewichen zu tasten und nicht druckschmerzhaft. Im Rachen ist nichts Abnormes fühlbar. Die aktive Beweglichkeit des Kopfes ist nach allen Richtungen absolut unbehindert und schmerzlos. Nervensystem ohne Besonderheiten.

Röntgenbefund: Aufnahme durch den geöffneten Mund: Der Epistropheusdorn erscheint gegenüber den übrigen Dornen nach links projiziert. In seiner rechten Bogenhälfte ist deutlich ein ziemlich breiter Bruchspalt erkennbar. Seitliche Aufnahme: Im hinteren Atlasbogen sieht man in beiden Bogenhälften nahe ihres Ansatzes einen Bruchspalt mit geringer Dislokation und Callusbildung (s. Fig. 30).

Beurteilung: Nach einer Gewöhnung von 3 Jahren wird bei der guten Beweglichkeit der Halswirbelsäule und Schmerzfreiheit eine messbare Erwerbsbeschränkung nicht angenommen.

Die Wiederherstellung der Erwerbsfähigkeit erfolgte in zwei Fällen, in zwei stand sie zu erwarten. Wesentliche Störungen der Kopfbeweglichkeit waren nirgends zu beobachten.

Wegen seiner schwierigen Diagnose wird der Atlasbruch in yivo meist übersehen oder als geringfügigere Verletzung etwa als Distorsion aufgefasst. Keiner unserer Fälle kam mit der Diagnose Atlasbruch zur Aufnahme.

Die Behandlung der Atlasbrüche ist am besten konservativ und man begnügt sich mit der Anlegung eines gut fixierenden Gipsverbandes.

Dasselbe gilt von den Brüchen des Zahnfortsatzes ohne Rückenmarksläsion oder mit nur unbedeutenden Markerscheinungen, da man

Behandlung.

5*

durch Einrichtungsversuche leicht viel verderben aber wenig nützen kann. Bei starker Luxationsstellung des Atlas und bedrohlichen Markstörungen versucht man durch vorsichtige Extension am Kopfe in der Längsachse der Wirbelsäule eine Einrichtung, die sich sehr leicht bewerkstelligen lassen soll. Der Kopf ist dann gleichfalls in oben beschriebener Weise festzustellen und der Verband 1—2 Monate bis zur völligen Konsolidation liegen zu lassen.

Die Brüche der Wirbelkörper.

Formen der Verletzung. Weitaus die Mehrzahl von sämtlichen Wirbelverletzungen stellen die Brüche der Wirbelkörper dar und sie beanspruchen daher praktisch auch unser grösstes Interesse. Der typische Körperbruch ist der Stauchungsbruch oder Kompressionsbruch analog dem Epiphysenbruch der langen Knochen und dem Kompressionsbruch der Hand- und Fusswurzelknochen. Quer- und Schrägbrüche der Wirbelkörper sind äusserst

Entstehungsursachen und Mechanismus. selten und kommen fast nur bei Luxationsfrakturen vor. Der Kompressionsbruch wird wie die Kontusion erzeugt einmal durch eine Gewalt, die in der Längsrichtung der Wirbelsäule wirkt (Fall auf Kopf, Nacken, Gesäss und Füsse) und den Wirbel von oben nach unten zusammenpresst, zweitens durch eine gewaltsame Vornüberbeugung der Wirbelsäule und sonstige Stauchungen (Einklemmungen, Verschüttungen), die im Sinne einer Vorwärtsbeugung wirken, wodurch vorzüglich der vordere Teil des Wirbelkörpers einem abnormen Druck ausgesetzt wird. Sehr häufig wirken beide Momente der Stauchung in der Längsrichtung und durch Beugung gemeinsam. Auch die anscheinend durch direkte Gewalt — Stoss und Schlag — entstandenen Kompressionsfrakturen sind durch forcierte Vorwärtsbeugung entstanden zu denken, die durch die von hinten angreifende Gewalt hervorgerufen wurde. Einen weiteren nicht unerheblichen Einfluss auf die Lokalisation und Art des Bruches spielt die im Augenblick der Einwirkung des Traumas stattfindende Fixation der Wirbelsäule durch die Muskulatur. Hierher gehören auch die sog. Verhebungsbrüche des 5. Lendenwirbels, welche nach Feinen und Graessner dadurch zustande kommen können, dass beim Tragen schwerer Lasten infolge einer plötzlichen unwillkürlichen Erschlaffung der Muskulatur, welche die Wirbelsäule absteift, das Gewicht der Last eine Zusammenstauchung des Wirbels bewirkt. Feinen hat vier solche Fälle veröffentlicht. Es wäre diese Entstehung im Wesen nicht verschieden von der der anderen Kompressionsbrüche durch indirekte Gewalt.

Anatomie Beim Kompressionsbruch wird das spongiöse Knochengewebe zusammengedrückt wodurch Verdichtungen und Sprünge im Wirbelkörper entstehen, die Corticalis splittert an den zusammengestauchten Partien und es kommt dort gelegentlich zur Herauspressung geborstener Knochenmasse. Trotzdem behält der so verletzte Wirbelkörper noch eine gewisse Elastizität, wenn die Belastung aufhört, was Wagner-Stolper an frischen der Leiche entnommenen Wirbeln nachgewiesen haben; diese

Tatsache gibt einen wichtigen Fingerzeig für die Behandlung. Im all- Lokalisierung.
gemeinen sind die Wirbelkörper am meisten der Gefahr eines Bruches
ausgesetzt, die dem Angriffspunkt des Stosses vom Gesäss oder vom
Kopfe und Nacken her am nächsten liegen, weil auf die weitere Entfernung sich die Gewalt des Stosses allmählich erschöpft. Besonders
gefährdet sind dann die Uebergangsstellen, wo Wirbelsäulenabschnitte
von verschiedener Bauart und Beweglichkeit zusammentreffen, die Uebergangsstellen der beweglicheren Hals- und Lendenwirbelsäule zur starren
Brustwirbelsäule und darunter wieder vorzüglich die direkt anliegenden
Wirbel, der 6. und 7. Halswirbel und 1. und 2. Lendenwirbel. Die
Statistik unserer Fälle ergibt, dass die Kompressionsbrüche der beiden
letzten Halswirbel häufiger waren als die der übrigen Halswirbel zu-
sammengenommen und dass von vierzig Körperbrüchen der Lendenwirbelsäule neunundzwanzig auf die beiden ersten Lendenwirbel entfallen,
wobei 6 mal beide gleichzeitig gebrochen waren, während der 11. und
12. Brustwirbel nur eine Bruchziffer von vier und fünf aufweisen.

Eine interessante Ausnahme von diesen Regeln bildet der Fall 63
mit einem Bruch des Epistropheuskörpers durch Fall aufs Gesäss, dem
aus der Literatur ein gleicher von Gümbel beschriebener Fall hinzu-
gefügt werden kann; zweifellos sind diese scheinbar merkwürdigen
Fälle von Epistropheusfraktur durch den Gegenstoss vom Kopfgewicht
verursacht worden, da zwischen dem Schädel und dem 2. Halswirbelkörper die Zwischenwirbelscheiben fehlen, die den Stoss hätten aufhalten können.

Die Häufigkeit der isolierten Kompressionsbrüche in den verschiedenen Wirbelabschnitten ist verschieden. Das grösste Kontingent
stellt die Lendenwirbelsäule, welche trotz ihrer hohen elastischen
Bandscheiben und der Mächtigkeit ihrer Wirbelkörper bei dem häufigen
Fall auf das Gesäss einem Bruch am meisten ausgesetzt ist; die ganze
an der starren Brustwirbelsäule hängende Rumpflast wirkt dabei wie eine
geschlossene Masse gegen dieselbe. In zweiter Linie kommt die wenig be-
wegliche Brustwirbelsäule mit den sehr niedrigen Bandscheiben und schliesslich die untere Halswirbelsäule, die zwar wegen der zahlreichen Kopf-
stürze gleichfalls in unmittelbarer grosser Gefahr ist zu brechen, aber
wegen ihrer relativ höchsten Bandscheiben und grossen Beweglichkeit mehr
zu Distorsionen, kleineren Absprengungen und Verrenkungen neigt.

Von dem Kompressionsbruch können ein oder mehrere Wirbel
betroffen sein, die dann meist direkt benachbart sind; es können aber
auch zwischen zwei oder mehr gebrochenen Wirbeln solche liegen, die
übersprungen werden und intakt bleiben (Fall 68, 108 u. 109). Häufig
kommen auch Kompressionsbrüche gleichzeitig mit Luxationsfrakturen
vor (Fall 116—120). Die Bandscheiben zwischen den gebrochenen
Wirbeln sind immer mehr oder weniger stark von der einfachen
Verschmälerung und Elastizitätsabnahme derselben bis zur völligen
Zertrümmerung und Verschwinden in Mitleidenschaft gezogen. Der
Kompressionsbruch kann nach der Stärke der einwirkenden Gewalt die
verschiedensten Grade annehmen; auf die einzelnen Formen desselben
werden wir bei Besprechung des Röntgenbefundes zurückkommen.

Klinische
Erkennungs-
zeichen.

Die klinischen Erkennungszeichen des Kompressionsbruches sind:

1. Die Stellungsanomalie, welche in Form einer Ausbiegung der Wirbelsäule nach hinten (Gibbus, Kyphose), seitlich (Skoliose) und vorn (Lordose) zum Ausdruck kommt. Das Hervortreten der Dornfortsätze nach hinten ist das gewöhnliche Resultat, während die Skoliose seltener nur bei ausgedehnten Brüchen und Bruchverschiebungen, die Lordose fast stets nur bei Luxationsfrakturen zustande kommt. (Auf die Differentialdiagnose zwischen diesen traumatischen Wirbelverkrümmungen und den Belastungsdeformitäten werden wir später noch eingehen).

2. Die lokale Schmerzhaftigkeit an der Stelle des Bruchs und bei Druck auf die Dornfortsätze der betroffenen Wirbel,

3. der Schmerz bei Belastung und Vorwärtsbeugung und infolgedessen Fixation des betreffenden Wirbelabschnitts durch reflektorische Anspannung der Streckmuskulatur,

4. ist in manchen Fällen bei Auskultation über der schmerzhaften Stelle Krepitationsgeräusch hörbar (Ludloff).

In manchen Fällen von starker Zusammenstauchung der Wirbelsäule kann es zur gleichzeitigen Sternalfraktur kommen; dieselbe ist am häufigsten bei Brüchen der Brustwirbelsäule, ist aber auch bei Brüchen der Halswirbelsäule beobachtet worden. Bei Kompressionsbrüchen der untersten Brustwirbel und der Lendenwirbel mit starker Verkürzung des Höhendurchmessers kommt es zu einer Faltung der Haut der Oberbauchgegend, die beiderseits nach hinten zu den Rippenbogen entlang verläuft (s. Fig. 45).

Das Rückenmark ist bei einfachen Kompressionsbrüchen ohne Verschiebung im allgemeinen keiner sehr grossen Gefahr ausgesetzt. Am ehesten können durch Zerreissung der Rückenmarkshüllen extramedullären Blutungen eintreten. Seltener erfährt das Rückenmark eine Kontusion und Kompression durch in den Rückenmarkskanal

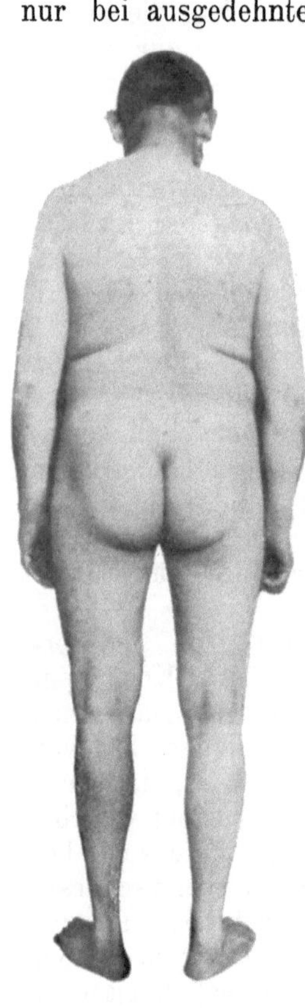

Fig. 45 (zu Fall 108).

Faltenbildung beiderseits unter dem Rippenbogen nach Kompressionsbruch des 2. u. 4. Lendenwirbels.

Rückenmark. hineingetriebene Knochenmasse oder wird direkt angespiesst durch spitze Knochenfragmente. Relativ häufig kommt es zu Quetschungen der seitlich durchtretenden Nervenwurzeln, was sich in ausstrahlenden Schmerzen äussert und gegebenenfalls zu Paresen und Muskelatrophie führen kann. In siebenundvierzig unserer Fälle von isoliertem Kompressionsbruch war das Rückenmark 19 mal beteiligt; in sechzehn Fällen verschwanden die Zeichen der Läsion, in drei Fällen blieben sie dauernd.

Viel gefährlicher für das Mark sind die Bruchverschiebungen besonders in der Brustwirbelsäule und oberen Lendenwirbelsäule; die Verhältnisse liegen hier ähnlich wie bei den vorbeschriebenen Wirbelverschiebungen in der Halswirbelsäule. Doch sind auch dort schon schwere Luxationsfrakturen ohne erhebliche Markläsion beobachtet worden. Wir haben vier solcher Fälle beobachtet (Fall 75, 113, 114, 116). Auch Widmer teilt zwei Fälle von schwerer Luxationsfraktur der Brustwirbelsäule ohne Markläsion mit und führt ähnlich wie andere Autoren den günstigen Ausgang auf das Intaktbleiben der Ligamente (Lig. longitud. post.) zurück, die eine weitere Verschiebung der Bruchstücke verhindern.

Auf dem Röntgenbild zeigt bei frischem Kompressionsbruch der Wirbelkörper unregelmässige Verdichtungen und Verwaschenheit seiner Struktur und Konturen, was seinen Grund in der Schädigung des Röntgendiagnose.

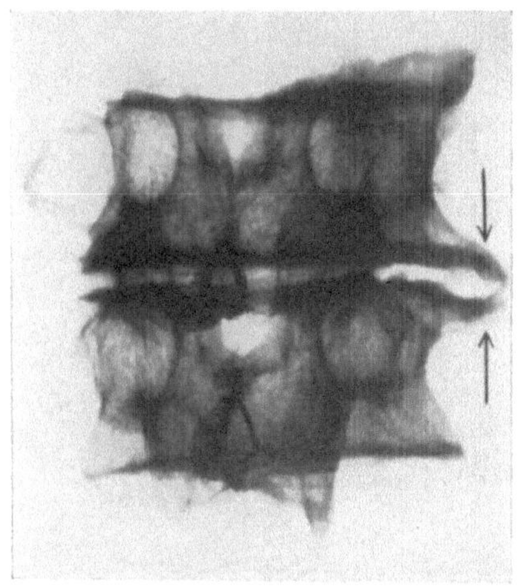

Fig. 46. Seitliche Spornbildung an zwei benachbarten Lendenwirbeln durch Callus nach Kompressionsbruch (Röntgenaufnahme eines Skelettpräparats).

inneren Gefüges und der Veränderung der Körperumrisse durch Einbrüche und durch Uebereinanderschieben der gesplitterten Corticalis hat; doch sind trotz der dadurch hervorgerufenen Unklarheit dieses Bildes im grossen und ganzen die Verhältnisse genügend erkennbar, da die unverletzten Wirbel sich klar abheben. Für noch nicht eingetretene Konsolidation spricht ferner das Fehlen von Callusbildungen. Ist die Konsolidation im Fortschreiten, so werden die Verhältnisse deutlicher. Nach abgeschlossenem Heilungsprozess sieht man oft ganz erhebliche Calluswucherungen, die auf dem Röntgenbild den Eindruck starker seitlicher Sporne an den oberen und unteren Körperrändern machen und häufig als gewaltige knöcherne Brücken zu den benachbarten Wirbelkörpern ziehen.

Die nebenstehende Röntgenaufnahme zweier Lendenwirbel (s. Fig. 46), die das Resultat eines geheilten Kompressionsbruches mässigen Grades darstellen, zeigt diese starke seitliche Spornbildung, die an den Knochen selbst als starke Calluswucherung an den Rändern ringsum zu erkennen ist.

Bei Zertrümmerung der Bandscheiben ist der Zwischenraum zwischen den Wirbelkörpern verringert oder ganz geschwunden.

Die komprimierten Wirbelkörper lassen sich dann an ihrer Form erkennen. An den zahlreich beigegebenen Durchzeichnungen der Röntgenaufnahmen werden diese Bruchzeichen am besten erläutert.

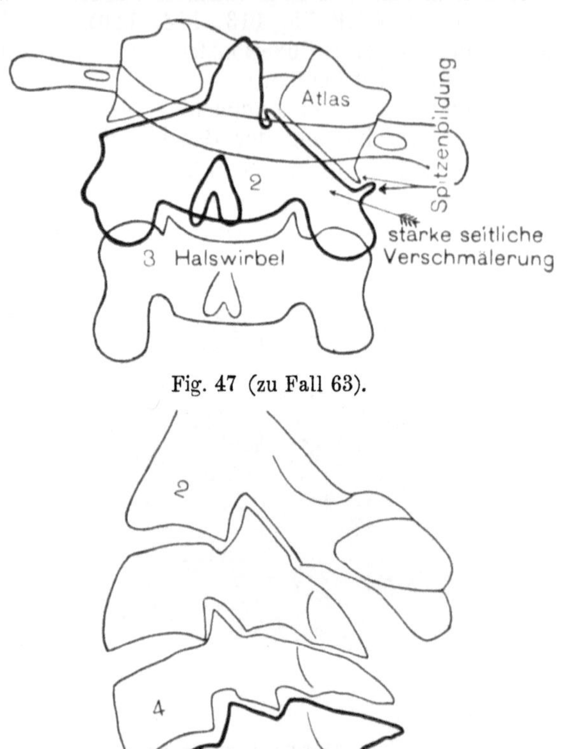

Fig. 47 (zu Fall 63).

Fig. 48 (zu Fall 64).

Die Halswirbelsäule gestattet eine gute Röntgenaufnahme von vorn und von der Seite. Fig. 47 zeigt einen Kompressionsbruch des 2. Halswirbels in vorderer Ansicht, der sich durch eine starke Verschmälerung seiner linken Körperhälfte darstellt.

Während sich die Brüche des Epistropheuskörpers am besten bei vorderer Aufnahme durch den geöffneten Mund übersehen lassen, so ist die seitliche Aufnahme für die mittleren und unteren Halswirbelkörper am übersichtlichsten. Die leichtesten Formen des Kompressionsbruchs, die der Kontusion am nächsten kommen, stellen sich auf dem Röntgenbild als Unregelmässigkeiten der einander zugekehrten Körperflächen und Einbrüche der darunter liegenden Knochenschichten ohne eine Beteiligung des übrigen Wirbelkörpers dar (s. Fig. 48). Fig. 49 zeigt ähnliche Verhältnisse; hier ist die obere und in geringerem Grade auch die untere Fläche des 6. Halswirbels betroffen, während die anderen Wirbel intakt erscheinen. Man beachte auch die bei Kompressionsbrüchen häufige Spitzenbildung auf dem Röntgenbild. Fig. 50 zeigt den Kompressionsbruch des 7. Halswirbelkörpers durch Zusammen-

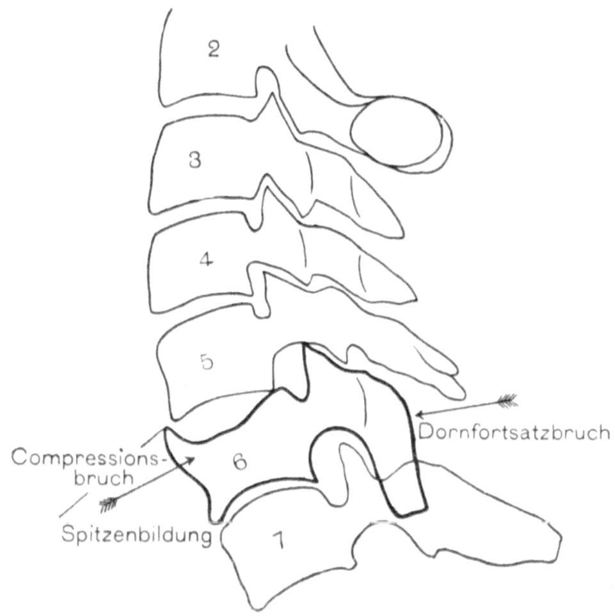

Fig. 49 (zu Fall 65.)

stauchung des oberen vorderen Körperabschnitts; der 6. Halswirbelkörper weist Kontusionserscheinungen an seiner Unterfläche auf. Eine Verschmälerung der gesamten Körperhöhe mit starker Knickung der vorderen Kontur des 6. Halswirbelkörpers sieht man bei Fig. 51 und 52 (s. auch die Fig. 14 u. 27), der 5. Halswirbel zeigt eine Kompression seiner unteren Partie.

Die Knickung der vorderen und seitlichen Konturen der Wirbelkörper bei Kompressionsbruch entsteht dadurch, dass bei der Verkürzung der Körperhöhe die gequetschten Knochenmassen der oberen und unteren Fläche, die dem stärksten Druck ausgesetzt sind, seitlich vorgetrieben werden, wodurch dort eine Verbreiterung und in der Mitte naturgemäss eine Einbuchtung entsteht, die auf der Röntgenplatte sich als Knickung darstellt; spätere Calluswucherungen verstärken noch

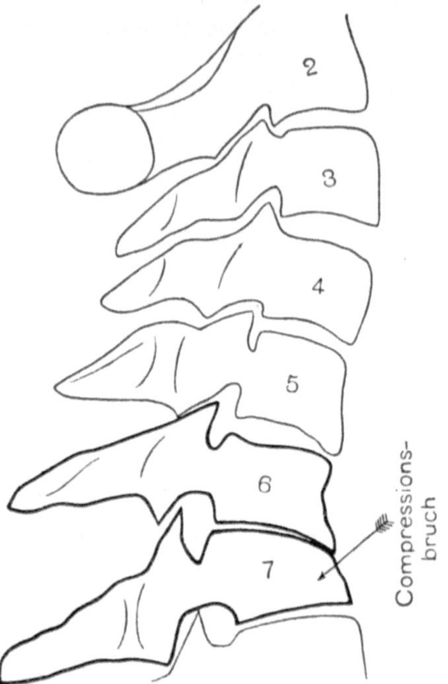

Fig. 50 (zu Fall 66).

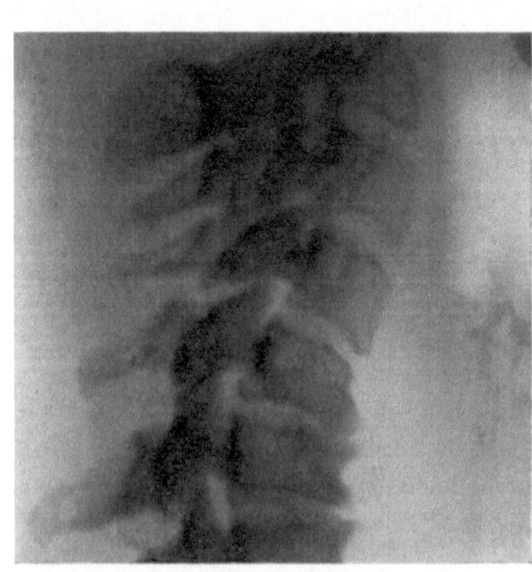

Fig. 51 (zu Fall 67). Kompressionsbruch des
5. u. 6. Halswirbelkörpers. (Seitl. Aufnahme).

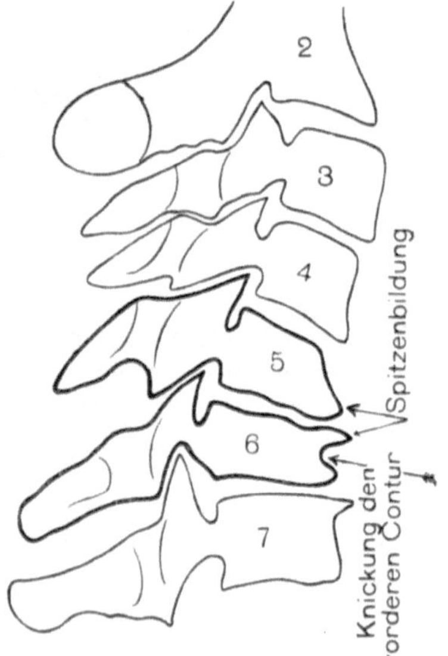

Fig. 52 (zu Fall 67).

diesen Eindruck. Diese Knickung der vorderen und seitlichen Konturen des Wirbelkörpers sind sehr häufig und charakteristisch für den Kompressionsbruch dort, wo sie sich findet. In Fig. 53 sehen wir die knöcherne Verschmelzung zweier (des 3. u. 4. Halswirbels) ineinandergestauchter Wirbelkörper. Fig. 54 demonstriert den Bruch des 6. Halswirbelkörpers mit Absprengung eines keilförmigen Bruckstückes, das etwas nach dem Wirbelkanal zu verlagert ist, ein ziemlich seltenes Vorkommnis.

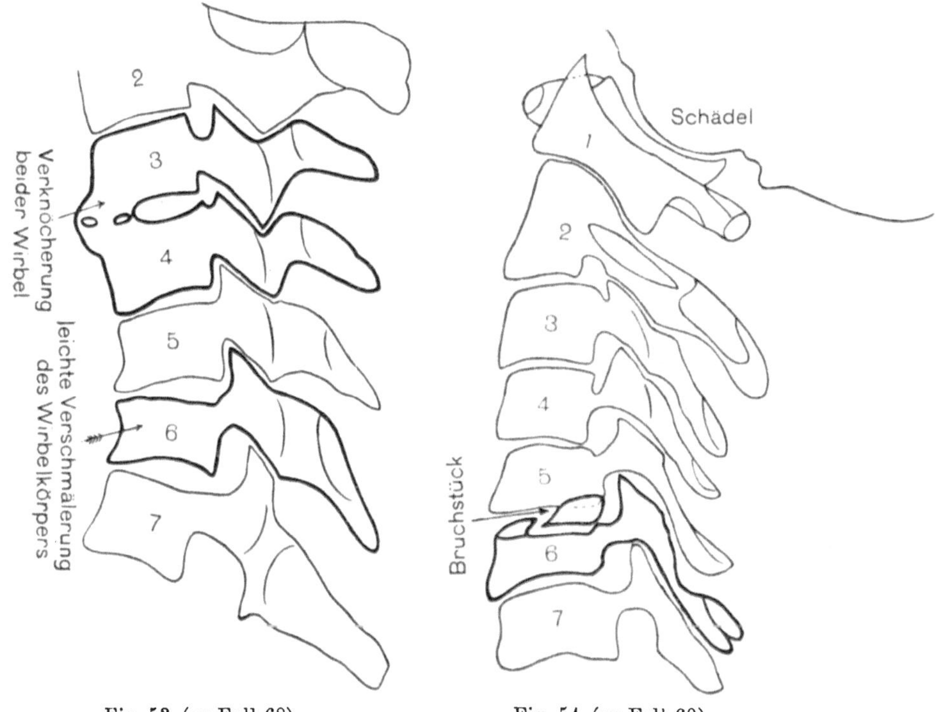

Fig. 53 (zu Fall 68).   Fig. 54 (zu Fall 69).

Fall 63. Kompressionsbruch des Epistropheus durch Fall aufs Gesäss. Wurzelläsion. Wiederherstellung der Erwerbsfähigkeit.

Friedrich F., 36 Jahre alt, fiel am 1. 9. 09 von einem 5 m hohen Gerüst aufs Gesäss. Befundbericht: Heftige Schmerzen im Nacken und Unfähigkeit den Kopf seitwärts zu drehen; Schmerzen von der rechten Halsseite in die rechte Schulter und Arm ausstrahlend, welche sich jedoch bald verloren. Anfänglich Vollrente; ab 1. 8. 10 50 pCt.; ab 1. 10. 11 40 pCt. Rente.

Die Untersuchung in der Anstalt am 8. 11. 11 ergab: Der Kopf wird links seitlich geneigt getragen (s. Fig. 99), kann aber aktiv aufgerichtet werden. Die Halswirbelsäule verläuft in leichtem rechtskonvexen Bogen. Der Dorn des Epistropheus springt stärker nach hinten vor. Die Seitwärtsbeugung des Kopfes nach rechts ist leicht, die Drehung nach links um $1/_3$ behindert, sonst sind die Kopfbewegungen frei und zwanglos. Keine Druckempfindlichkeit der Halswirbeldorne. Nervensystem ohne krankhaften Befund. Allgemeinzustand gut. Hände stark verarbeitet.

Röntgenbefund: Starke Verschmälerung der linken Epistropheusseite, wodurch die linke Gelenkfläche für den Atlas eine starke schiefe Neigung nach unten erhält.

Spitzenbildung an der linken oberen Körperkante des 2. und an der linken unteren Kante der Massae laterales des 1. Halswirbels (s. Fig. 47).

Beurteilung: Die Erwerbsfähigkeit ist nicht mehr messbar gestört (anerkannt).

Fall 64. Kompressionsbruch des 6. Halswirbels. Parese beider Arme (Hämatomyelie). Leichte Störung der Kopfbeweglichkeit. Erwerbsbeschränkung 15 pCt. dauernd.

Franz Sch., 49 Jahre alt, fiel am 13. 8. 07 rücklings vom Wagen. Befundbericht: Anfängliche Besinnungslosigkeit, heftige Nackenschmerzen; der Kopf wurde nach vorn vorgebeugt und krankhaft steif gehalten. Die unteren Halswirbeldorne waren auf Druck schmerzhaft. Lähmung beider Arme. Rente 100 pCt. nach 3 Monaten. Anfang 1908 66²/₃ pCt. wegen Zurückgehens der Armlähmung. Anfang 1906 35 pCt. wegen Verschwindens der Lähmung, Kopfbeweglichkeit freier.

Die Untersuchung in der Anstalt am 25. 8. 11 ergab: Allgemeinzustand gut. Der Dorn des 6. Halswirbels ist prominent (s. Fig. 79). Die Kopfhaltung ist leicht nach rechts geneigt. Die Seitwärtsbeugung nach rechts ist ¹/₂, nach links noch stärker eingeschränkt; dagegen sind die Drehbewegungen fast frei, nur nach links leicht behindert. Der Kopf kann gerade aufgerichtet werden; die Vorwärtsbeugung ist gut. Im Rachen ist nichts Abnormes zu tasten; es wird jedoch über Widerstand in der Tiefe beim Schlucken geklagt. Keine Schmerzhaftigkeit bei Bewegungen. Nervensystem ohne krankhaften Befund.

Röntgenbefund: Verschmälerung und Einstauchung der oberen Partien des 6. Halswirbelkörpers. Kompressionserscheinungen an der Unterfläche des 5. Halswirbels; Spitzenbildung an beiden Wirbelkörpern (s. Fig. 48).

Beurteilung: Nach voller Gewöhnung 15 pCt. dauernd wegen der Störung der Kopfbeweglichkeit.

Fall 65. Kompressionsbruch und Dornfortsatzbruch des 6. Halswirbels. Schmerzhaftigkeit und lähmungsartiges Gefühl in der rechten Schulter und Arm (Läsion der Nervenwurzeln). Keine Beweglichkeitsbeschränkung. Wiederherstellung der Erwerbsfähigkeit.

Fritz P., 42 Jahre alt, fiel am 21. 8. 07 aus einer Höhe von 5 m auf den gepflasterten Hof. Befundbericht: Anfängliche Bewusstlosigkeit, heftige Nackenschmerzen, Schulterschmerzen rechts und lähmungsartiges Gefühl im rechten Arm, das bald verschwand. Keine Markerscheinungen. Rente 60 pCt. nach Ablauf der Wartezeit.

Die Untersuchung in der Anstalt am 15. 9. 11 ergab: Kräftiger, gesunder Mann, die Kopfhaltung ist normal und ungezwungen. Die Kopfbeweglichkeit ist ganz frei und schmerzlos. Das Nervensystem ist ohne krankhaften Befund. Beide Handflächen sind sehr stark verschwielt. Klagen: Nach längerem Arbeiten manchmal Nackenschmerz.

Röntgenbefund: Verschmälerung des 6. Halswirbelkörpers und Unregelmässigkeit seiner oberen Körperkontur. Spitzenbildung an der vorderen oberen und unteren Körperkante. Abknickung des Dornfortsatzes nach unten (s. Fig. 49).

Fall 66. Kompressionsbruch des 6. und 7. Halswirbelkörpers durch Fall auf den Kopf. Schädelgrundbruch. Heilung mit geringer Beweglichkeitsbeschränkung.

Martin M., 53 Jahre alt, fiel am 29. 7. 11 von einem Wagen, mit dem Kopfe auf die Tenne. Befundbericht: Anfängliche Bewusstlosigkeit, Blutung aus dem rechten Ohr. Schwäche der Blase und des Mastdarms; gesteigerte Kniescheibenbandreflexe. Die Kopfbewegungen geschahen langsam und schmerzhaft. Der Kopf war nach links gebeugt. Rente nach 3 Monaten 75 pCt.

Die Untersuchung in der Anstalt am 17. 1. 12 ergab: Allgemeinbefinden gestört. Objektiv nachweisbare Folgen der Kopfverletzung sind ausser leichter Herabsetzung der Hörfähigkeit auf dem rechten Ohre nicht vorhanden. Der Kopf steht etwas nach der linken Schulter geneigt. Die Rechtsseitwärtsbeugung ist fast ganz aufgehoben. Die Rechtsseitwärtsdrehung ist nur wenig behindert. Die übrigen Kopfbewegungen sind frei. Der Dornfortsatz des 6. und 7. Halswirbels ist nach hinten krankhaft vorspringend, etwas druckempfindlich. Keine Schluckbeschwerden. Im Rachen kein pathologischer Befund. Die Blasen- und Mastdarmfunktion ist frei; die Kniescheibenbandreflexe sind nicht gesteigert und nicht herabgesetzt. Nervensystem ohne Besonderheiten. Klagen über allgemeine Schwäche und Behinderung der Kopfbewegungen.

Röntgenbefund: Geringe Verschmälerung des 7. Halswirbelkörpers; Knickung in der vorderen Körperkontur des 6. Halswirbelkörpers (s. Fig. 50).

Beurteilung: Wegen des gestörten Allgemeinbefindens 50 pCt. Rente; die Wirbelverletzung wird nach Angewöhnung keinen messbaren Schaden zurücklassen.

Fall 67. Kompressionsbruch des 5. und 6. Halswirbels mit leichter Störung der Tragfähigkeit. Keine Beweglichkeitsbeschränkung. Erwerbsbeschränkung 10 pCt. dauernd.

Anna P., 47 Jahre alt, wurde am 9. 7. 08 von einer Wagendeichsel getroffen und auf einen Kuhtrog geworfen, auf den sie angeblich mit dem Nacken aufschlug. Befundbericht: Heftige Nackenschmerzen; der Kopf war nach vornüber gesunken und wurde stark fixiert. Pathologische Prominenz des 5. und 6. Halswirbeldorns. Anlegung einer Gipskravatte. Rente 25 pCt. nach 3 Monaten.

Die Untersuchung in der Anstalt am 11. 12. 09 ergab: Die Haltung des Kopfes ist bis zur Geraderichtung möglich. Die seitlichen Bewegungen sind unbehindert; kein Auftreten von reflektorischen Muskelspannungen. Die Dorne des 5. und 6. Halswirbels sind pathologisch prominent. Das Nervensystem zeigt keinerlei Störungen.

Röntgenbefund: seitliche Aufnahme: Verschmälerung des 5. und 6. Halswirbelkörpers; Knickung der vorderen Körperkontur des 6. Halswirbels. Spitzenbildung am 7. Halswirbelkörper (s. Fig. 51 u. 52).

Beurteilung: Zur Gewöhnung 25 pCt. Rente auf ein Jahr. Späterhin 10 pCt. dauernd wegen geringer Störung der Tragfähigkeit infolge Veränderung der statischen Verhältnisse (Verletzte ist einverstanden).

Fall 68. Kompressionsbruch des 3., 4. und 6. Halswirbelkörpers durch Fall auf den Nacken. Hämatomyelie. Starke Beweglichkeitsbeschränkung. Erwerbsschaden 60 pCt. dauernd.

Heinrich S., 39 Jahre alt, fiel am 11. 9. 09 von einem Erntewagen, mit dem Halse auf eine niedrige Mauer. Befundbericht: Die Gegend vom 4.—7. Halswirbel war geschwollen und druckempfindlich. Der Kopf wurde in Vorbeugehaltung fixiert gehalten. Anfängliche Bewusstlosigkeit. (Nervenbefund fehlt.) Nach Ablauf der Wartezeit 100 pCt. Rente; vom 3. 1. 1910 ab 80 pCt. Rente; vom 1. 6. 1911 wegen freierer Beweglichkeit des Kopfes 60 pCt. Rente.

Die Untersuchung in der Anstalt am 16. 4. 11 ergab: Der Kopf steht nach vorn geschoben und etwas gebeugt auf der ziemlich starren, nach vorn gekrümmten Halswirbelsäule (s. Fig. 91). Die Halsmuskulatur ist atrophisch. Der Dorn des 5. Halswirbels ist aus der Reihe der übrigen vorspringend. Im Rachen ist in Höhe des 3. Halswirbels eine Prominenz zu tasten. Der Kopf kann nur im Atlantoccipitalgelenk gebeugt und gehoben werden, letzteres bis zum Geradeaussehen. Geringe Drehbewegungen des Kopfes sind ausführbar. Die Kniescheibenbandreflexe sind etwas gesteigert; rechts leichter Babinski. Die Blasen- und Mastdarmfunktion ist normal.

Röntgenbefund: Callöse Verschmelzung des 3. und 4. Halswirbelkörpers nach Einstauchung. Verschmälerung des 6. Halswirbelkörpers (s. Fig. 53).

Fall 69. Körperfraktur des 6. Halswirbels mit Bildung einer keilförmigen Absprengung. Keine Bewegungsstörung. Leichte anfängliche Markkompression.

Maria T., 45 Jahre alt, fiel am 18. 10. 10 von einem Wagen rückwärts auf den Kopf. Befundbericht: Gehirnerschütterung. Die Kopfbewegungen, besonders die Drehbewegungen waren sehr schmerzhaft. Anfängliche Stuhl- und Urinverhaltung. Rente nach 3 Monaten 40 pCt.

Die Untersuchung in der Anstalt am 7. 2. 12 ergab: Blutarme, magere Frau. Folgen der Gehirnerschütterung sind nicht mehr vorhanden. Sämtliche Kopfbewegungen sind ohne Behinderung, ohne Schmerzhaftigkeit. Das Nervensystem ist ohne krankhaften Befund. Subjektive Angaben: Sie fühle zeitweise ein „Strammen" im Nacken.

Röntgenbefund: An der oberen hinteren Körperfläche des 6. Halswirbels ist ein Bruchstück losgetrennt und mit seiner Basis nach dem Wirbelkanal zu disloziert. Die Spitze dieses keilförmigen Bruchstückes steht nach vorn. Die ausserordentlich langen und dünnen Dornfortsätze des 4., 5. und 6. Halswirbels erscheinen an ihrer Basis etwas nach unten zu abgeknickt (s. Fig. 54).

Beurteilung: 20 pCt. Rente auf 2 Jahre, lediglich in Anbetracht der vorhandenen körperlichen Schwäche; dann Nachuntersuchung.

Fall 70. Kompressionsbruch des 3. Halswirbels. Heilung mit schwerer Beweglichkeitsstörung des Kopfes.

Bernhard M., 51 Jahre alt, fiel am 20. 1. 99 rücklings von einem Wagen und schlug mit dem Nacken auf den Wagenrand auf. Befundbericht: Er konnte sich wegen Nackenschmerzen nicht aufrichten. Objektiv waren Zeichen einer Nackenverletzung nicht nachweisbar. Halbseitige Lähmung von Arm und Bein; keine sensiblen Störungen. Alles als Unfallfolge anerkannt. Rente 100 pCt. nach 3 Monaten.

Die Untersuchung in der Anstalt am 18. 10. 10 ergab: Der Kopf ist aufgerichtet, die aktive Beweglichkeit nach allen Richtungen beträgt nur etwa 15 Grad. Der Stellung des 3. Halswirbels entsprechend ist im Rachen eine knöcherne Prominenz zu fühlen. Keine Schluckbeschwerden. Subjektiv besteht Schwäche im linken Arm und Bein; linker Patellarreflex ist gesteigert. Fussklonus vorhanden; kein Babinski. Sensibilitätsstörungen fehlen.

Röntgenbefund: Mässige Verschmälerung des 3. Halswirbelkörpers und Kontusionserscheinungen an den benachbarten Wirbeln.

Diagnose und Beurteilung: Apoplexie und dadurch Fall vom Wagen. Nackenversteifung infolge des Sturzes; Kompressionsbruch des 3. Halswirbelkörpers; 75 pCt. Rente dauernd (auf dem Instanzenzug bestätigt, da die Folgen des Schlaganfalles als Unfallfolgen anerkannt waren).

Fall 71. Leichter Kompressionsbruch des 4. Halswirbels ohne Beweglichkeitsstörung. Wiederherstellung der Erwerbsfähigkeit nach Ablauf der Wartezeit.

Wilhelm Sch., 59 Jahre alt, fiel am 30. 7. 10 von einem unbeladenen Wagen rücklings auf die Tenne. Befundbericht: Starke Blutunterlaufung im Nacken. Verletzter konnte sich selbst erheben und nach Hause gehen. Der Kopf konnte aktiv nicht gut aufrecht getragen werden und war nach vorn und rechts gebeugt.

Die Untersuchung in der Anstalt am 19. 10. 10 ergab: Die Halswirbeldorne sind nicht prominent und nicht druckschmerzhaft; im Nacken ist kein pathologischer Befund zu erheben. Die Kopfhaltung ist zwanglos, die Halsmuskulatur ohne Atrophie. Die Kopfbewegungen geschehen nach allen Seiten ohne reflektorische Muskelspannung und sind unbehindert. Marksymptome bestehen nicht. Die beiden Hände sind stark verschwielt. Wesentliche Klagen werden nicht geäussert.

Röntgenbefund: Geringe, gleichmässige Verschmälerung des 4. Halswirbelkörpers.

Fall 72. Kompressionsbruch des 7. Halswirbels ohne Störung der Kopfbeweglichkeit. Wiederherstellung der Erwerbsfähigkeit.

Dietrich P., 48 Jahre alt, fiel am 13. 9. 98 von einer Karre auf den Nacken. Befundbericht: Schmerzhaftigkeit bei Kopfbewegungen. Der Dornfortsatz des 7. Halswirbels war krankhaft vorspringend und druckschmerzhaft. Keine Markerscheinungen. Rente nach 3 Monaten 20 pCt., seit 1. 11. 00 15 pCt.

Die Untersuchung in der Anstalt am 7. 11. 10 ergab: Guter Allgemeinzustand, verarbeitete Hände. Der Dornfortsatz des 7. Halswirbels springt krankhaft nach hinten vor und ist nicht druckempfindlich. Die Vorwärtsbeugung des Kopfes und die seitlichen Bewegungen desselben sind absolut frei ohne reflektorische Muskelspannung; die Rückwärtsbeugung ist leicht behindert. Nervensystem ohne Besonderheiten.

Röntgenbefund: Mässige Verschmälerung des Körpers des 7. Halswirbels.
Beurteilung: Nach voller Gewöhnung kein messbarer Schaden.

Fall 73. Kompressionsbruch des 4.—7. Halswirbels mit Störung der Kopfhaltung und Beweglichkeit. Konsolidation noch innerhalb 3 Monaten.

Friedrich G., 68 Jahre alt, fiel am 10. 6. 11 vom Wagen herab auf den Kopf. Befundbericht: Anfängliche Bewusstlosigkeit; starke Schmerzen bei Kopfbewegungen. Keine Marksymptome.

Die Untersuchung in der Anstalt am 26. 10. 11 ergab: Alter Emphysematiker; alter Arbeitsrücken. Der Kopf ist nach vorn und nach der rechten Seite gebeugt. Die Abknickung liegt in der unteren Halswirbelsäule; letztere verläuft linkskonvex. Die Kopfbewegungen sind schmerzlos. Die Aufrichtung des Kopfes zum Geradeaussehen ist möglich. Die Vorwärtsbeugung, die Rückwärtsbeugung und die Drehbewegungen nach beiden Seiten sind annähernd frei; die Linksseitwärtsbeugung ist aufgehoben. Das Nervensystem ist ohne krankhaften Befund.

Röntgenbefund: vordere Aufnahme: Mässige Verschmälerung der Höhe der Halswirbelkörper 4—7, besonders auf ihrer rechten Seite.

Beurteilung: Nach eingetretener Konsolidation der Brüche 30 pCt. Rente wegen Störung der Kopfbeweglichkeit nach Ablauf der Wartezeit. Besserung durch Gewöhnung.

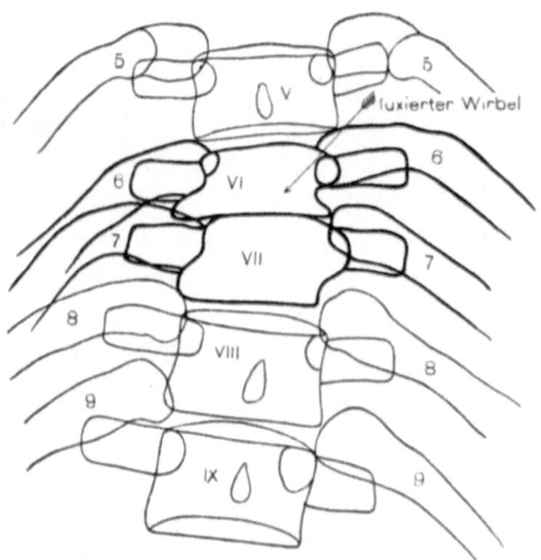

Fig. 55 (zu Fall 75).

In diesen elf Fällen von Kompressionsbruch der Halswirbelsäule wurden fünf wiederhergestellt; zwei erhielten Gewöhnungsrenten mit Aussicht auf Wiederherstellung. In vier Fällen wurden Dauerrenten von 60—10 pCt. gewährt wegen Beeinträchtigung der Beweglichkeit und Tragfähigkeit der Halswirbelsäule.

Die Brustwirbelsäule ist infolge der vorgelagerten, stark mit Blut gefüllten Organe, Herz und Aorta, ferner wegen des knöchernen Brustbeins nur in dem oberen Teil durch eine Röntgenaufnahme von Röntgendiagnose. vorn gut darstellbar. Manchmal gelingt es auch noch den ganzen 1. Brustwirbel im Zusammenhang mit der Halswirbelsäule und den 11. und 12. Brustwirbel mit der Lendenwirbelsäule zusammen seitlich darzustellen. Um den Herz- und Brustbeinschatten zu vermeiden, stellt man den Blendentubus etwas rechts vom Brustbein mit leichter Neigung nach links ein. Die Kompressionsfraktur ist röntgenologisch erkennbar an der Abflachung der Körperhöhe der Wirbelkörper und dem

Verschwinden der zwischen den betroffenen Wirbeln liegenden dünnen
Bandscheiben und es gelten für sie im übrigen dieselben schon erwähnten Kennzeichen für die Kompressionsbrüche. Die Bruchverschiebungen in der Brustwirbelsäule sind auf dem Röntgenbild ziemlich
schwer von den einfachen Kompressionsbrüchen zu unterscheiden; eine
gute Unterscheidung ist nur bei seitlicher Verschiebung (Fig. 55) und
bei sichtbarer Bruchspalte (Fig. 56) möglich. In dem Fall, den Fig. 56
darstellt (die genaueren Aufzeichnungen sind leider in Verlust geraten),
bestand eine jahrelange spastische Lähmung der Beine mit Incontinentia

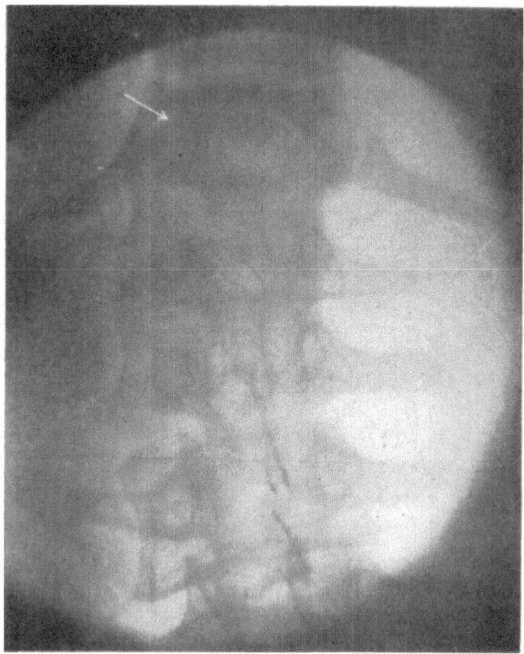

Fig. 56. Bruchverschiebung im 12. Brustwirbel mit halbkreisförmiger
Bruchspalte. (Ventro-dorsale Aufnahme.)

urinae et alvi. Fig. 57 zeigt einen Kompressionsbruch des 5. und
6. Brustwirbels mit knöcherner Verschmelzung, Fig. 58 einen Kompressionsbruch des 12. Brustwirbels und Fig. 59 gleichfalls einen solchen
mit seitlicher Callusbrücke.

Fall 74. Kompressionsbruch des 5. und 6. Brustwirbels. Parese des
rechten Armes und des rechten Serratus (Hämatomyelie). Wiederherstellung
der Erwerbsfähigkeit.

Anna K., 55 Jahre alt, fiel am 29. 11. 06 von der Kuhkrippe auf die Tenne.
Befundbericht: Anfängliche Bewusstlosigkeit; Schmerzen im Rücken beim Stehen.
Parese des rechten Armes.

Die Untersuchung in der Anstalt am 15. 10. 11 ergab: Gutes Allgemeinbefinden,
beiderseits stark verarbeitete Handflächen. Der Dornfortsatz des 5. Brustwirbels
ist leicht prominent und nicht druckschmerzhaft. Das Bücken geschieht gut ohne
reflektorische Muskelspannung. Es besteht eine geringe partielle rechtsseitige Serratus-

parese. Der rechte Arm hat volle Kraft und Beweglichkeit. Keine Marksymptome;
sonstiges Nervensystem ohne Besonderheiten. Verletzte verrichtet alle Arbeiten.

Röntgenbefund: Verschmälerung des 5. und 6. Brustwirbelkörpers (s. Fig. 57).

Beurteilung: Da die Tragfähigkeit und Beweglichkeit der Wirbelsäule nicht
gestört und die geringe Serratusparese funktionell bedeutungslos ist, so ist nach
voller Gewöhnung ein messbarer Schaden nicht mehr anzunehmen.

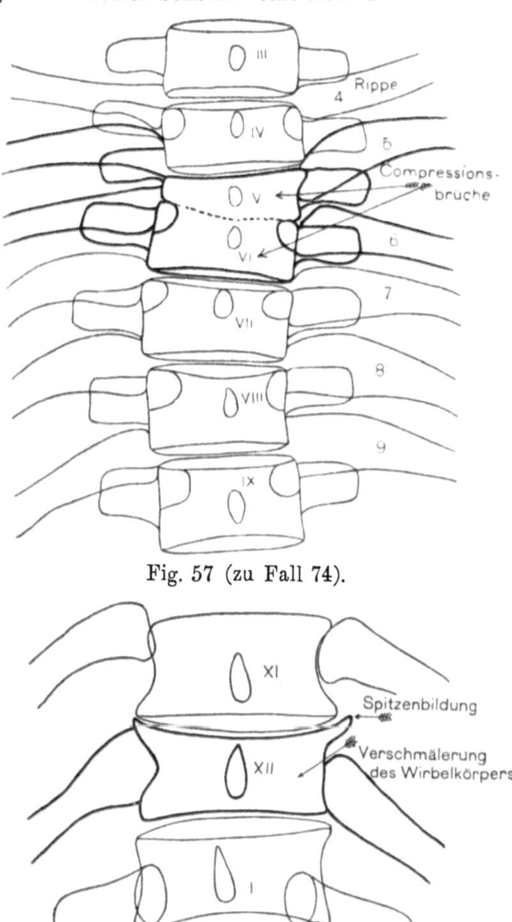

Fig. 57 (zu Fall 74).

Fig. 58 (zu Fall 84).

Fall 75. Kompressionsbruch des 6. und 7. Brustwirbels mit seitlicher Verschiebung des 6. auf dem 7. Brustwirbel. Keine Markläsion. Sternalfraktur.

Maria K., 60 Jahre alt, fiel am 3. 9. 10 4 m hoch mit dem Rücken auf einen
Dreschkasten. Befundbericht: Sie konnte sich allein nicht aufrichten. Ueber
eine Markläsion bestehen keine Angaben.

Die Untersuchung in der Anstalt im März 1911 ergab: Mit Callusbildung geheilter Bruch des Brustbeins. Die Körperhaltung ist aufrecht. Die Dornfortsätze des 6. und 7. Brustwirbels sind nicht merklich prominent, mit geringer seitlicher Abweichung einander etwas genähert, ein wenig druckempfindlich. Reflektorische Muskelspannung geringen Grades beim Aufrichten des Oberkörpers. Die Organe der Brusthöhle zeigen normale Lagerung und normalen Untersuchungsbefund. Die Patellarreflexe sind etwas gesteigert. Klagen, nichts Schweres heben und nicht längere Zeit in gebückter Stellung arbeiten zu können.

Röntgenbefund: Der 6. Brustwirbelkörper zeigt eine Verschmälerung und ein geringes Abgleiten nach links, der 7. Brustwirbel eine Verschiebung innerhalb seines Körpers durch Querbruch. Die Bandscheibe zwischen beiden Wirbeln ist verschwunden (s. Fig. 55).

Beurteilung: Gewöhnungsrente von 40 pCt. auf ein Jahr. Wiederherstellung lässt sich erwarten, da keine wesentliche Veränderung der statischen Verhältnisse vorliegt.

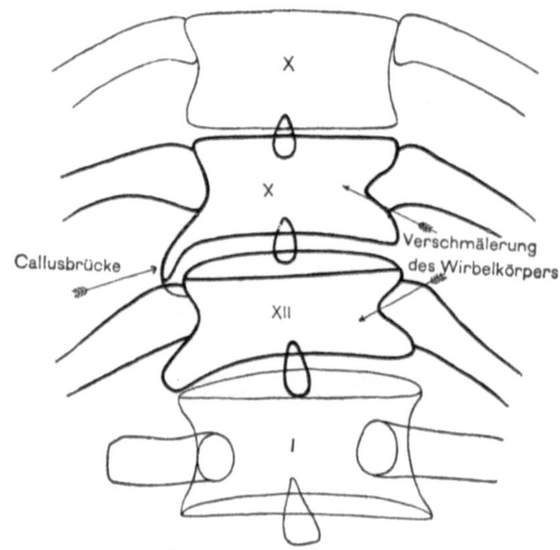

Fig. 59 (zu Fall 82).

Fall 76. Kompressionsbruch des 7. Hals- und 1. Brustwirbels. Anfängliche Paraplegie unterhalb der Verletzungsstelle (Hämatomyelie). Erwerbsbeschränkung 80 pCt. dauernd.

Wilhelm B., 32 Jahre alt, fiel am 10. 6. 08 von einem mit Erde beladenen Wagen aufs Gesäss. Befundbericht: Verletzter war nicht imstande selbst aufzustehen. Heftige Druckschmerzhaftigkeit des 1. Brustwirbeldornfortsatzes. Anfänglich Schmerzen in den Armen, teilweise Lähmung der Atemmuskeln, völlige motorische Lähmung der Bauchmuskeln und der Beine, sowie Aufhebung der Blasen- und Mastdarmfunktion und sämtlicher Reflexe. Die Sensibilität war erhalten. Zuerst kamen der Bauchdecken- und Cremasterreflex wieder, sodann der Patellarreflex sowie die Tätigkeit der Atemmuskeln; nach 17 Tagen verschwand die Blasenlähmung, etwas später stellte sich auch die Mastdarmfunktion wieder ein. Innerhalb 3 Monaten war auch die Beinlähmung völlig verschwunden und mühsames Gehen möglich. Die Kniescheibenbandreflexe blieben gesteigert.

Behandlung in der Anstalt vom 23. 3. bis 19. 6. 09. Entlassungsbefund: Allgemeinzustand gut. Spastischer Gang mit steifgehaltenem Knie; keine Lähmung in den Armen. Die Beweglichkeit der Hals- und der übrigen Wirbelsäule ist fast frei, ohne reflektorische Fixation. Die Dornfortsätze des 7. Hals- und 1. Brustwirbels springen etwas nach hinten vor. Patellarreflexe sehr gesteigert; kein Babinski. Sensibilität ohne Störung.

Röntgenbefund: Verschmälerung des 7. Halswirbel- und des 1. Brustwirbelkörpers; Verwaschenheit ihrer rechtsseitigen Seitenteile.

Beurteilung: 80 pCt. dauernd wegen Störung der Tragfähigkeit der Halswirbelsäule und der starken Beinspasmen.

Die Nachuntersuchung am 26. 7. 10 ergibt Status idem.

Fall 77. Kompressionsbruch des 1. Brustwirbels. Lähmung des rechten Armes (Hämatomyelie). Heilung mit geringen sensiblen Störungen in der rechten Hand.

August W., 25 Jahre alt, fiel am 4. 9. 05 rücklings von einer Leiter mit Kopf und Rücken auf die Tenne. Befundbericht: Schwellung und Druckschmerzhaftigkeit in der Gegend des 1. Brustwirbels und Parese des rechten Armes. Verletzter litt seit Jahren an Sehnervenatrophie. Rente 30 pCt. nach Ablauf der Wartezeit. Eine Nachuntersuchung am 12. 10. 07 ergab Störungen im Ulnarisgebiet und der von den kleinen Aesten des Plexus brachialis des rechten Armes versorgten Gebieten. Steigerung der Kniescheibenbandreflexe. Rente dieselbe.

Die Untersuchung in der Anstalt am 12. 6. 09 ergab: Der Dornfortsatz des 1. Brustwirbels ist pathologisch prominent und nicht druckschmerzhaft. Freie unbehinderte Beweglichkeit der Hals- und Rumpfwirbelsäule. Die Motilität des rechten Armes ist ohne Störung; leichte Gefühlsstörungen im Ulnarisgebiet bestehen. Die Patellarreflexe sind gesteigert, die übrigen Reflexe normal. Die Blasen- und Mastdarmfunktion ist nicht gestört. Die Haltung ist leicht vornübergebeugt und ungezwungen. Ein augenärztliches Gutachten konstatiert eine Sehschärfe von $1/_{66}$ als Folge einer Verschlimmerung der Sehnervenatrophie durch den Unfall. Man schätzte dieselbe auf 50 pCt. Andere Erscheinungen seitens des Nervensystems bestehen nicht. Die Hände zeigen Arbeitsschwielen.

Beurteilung: Es sind keine örtlichen Funktionsstörungen durch den Wirbelbruch vorhanden. Die leichten sensiblen Störungen im rechten Arm sind belanglos. Verletzter arbeitet tatsächlich (Hände!). In Anbetracht der Verschlimmerung der Sehnervenatrophie (50 pCt.) und der geringen Anzeichen von stattgehabter, noch nicht völlig ausgeglichener Markläsion, ferner mit Rücksicht auf das jugendliche Alter 75 pCt. Rente.

Fall 78. Kompressionsbruch des 3. und 4. Brustwirbels durch Fall auf den Rücken. Wiederherstellung der Erwerbsfähigkeit.

Maria B., 48 Jahre alt, fiel am 19. 7. 07 von einem Wagen rücklings auf die Landstrasse. Befundbericht: Keine Lähmungserscheinungen. Prominenz und Druckschmerz des 3. und 4. Brustwirbeldornfortsatzes. Starke Blutunterlaufungen am Rücken. Anfänglich starke Fixation des Rumpfes und Kopfes. Rente 60 pCt. nach Ablauf der Wartezeit. Ab 1. 3. 98 40 pCt., ab 1. 8. 99 20 pCt. infolge zunehmender freierer Beweglichkeit des Rumpfes.

Die Untersuchung in der Anstalt am 25. 3. 10 ergab: Die Brustwirbelsäule ist nach vorn um 35° abgeknickt. Der Brustkorb ist ohne Abweichung von der Norm; die Brustorgane sind ohne Besonderheiten. Die Dornfortsätze 3 und 4 der Brustwirbelsäule sind prominent und nicht druckempfindlich. Die Kopf- und Rumpfbewegungen sind frei und ausgiebig. Sämtliche Reflexe sind lebhaft. Status nervosus: keine Unfallfolge. Starke Arbeitshände. Allgemeinzustand gut.

Röntgenbefund: Abflachung der Körper des 3. und 4. Brustwirbels; Verschmälerung der Bandscheibe zwischen beiden.

Beurteilung: Die als einzige Unfallfolge imponierende leichte Vorbeugehaltung des Rumpfes ist für einen landwirtschaftlichen Arbeiter keine wesentliche Beeinträchtigung. (Diese Abschätzung wurde im Instanzenzug bestätigt.)

Fall 79. Leichter Kompressionsbruch des 7. und 8. Brustwirbels. Heilung. Störung der Tragfähigkeit. Erwerbsbeschränkung 20 pCt. dauernd.

Hermann B., 56 Jahre alt, fiel am 31. 8. 03 von einem beladenen Wagen rücklings auf die Tenne. Befundbericht: Anfänglich bewusstlos, Verletzter konnte sich aber dann mit fremder Hilfe aufrichten und unter starken Schmerzen im Rücken auch gehen. Der 7. und 8. Brustwirbel war prominent. Marksymptome bestanden nicht

Die Untersuchung in der Anstalt am 9. 5. 11 ergab: Alter, runder Arbeitsrücken und rechtskonvexe rachitische Brustwirbelsäulenskoliose. Auf der Höhe der Verkrümmung ist der 7. und 8. Brustwirbeldorn prominent und nicht druckschmerzhaft. Starker rechtsseitiger Torsionswulst. Die Haltung ist stark nach vorn gebückt; die Vorwärtsbeugung ist für einen alten Mann in genügender Weise vorhanden. Die Möglichkeit der Rückwärtsbeugung ist nur in der Lendenwirbelsäule vorhanden. Keine reflektorische Muskelspannung. Nervensystem ohne Besonderheiten. Klagen über Behinderung bei der Arbeit wegen der gebückten Haltung.

Röntgenbefund: Verschmälerung der rechten Körperhälfte des auf der Höhe der Verkrümmung liegenden 7. und 8. Brustwirbels mit callöser Verschmelzung beider.

Beurteilung: Die Haltung war nachweislich vor dem Unfall gebückt, sie soll durch den Unfall zugenommen haben. Rente 20 pCt. dauernd wegen Einbusse an Tragfähigkeit.

Fall 80. Kompressionsbruch des 10. Brustwirbels. Wiederherstellung der Erwerbsfähigkeit.

Johann R., 46 Jahre alt, fiel am 30. 9. 07 durch die Bodenluke auf die Tenne aufs Gesäss. Befundbericht: Verletzter spürte sofort heftige Schmerzen im Rückgrat und war nicht imstande, sich von selbst aufzurichten. Ein objektiver Befund an der Wirbelsäule und Prominenz der Dornfortsätze war anfangs nicht nachzuweisen. Rente nach Ablauf der Wartezeit 33¹/₃ pCt.

Die Untersuchung in der Anstalt am 19. 6. 08 ergab: Mässige reflektorische Fixation der Wirbelsäule bei Rumpfbewegungen. Leichter Druckschmerz am Dornfortsatz des 10. Brustwirbels. Alte Trichterbrust. Die Sehnen- und Hautreflexe sind normal. Die Blasen- und Mastdarmfunktion ist ungestört.

Röntgenbefund: Verschmälerung des Höhendurchmessers des 10. Brustwirbelkörpers.

Beurteilung: Gewöhnungsrente von 33¹/₃ pCt.

Eine Untersuchung am 6. 3. 09 ergab eine freie Beweglichkeit des Rumpfes.

Eine Nachuntersuchung in der Anstalt am 5. 5. 10 ergab: Keine subjektiven Beschwerden mehr. Die Dornfortsätze des 10. und 11. Brustwirbels sind prominent. Die Rumpfbewegungen geschehen ausgiebig ohne reflektorische Muskelspannung. Krankhafte Erscheinungen seitens des Nervensystems sind nicht vorhanden.

Beurteilung: Wiederherstellung der Erwerbsfähigkeit.

Fall 81. Kompressionsbruch des 9., 10. und 11. Brustwirbels. Anfängliche Steigerung der Kniescheibenbandreflexe (Markkompression). Wiederherstellung der Erwerbsfähigkeit.

Joseph B., 36 Jahre alt, fiel am 8. 3. 04 vom Boden auf die Tenne. Befundbericht: Gehirnerschütterung. Mehrere Dornfortsätze der Brustwirbelsäule waren prominent und druckschmerzhaft. Beim Stehen starke muskuläre Fixation des Rumpfes. Gang unsicher. Die Kniescheibenbandreflexe waren gesteigert. Rente 75 pCt. nach Ablauf der Wartezeit. Ab 1. 1. 05 50 pCt. Rente infolge freierer Rumpfbewegung.

Eine Untersuchung am 1. 3. 06 stellte fest: Die Beweglichkeit des Rumpfes ist frei und unbehindert, das Aufheben schwerer Gegenstände jedoch noch beschwerlich; Rente 30 pCt.

Die Untersuchung in der Anstalt am 18. 11. 10 ergab: Die untere Brustwirbelsäule zeigt eine leichte Ausbiegung nach hinten. Die Rumpfhaltung ist ungezwungen. Am Oberbauche besteht eine leichte Querfaltung. Die Rumpfbewegung ist ausgiebig nach allen Seiten und ohne reflektorische Muskelspannung. Reflexe normal. Nervensystem ohne Besonderheiten. Allgemeinzustand gut; Hände sehr kräftig verarbeitet.

Röntgenbefund: Verschmälerung der Körper des 9., 10. und 11. Brustwirbels sowie der dazwischenliegenden Bandscheiben.

Beurteilung: Ein messbarer Grad von Erwerbsbeschränkung nach voller Gewöhnung und genügender Kompensation liegt nicht mehr vor. (Diese Schätzung wurde im Instanzenzug bestätigt.)

Fall 82. Kompressionsbruch des 11. und 12. Brustwirbels, Lähmung von Blase und Mastdarm (Hämatomyelie).

Karl R., 64 Jahre alt, fiel am 7. 6. 11 vom Wagen herab mit dem Rücken gegen einen Pfahl. Befundbericht: Starke Rückenschmerzen; Lähmung von Blase und Mastdarm.

Die Untersuchung in der Anstalt am 25. 11. 11 ergab: Alter ziemlich verbrauchter Mann in leidlich gutem Allgemeinzustand. Die Körperhaltung ist etwas rückwärts gebeugt, fixiert. Bei Rumpfbewegungen tritt leichte reflektorische Muskelspannung auf. Der Dornfortsatz des 11. und 12. Brustwirbels ist etwas, nur in gebückter Haltung bemerkbar, nach hinten vorspringend, etwas druckempfindlich. Die Kniescheibenbandreflexe sind gesteigert, sonst Nervensystem ohne Besonderheiten. Klagen über Schmerzen im Rücken, besonders nach längerem Bücken.

Röntgenbefund: Verschmälerung der Wirbelkörper des 11. und 12. Brustwirbels (Konsolidation ist eingetreten); rechtsseitlich vom 11. zum 12. Brustwirbelkörper sieht man eine Callusbrücke ziehen. Knickung der Seitenkonturen (s. Fig. 59).

Beurteilung: Wegen der Schmerzhaftigkeit 50 pCt. auf ein halbes Jahr. Wiederherstellung ist zu erwarten.

Fall 83. Kompressionsbruch des 11. und 12. Brustwirbels mit Parese der Beine (Hämatomyelie). Wiederherstellung der Erwerbsfähigkeit.

Bernhard K., 55 Jahre alt, fiel am 23. 11. 1907 durch eine Bodenluke auf die Tenne. Befundbericht: Besinnungslosigkeit 3 Tage lang. Commotio cerebri. Starke Rückenschmerzen. Anfänglich bestand teilweise motorische und sensible Lähmung der Beine. Rente 50 pCt. nach Ablauf der Wartezeit.

Die Untersuchung in der Anstalt am 25. 5. 1911 ergab: 59 jähriger Mann in gutem Allgemeinzustand. Die Dorne des 11. und 12. Brustwirbels sind stark prominent und nicht druckempfindlich. Vom 11. Brustwirbel ab weichen die Dorne seitlich links ab, am stärksten beim 11. Am Oberbauche befindet sich eine quere Hautfalte, bis unter den Rippenbogen — besonders links — weit nach hinten verlaufend. Die Rumpfbewegungen sind ausgiebig und ohne reflektorische Muskelspannung. Die Patellarreflexe sind nicht gesteigert. Nervensystem ohne Besonderheiten. Die Handflächen sind stärkstens verarbeitet.

Röntgenbefund: Der 11. Brustwirbel ist stark verschmälert und auf dem 12. links seitlich gerückt. Sein Dornfortsatz steht links im Bilde. Der 12. Brustwirbel ist weniger verschmälert. Der 1. Lendenwirbel zeigt Quetschungserscheinungen. Die Bandscheiben zwischen 10. und 11., 11. und 12. Brustwirbelkörper sind verschwunden und verknöchert.

Beurteilung: Der Prozess ist abgelaufen, volle Gewöhnung ist eingetreten. Es liegt ein messbarer Schaden nicht mehr vor.

Fall 84. Kompressionsbruch des 12. Brustwirbels. Anfängliche Steigerung der Kniescheibenbandreflexe (leichte Markkompression). Wiederherstellung.

Heinrich N., 41 Jahre alt, fiel am 14. 4. 1907 vom Boden auf die Tenne. Befundbericht: Mit fremder Hilfe konnte er dann ein Stück weit gehen; bei selbstständigem Aufrichten kletterte er mit seinen Händen an dem Oberkörper in die Höhe. Die anfänglich gesteigerten Kniescheibenbandreflexe wurden bald wieder normal. Rente 100 pCt. im ersten Halbjahr nach Ablauf der Wartezeit; in den nächsten 4 Jahren 75 pCt. und dann 50 pCt.

Die Untersuchung in der Anstalt am 11. 2. 10 ergab: Der Dornfortsatz des 12. Brustwirbel ist nur leicht prominent und nicht druckempfindlich. Es besteht eine leichte linkskonvexe Skoliose, die nachweislich schon vor dem Unfall bestand. Die Rumpfbewegungen sind nach allen Seiten ausgiebig und geschehen ohne reflektorische Mukelspannung. Die Haltung ist aufrecht und ungezwungen. Nervensystem ohne Besonderheiten. Allgemeinbefinden gut.

Röntgenbefund: Verschmälerung des 12. Brustwirbelkörpers mit Knickung der Seitenkonturen und Spitzenbildung (s. Fig. 58).

Beurteilung: Lediglich wegen geäusserter subjektiver Beschwerden 20 pCt. Wiederherstellung ist zu erwarten.

Fall 85. Leichter Kompressionsbruch des 11. und 12. Brust- und 1. Lendenwirbels. Allmähliche Ausbildung einer Deformität im Laufe eines Jahres durch Knochenerweichung ohne Schmerzen. Wiederherstellung der Erwerbsfähigkeit.

Bernhard B.. 58 Jahre alt, wurde am 25. 1. 06 von einem Ast auf die Schulter getroffen, der ihn auf die Erde niederdrückte. Befundbericht: Heftige Schmerzen im Rücken, konnte sich anfänglich nicht aufrichten. Später stand er von selbst auf, ging nach Hause und legte sich ins Bett. Eine Deformität der Wirbelsäule konnte anfangs nicht konstatiert werden; sie bildete sich erst allmählich im Laufe eines Jahres ohne Schmerzen aus. Rente 50 pCt. nach Ablauf der Wartezeit, ab 1. 1. 07 30 pCt., dann ein Jahr später 20 pCt. wegen Kräftigung des Rückens.

Die Untersuchung in der Anstalt am 20. 4. 11 ergab: Der 11. und 12. Brustwirbel und 1. Lendenwirbeldornfortsatz sind prominent und druckschmerzhaft; die Linie der Dornfortsätze weicht im dorsalen Teil mit scharfer Knickung nach links ab; eine kompensatorische Gegenkrümmung besteht in geringem Grad; keine Torsion der Wirbel. Infolge genügender Kompensation in den beweglichen Wirbelteilen wird die Versteifung im unteren Brust- und oberen Lendenabschnitte bei Rumpfbewegungen ausgeglichen, so dass Bewegungen ausgiebig möglich sind. Reflektorische Muskelspannung besteht nicht; Querfaltung der Haut am Oberbauche. Nervensystem ohne Besonderheiten. Allgemeinzustand gut. Hände kräftig verarbeitet. Wesentliche Klagen werden nicht geäussert.

Röntgenbefund: Verschmälerung der Wirbelkörper des 11. und 12. Brustwirbels, des 1. Lendenwirbels und der dazwischen liegenden Bandscheiben. Seitliche Deviation der Wirbel.

Beurteilung: Nach voller Angewöhnung liegt bei dem guten funktionellen Resultat ein messbarer Schaden nicht mehr vor.

Fall 86. Kompressionsbruch des 12. Brustwirbels und 1. Lendenwirbels. Frischer Bruch noch nicht konsolidiert.

Elisabeth R., 39 Jahre alt, fiel am 24. 7. 11 vom Boden auf die Tenne. Befundbericht: Gehirnerschütterung mit Weichteilverletzungen am Kopf. Der Dornfortsatz des 1. Lendenwirbels war prominent und druckschmerzhaft, der Rücken wurde beim Gehen und Stehen steif gehalten; Bücken war sehr schmerzhaft. Nervenstörungen waren nicht vorhanden.

Die Untersuchung in der Anstalt am 25. 11. 11 ergab: Kräftige Frau, etwas angegriffen und blass. Die Kopfwunden sind verheilt; keine Folgen der Gehirnerschütterung vorhanden. Der Dornfortsatz des 12. Brust- weniger des 1. Lendenwirbels sind prominent und leicht druckempfindlich. Bei Rumpfbeugung nach vorn und seitwärts tritt reflektorische Muskelspannung ein. Nervensystem ohne Besonderheiten. Klagen über Schmerzhaftigkeit und Ermüdung beim Bücken.

Röntgenbefund: Der Körper des 12. Brust- und 1. Lendenwirbels erscheinen stark verschmälert und in ihrer Struktur verwaschen.

Beurteilung: Nach Anlegung eines Hessing'schen Stützkorsetts 60 pCt. Rente auf ½ Jahr. Wiederherstellung der Erwerbsfähigkeit steht zu erwarten. Der Fall ist leider nicht zur Nachuntersuchung erschienen.

Von den dreizehn Fällen von Kompressionsbruch der Brustwirbelsäule war einer frisch und zeigte gute Heilungstendenz; bei neun trat die Wiederherstellung der Erwerbsfähigkeit ein; bei je einem Fall wurden wegen Markläsion, wegen Verschlimmerung einer Sehnervenatrophie und wegen Beeinträchtigung der Tragfähigkeit Dauerrenten gewährt.

Röntgendiagnose. Die Lendenwirbelsäule lässt sich auf der Röntgenplatte in ihrem oberen Teil, in seitlicher und vorderer Aufnahme völlig darstellen. Im Profil präsentiert sich der Kompressionsbruch in analoger Weise wie bei der Halswirbelsäule, nur dass die Verhältnisse hier grösser sind; im allgemeinen sind die Seitenaufnahmen bei den Lendenwirbeln weniger empfehlenswert, weil infolge der dicken Weichteile und des weiten Abstandes der zu projizierenden Knochen von der photographischen Platte gute Bilder schwierig herzustellen sind. Die ventro-dorsale Aufnahme ist deshalb die gegebene und genügt in den meisten Fällen zu einer klaren Röntgendiagnose; die beigegebenen Durchzeichnungen sind nach Aufnahmen von vorn hergestellt. Wir sehen die verschiedenen Grade des Kompressionsbruches von der leichteren Einstauchung eines Wirbelkörpers an der Ober- und Unterseite bis zur hochgradigen Verschmälerung des Wirbelkörpers in toto. Entsprechend der Knickung der vorderen Wirbelkontur bei Profilaufnahme der Halswirbelsäule beobachteten wir

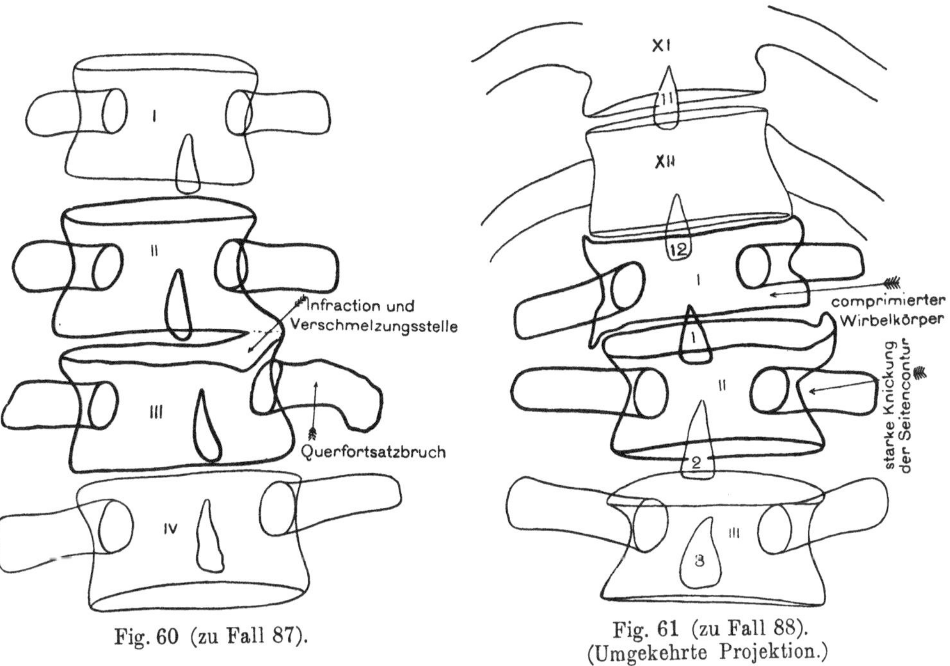

Fig. 60 (zu Fall 87).

Fig. 61 (zu Fall 88).
(Umgekehrte Projektion.)

gelegentlich solche der Seitenkonturen als sicheres Merkmal des Kompressionsbruches neben der Verschmälerung; desgleichen ist die seitliche Spornbildung infolge Ueberkragens der oberen und unteren Ränder des komprimierten Wirbelkörpers analog der beschriebenen Spitzenbildung an den vorderen Wirbelkanten der Halswirbel bei seitlicher Projektion sichtbar. Fig. 60 zeigt eine Infraktion des oberen Körperabschnitts des 3. Lendenwirbels und eine linksseitige knöcherne Verschmelzung desselben mit dem Körper des 2. Lendenwirbels; Fig. 61 und 62 zeigen eine Verschmälerung des 1. und starke Einstauchung der oberen Körperfläche des 2. Lendenwirbelkörpers mit starker Knickung seiner seitlichen Kontur. Bei Fig. 63 sehen wir eine starke ziemlich gleichmässige Verschmälerung des 1. Lendenwirbelkörpers mit Verknöcherung der anliegenden Bandscheiben. Die Wieder-

gabe des Röntgenbildes des Falles 90 (Fig. 64) zeigt einen typischen aus-
geheilten Kompressionsbruch stärkeren Grades; der Körper des 2. Lendenwirbels ist stark verschmälert, besonders auf seiner rechten Seite, wo er
mit dem des 1. knöchern verschmolzen ist; die Bandscheiben zwischen
1. u. 2. und 2. u. 3. Lendenwirbel sind verschmälert. Die Fig. 65—68 (inkl.)
zeigen einige andere Varietäten von Umrissbildern der Kompressionsbrüche und weisen sonst die schon geschilderten Verhältnisse auf.

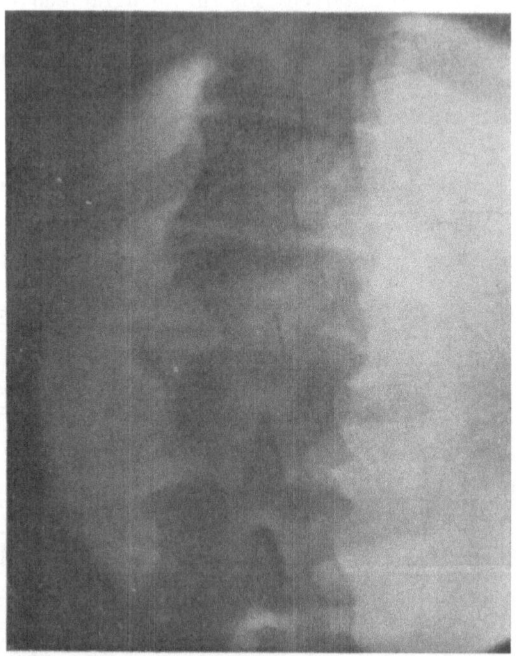

Fig. 62 (zu Fall 87). Kompressionsbruch des 1. und seitliche Einstauchung
der Oberfläche des 2. Lendenwirbelkörpers. (Ventro-dorsale Aufnahme.)

Fall 87. Infraktion des 3. Lendenwirbelkörpers links; knöcherne Verschmelzung mit dem 2. Lendenwirbel. Querfortsatzbruch. Parese der Beine,
Erlöschen der Kniescheibenbandreflexe (Hämatomyelie).

August R., 30 Jahre alt. Am 10. 1. 08 fiel ihm ein Baumstamm auf den
Rücken. Befundbericht: Unmöglichkeit zu gehen, heftige Schmerzen im Rücken.
Das linke Bein war total gelähmt, das rechte teilweise, Kniescheibenbandreflexe anfangs erloschen. Die Marksymptome bildeten sich rasch zurück, die Patellarreflexe
blieben zunächst gesteigert.

In der Anstalt wurden ihm zwei Gipskorsetts angelegt, später trug er über ein
Jahr ein Hessing'sches Korsett mit Kopfstütze.

Die Untersuchung in der Anstalt am 17. 2. 11 nach Abgewöhnung des Korsetts
ergab: Das Allgemeinbefinden ist leicht gestört. Die Bewegungen des Rumpfes geschehen ohne reflektorische Muskelspannung. Der Lendenabschnitt zeigt leichte
Steifigkeit. Die Dorne des 2. und 3. Lendenwirbels sind prominent. Die Lähmungen
sind verschwunden, das Nervensystem ohne krankhaften Befund.

Röntgenbefund: Stauchungsbruch des 3. und Quetschung des linken unteren
Körperabschnitts des 2. Lendenwirbels. Kontusion der Bandscheibe zwischen 2. und
3. Lendenwirbel mit teilweiser Verknöcherung; Callusbrücke vom 2. zum 3. Lenden-

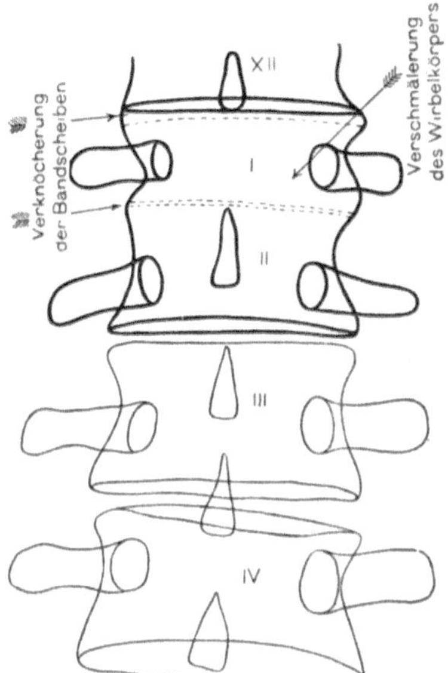

Fig. 63 (zu Fall 89).

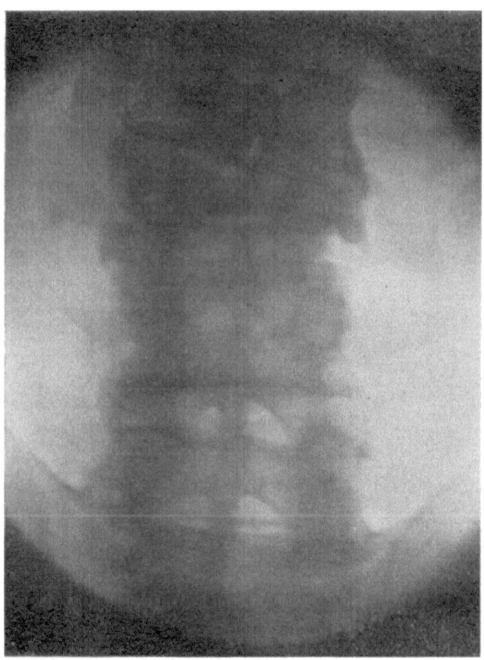

Fig. 64 (zu Fall 90). Kompressionsbruch des 2. Lendenwirbelkörpers
mit besonders starker Verschmälerung der rechten Seitenpartien.
(Ventro-dorsale Aufnahme.)

wirbel auf der linken Seite herabziehend. Abknickung und Callusbildung am linken
Querfortsatz des 3. Lendenwirbels (s. Fig. 60). Beurteilung: Zum Uebergang
50 pCt. Rente; Nachuntersuchung.

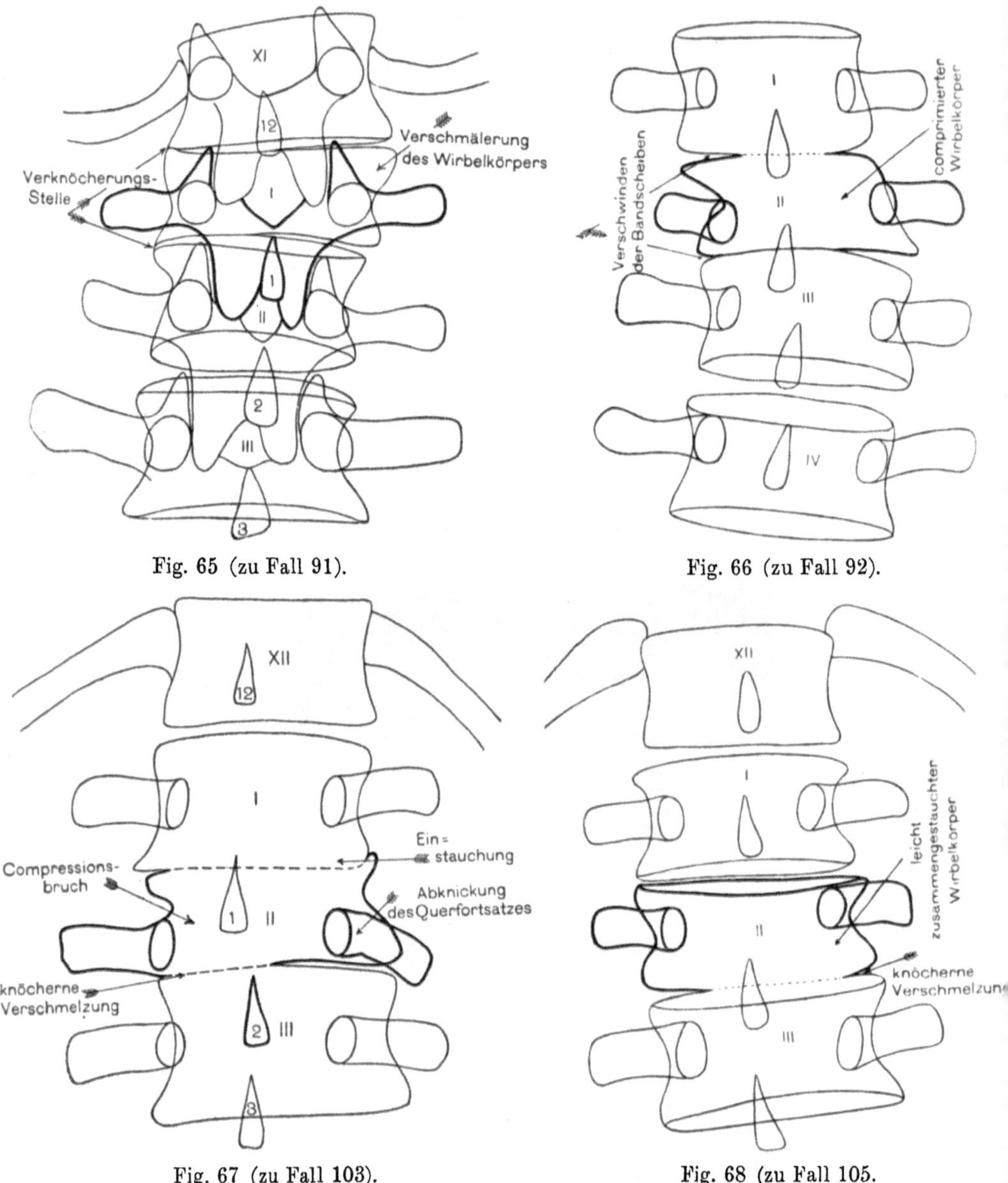

Fig. 65 (zu Fall 91).   Fig. 66 (zu Fall 92).

Fig. 67 (zu Fall 103).   Fig. 68 (zu Fall 105.

Nachuntersuchung hier am 12. 3. 12: Allgemeinzustand gut. Rückenmuskulatur
kräftiger; sonst status idem.

Beurteilung: 20 pCt. Rente zwecks weiterer Gewöhnung. Wiederherstel
der früheren Arbeitsfähigkeit steht in Aussicht.

Fall 88. Kompressionsbruch des 1. und 2. Lendenwirbels. Leichte traumatische Skoliose. Markläsion. Wiederherstellung.

Franz B., 46 Jahre alt, fiel am 3. 1. 10 rücklings von einer 7 m hohen Leiter auf den Boden. Befundbericht: Keine Bewusstlosigkeit. Er konnte sich nicht selbst aufrichten und hatte starke Schmerzen im Rücken. An der Wirbelsäule keine Prominenz von Dornfortsätzen. Nervenbefund fehlt. Rente 20 pCt. nach Ablauf der Wartezeit.

Die Untersuchung in der Anstalt am 28. 3. 11 ergab: Der Dornfortsatz des 1. Lendenwirbels springt fast unmerklich (s. Fig. 101) und nur in gebückter Haltung nach hinten vor. Leichte rechtskonvexe Ausbiegung der Wirbelsäule im unteren Brust- und oberen Lendenteil ohne Torsion. Es besteht leichte Steifigkeit bei Rumpfbewegungen im erwähnten Abschnitt, doch ermöglicht die Kompensation in den übrigen Wirbelabschnitten genügend ausgiebige Beweglichkeit des Rumpfes für einen landwirtschaftlichen Arbeiter. Keine reflektorische Muskelspannung beim Bücken. Rechts besteht leichter Babinski und geringe Steigerung des Kniescheibenbandreflexes. Sonst Nervensystem ohne Besonderheiten. Klagen über leichteres Ermüden bei Arbeiten im Bücken.

Röntgenbefund: Abflachung des Wirbelkörpers des 1. Lendenwirbels; winklige Knickung seiner seitlichen Körperkonturen. Verschmälerung und teilweise Verknöcherung der Bandscheibe zwischen 12. Brust- und 1. Lendenwirbel. Einstauchung der oberen Fläche des 2. Lendenwirbels (s. Fig. 61 u. 62).

Beurteilung: 20 pCt. Rente zur weiteren Gewöhnung; die Wiederherstellung der früheren Arbeitsfähigkeit steht zu erwarten.

Fall 89. Kompressionsbruch des 1. Lendenwirbels; knöcherne Verschmelzung desselben mit seinen beiden Nachbarn. Wiederherstellung der Erwerbsfähigkeit.

Anna T., 48 Jahre alt, fiel am 27. 6. 02 3 m hoch rücklings vom Wagen. Befundbericht: Die Verletzte war anfänglich bewusstlos. Sie hatte starke Schmerzen im Rücken und konnte nicht allein aufstehen. Die untere Brust- und obere Lendenwirbelsäule zeigt eine kyphotische Vorwölbung. Anfängliche Schmerzen in der linken unteren Rippengegend. Stehen und Gehen fiel beschwerlich. Rente nach 3 Monaten 50 pCt.; ab 1. 7. 08 20 pCt.

Die Untersuchung in der Anstalt am 2. 6. 11 ergab: Der 12. Brust- und 1. Lendenwirbeldorn springt nach hinten vor und ist nicht druckempfindlich. Die Rumpfbewegungen sind schmerzfrei und ausgiebig trotz der Versteifung der oberen Lendenwirbelsäule. Am Oberbauche befindet sich eine Querfaltung der Haut. Die Haltung ist zwanglos und wenig vornübergeneigt. Allgemeinzustand gut. Nervensystem ohne krankhaften Befund.

Röntgenbefund: Verschmälerung des 1. Lendenwirbelkörpers; er ist mit starkem Callus geheilt, der ihn auch knöchern mit dem 12. Brust- und 2. Lendenwirbel verbindet. Die Bandscheiben sind geschwunden (s. Fig. 63).

Beurteilung: Bei der eingetretenen guten Kompensation und nach voller Gewöhnung liegt kein messbarer Schaden mehr vor.

Fall 90. Kompressionsbruch des 2. Lendenwirbels. Rippenbrüche, Bruch des linken Unterschenkels.

Caspar C., 50 Jahre alt, Knappschaftsinvalide wegen Lungentuberkulose, wurde am 4. 9. 08 von einem fallenden Stein zu Boden geworfen. Befundbericht: Mehrere Rippenbrüche, komplizierter Bruch des linken Unterschenkels. Starke Schwellung und Schmerzhaftigkeit der Lendenwirbelsäule. Keine Marksymptome. Rente nach 3 Monaten 100 pCt.; ab Juli 1909 66²/₃ pCt.

Die Untersuchung in der Anstalt am 13. 1. 12 ergab: Blasser, magerer, verbrauchter Mann mit Arteriosklerose und Lungenemphysem. Die Rippenbrüche und der Unterschenkelbruch sind fast folgenlos verheilt. Der Dornfortsatz des 2. Lendenwirbels springt in gebückter Haltung nur ganz wenig nach hinten vor (s. Fig. 102) und weicht etwas nach links seitlich ab. Versteifung der Lendenwirbelsäule, besonders Behinderung der Linksseitwärtsbeugung, die indessen durch kompensatorische Vorgänge in den intakten Abschnitten teilweise ausgeglichen werden kann; Vor-

wärtsbeugung ziemlich ausgiebig. Keine reflektorische Muskelspannung bei Rumpfbewegungen. Nervensystem ohne Besonderheiten. Klagen über Steifigkeit und
Ermüdung im Kreuz.

Röntgenbefund: Starke Verschmälerung des 2. Lendenwirbelkörpers, besonders auf seiner rechten Seite, wo er mit dem ersten knöchern verschmolzen
ist. Verschmälerung der Bandscheibe zwischen 1. u. 2. und 3. u. 4. Lendenwirbel
(s. Fig. 64).

Beurteilung: Zur weiteren Gewöhnung in Anbetracht des schlechten Allgemeinzustandes 50 pCt.

Fall 91. Kompressionsbruch des 1. Lendenwirbels; knöcherne Verschmelzung desselben mit dem 12. Brust- und 2. Lendenwirbel. Parese der
Beine und Blase (Hämatomyelie). Wiederherstellung.

Anton K., 26 Jahre alt, wurde am 30. 6. 08 in der Lendengegend überfahren.
Befundbericht: Verletzter konnte sich nicht aufrichten und nur mühsam gehen.
Die Kniescheibenbandreflexe waren gesteigert und es bestand Lähmung der Blase.
Rente nach 3 Monaten 50 pCt.

Die Untersuchung in der Anstalt am 2. 11. 10 ergab: Die Dornfortsätze des
12. Brust- und 1. und 2. Lendenwirbels springen nach hinten vor, am meisten der
des 1. Lendenwirbels (s. Fig. 87 u. 88); sie sind nicht druckschmerzhaft. Es besteht
eine Versteifung in der unteren Brust- und oberen Lendenwirbelsäule; trotzdem
sind die Rumpfbeugungen seitwärts und vorwärts durch kompensatorische Vorgänge
in der unteren Lendenwirbelsäule ausgiebig. Die Muskulatur des Rückens ist
kräftig entwickelt. Der Allgemeinzustand gut. Das Nervensystem ist ohne krankhaften Befund. Klagen über leichteres Ermüden bei der Arbeit werden noch
geäussert.

Röntgenbefund: Der 1. Lendenwirbelkörper ist stark verschmälert; auf
seiner rechten Hälfte ist er mit seinen beiden Nachbarn knöchern verschmolzen. Die
dazwischen liegenden Bandscheiben sind teils resorbiert, teils stark verschmälert
(s. Fig. 65).

Beurteilung: Die Steifigkeit im dorsolumbalen Abschnitte ist durch gute
Kompensation genügend ausgeglichen; 20 pCt. Rente zur weiteren Gewöhnung. Wiederherstellung der Erwerbsfähigkeit steht zu erwarten.

Fall 92. Kompressionsbruch des 1. Lendenwirbels. Lähmung der Beine
und Erlöschen der Kniescheibenbandreflexe (Hämatomyelie). Wiederherstellung
der Erwerbsfähigkeit in 2 Jahren.

Wilhelm N., 45 Jahre alt, fiel am 29. 12. 09 von der Leiter. Befundbericht:
Anfänglich waren die Beine gelähmt, die Patellarreflexe erloschen. Schmerzen beiderseits unter den Rippenbogen. Die Kniescheibenbandreflexe kehrten im Verlauf
zweier Monate wieder. Rente nach Ablauf der Wartezeit 40 pCt.

Die Untersuchung in der Anstalt am 23. 4. 10 ergab: Die Haltung ist ungezwungen und leicht vornübergebeugt. In dem dorsolumbalen Abschnitt der Wirbelsäule etwas Steifigkeit bei Rumpfbewegungen; reflektorische Muskelspannung tritt
nicht auf. Der Dorn des 1. Lendenwirbels ist prominent und leicht druckschmerzhaft.
Die Kniescheibenbandreflexe und die übrigen Reflexe sind normal. Nervensystem
ohne Besonderheiten. Rente 40 pCt.

Nachuntersuchung hier am 5. 9. 11: Kräftiger, muskulöser Mann in gutem Allgemeinzustand, die Hände stark verarbeitet. Die Wirbelsäule zeigt Steifigkeit im
unteren Brust- und oberen Lendenabschnitt. Die Rumpfbewegungen sind durch
Kompensation in der unteren Lendenwirbelsäule und in den Hüftgelenken ausgiebig
und ohne reflektorische Muskelspannung. Nervensystem ohne krankhaften Befund.
Keine wesentlichen Klagen mehr.

Röntgenbefund: Verschmälerung des 1. Lendenwirbelkörpers (s. Fig. 66). Verschwinden der Bandscheibe zwischen 12. Brust- u. 1. Lendenwirbel und 1. u. 2. Lendenwirbel.

Beurteilung: Als Uebergangsrente bis Ende des Jahres 20 pCt.; dann Einstellung.

Fall 93. Kompressionsbruch des 1. Lendenwirbels durch Fall aufs Gesäss. Wiederherstellung der Erwerbsfähigkeit in $^3/_4$ Jahren.

Bernhard B., 60 Jahre alt, fiel am 12. 7. 10 vom Boden in die Tenne aufs Gesäss. Befundbericht: Heftige Schmerzen in der Lendenwirbelsäule beim Aufrichten; keine Marksymptome. Verletzter konnte nach 4 Wochen umhergehen und fing nach 6 Wochen an zu arbeiten. Rente nach 3 Monaten 10 pCt.

Die Untersuchung in der Anstalt am 1. 4. 11 ergab: Etwas blutarmer, nervöser Mann (vor dem Unfall bestehend), sonst in gutem Allgemeinbefinden. Der Dorn des 1. Lendenwirbels ist etwas nnch hinten vorspringend und nicht druckempfindlich. Leichte Versteifung der Lendenwirbelsäule bei Seitwärtsbeugung. Sonst genügende ausgiebige Rumpfbeweglichkeit nach allen Richtungen ohne reflektorische Muskelspannung. Die Handflächen sind sehr stark verarbeitet.

Röntgenbefund: vordere Aufnahme: Abflachung des 1. Lendenwirbelkörpers: Knickung seiner beiden Seitenkonturen. Seitenaufnahme: Starke Verschmälerung besonders der vorderen Körperhöhe des 1. Lendenwirbels. Kontusionserscheinungen zwischen 3. und 4. Lendenwirbelkörper.

Beurteilung: Nach eingetretener Kompensation und Gewöhnung keine messbare Erwerbsbeschränkung durch Unfallfolgen.

Fall 94. Kompressionsbruch des 1. Lendenwirbels. Lähmung der Beine, der Blase und des Mastdarms (Hämatomyelie). Auftreten einer Spätdeformität. Keine Störung der Beweglichkeit. Wiederherstellung der Erwerbsfähigkeit.

Joseph B.. 14 Jahre alt, wurde am 18. 5. 03 auf dem Jauchenfass sitzend zwischen diesem und dem Torbogen eingeklemmt. Befundbericht: In der Gegend der unteren Brust- und oberen Lendenwirbelsäule bestanden starke Blutunterlaufungen und Krepitationsgefühl. Parese der beiden Beine. Blasen- und Mastdarmlähmung. Verletzter lag 6 Wochen im Bett. Erst nach dem Aufstehen bildete sich eine Prominenz des 1. Lendenwirbeldornes allmählich ohne Schmerzen heraus. Nach Ablauf der 13. Woche waren zwar die Lähmungen verschwunden, aber es war noch Schmerzhaftigkeit bei Rumpfbewegungen vorhanden. Rente 40 pCt. Wegen Besserung der Beweglichkeit ab 1. 9. 04 30 pCt.; ab 1. 9. 06 20 pCt.; später 10 pCt.

Die Untersuchung in der Anstalt am 18. 5. 10 ergab: Der 1. Lendenwirbeldorn ist prominent und nicht druckempfindlich. Die Beweglichkeit der Wirbelsäule ist frei und ungehindert, die Haltung aufrecht und ungezwungen. Nervensystem ohne Besonderheiten. Das Allgemeinbefinden ist gut. Wesentliche Klagen werden nicht geäussert.

Röntgenbefund: Starke Verschmälerung des Körpers des 1. Lendenwirbels.

Beurteilung: Der amtliche Ausweis bekundet, dass der frühere Pferdejunge, der jetzt Bergmann geworden ist, den gleichen Lohn verdient wie seine Altersgenossen. Volle Wiederherstellung.

Fall 95. Kompressionsbruch des 1. Lendenwirbels ohne Einschränkung der Beweglichkeit der Lendenwirbelsäule. Wiederherstellung der Erwerbsfähigkeit.

Bernard Sch., 28 Jahre alt, wurde am 14. 10. 00 überfahren. Befundbericht: Blutgeschwulst an der Uebergangsstelle der Brust- und Lendenwirbelsäule; krankhaftes Vorspringen von 2 Wirbeldornen. Anfängliche Shockerscheinungen; Aufrichten ohne Stütze nicht möglich. Keine Marksymptome. Rente nach 3 Monaten 100 pCt.

Die Untersuchung in der Anstalt am 3. 11. 11 ergab: Kräftiger, muskulöser Mann mit stark verarbeiteten Händen. Die Körperhaltung ist aufrecht und ungezwungen. Der Dornfortsatz des 1. und 2. Lendenwirbels springt gering nach hinten vor. Sämtliche Rumpfbewegungen sind völlig ausgiebig ohne reflektorische Muskelspannung. Das Nervensystem ist ohne krankhaften Befund. Es werden nur noch geringfügige Beschwerden geäussert.

Röntgenbefund: Verschmälerung des Körpers des 1. Lendenwirbels und beider anliegenden Bandscheiben.

Diagnose: Kompressionsbruch des 1. Lendenwirbelkörpers mit Kontusion der anliegenden Bandscheiben.

Beurteilung: Nach Gewöhnung und voller Kompensation liegt keine messbare Erwerbsbeschränkung mehr vor.

Fall 96. Kompressionsbruch des 1. Lendenwirbels ohne Störung der Rumpfbeweglichkeit. Wiederherstellung der Erwerbsfähigkeit.

Auguste K., 30 Jahre alt, fiel am 1. 7. 05 vom beladenen Wagen herab rücklings auf die Wiese. Befundbericht: Der 1. Lendenwirbeldorn war druckschmerzhaft. Verletzte konnte sich nicht aufrechthalten. Marksymptome bestanden nicht. Rente nach Ablauf der Wartezeit 40 pCt.

Die Untersuchung in der Anstalt am 5. 10. 10 ergab: Der 1. Lendenwirbeldorn ist leicht prominent und nicht druckschmerzhaft. Die Körperhaltung ist aufrecht und ungezwungen. Die Rumpfbeweglichkeit ist ohne Behinderung und ohne reflektorische Muskelspannung. Nervensystem ohne Besonderheiten. Allgemeinbefinden gut. Klagen werden nicht geäussert.

Röntgenbefund: Verschmälerung des 1. Lendenwirbelkörpers mit Knickung seiner Seitenkonturen.

Beurteilung: Volle Wiederherstellung. (Diese Schätzung wurde im Instanzenzug bestätigt.)

Fall 97. Kompressionsbruch des 1. Lendenwirbels. Lähmungen der Beine und der Blase (Hämatomyelie). Wiederherstellung der Erwerbsfähigkeit.

Wilhelm H, 53 Jahre alt, erhielt am 26. 2. 07 durch einen Baumstamm einen Schlag in den Rücken. Befundbericht: Starke Quetschungserscheinungen und Schmerzhaftigkeit im unteren Brust- und oberen Lendenteil der Wirbelsäule. Die anfängliche Lähmung der Blase und der Beine ging nach $\frac{1}{2}$ Jahre völlig zurück. Rente nach 3 Monaten 80 pCt.

Die Untersuchung in der Anstalt am 16. 11. 11 ergab: Kräftiger, wohl aussehender Mann mit doppelseitigem Leistenbruch und stark verarbeiteten Händen. Die Körperhaltung ist leicht vornübergeneigt und zwanglos. Leichte Versteifung des unteren Brust- und oberen Lendenwirbelsäulenabschnittes. Die untere Brustwirbelsäule zeigt eine leichte Ausbiegung nach hinten, der 1. Lendenwirbeldorn ist prominent. Die Rumpfbewegungen sind trotzdem recht ausgiebig und geschehen ohne reflektorische Muskelspannung. Das Nervensystem ist ohne krankhaften Befund.

Röntgenbefund: Verschmälerung der Körperhöhe des 1. Lendenwirbels; Unregelmässigkeiten der oberen und unteren Körperkonturen vom 8.—12. Brustwirbel.

Beurteilung: Nach erfolgter voller Angewöhnung und genügender Kompensation besteht kein messbarer Schaden mehr.

Fall 98. Kompressionsbruch des 1. und 2. Lendenwirbels. Auftreten einer Spätdeformität nach Ablauf von 10 Monaten ohne Schmerzen. Wiederherstellung der Erwerbfähigkeit,

Peter Z., 41 Jahre alt, fiel am 13. 5. 02 6 m hoch vom Dach. Befundbericht: Verletzter hatte gleich heftige Brust- und Rückenschmerzen. Die Lendenwirbeldorne waren druckempfindlich, Marksymptome bestanden nicht. Im März 1903 wurde zuerst, ohne irgendwelche erhebliche Schmerzhaftigkeit verursacht zu haben, das Hervortreten einer der ersten Lendenwirbeldorne angegeben. Es wurde lediglich über etwas Schmerzhaftigkeit im Kreuz nach längerer Arbeit geklagt. Rente nach Ablauf der Wartezeit 15 pCt.

Die Untersuchung in der Anstalt am 3. 5. 11 ergab: Der 1. und 2. Lendenwirbeldorn ist mässig prominent und nicht druckschmerzhaft. Die Haltung ist aufrecht und zwanglos. Die Rumpfbewegungen geschehen frei und unbehindert. Nervensystem ohne Besonderheiten. Das Allgemeinbefinden ist gut. Die Handflächen sind kräftig verschwielt. Klagen werden nicht vorgebracht.

Röntgenbefund: Verschmälerung des 1. und 2. Lendenwirbelkörpers mit starken Quetschungserscheinungen an dem 3. Lendenwirbel und Verschmälerung der Bandscheiben zwischen 1. u. 2. und 2. u. 3. Lendenwirbel.

Beurteilung: Durch Anpassung ist die Beweglichkeit in der Lendenwirbelsäule ausgiebig; volle Wiederherstellung der Erwerbsfähigkeit.

Fall 99. Kompressionsbruch des 1. und 2. Lendenwirbels mit leichter traumatischer Skoliose. Wiederherstellung der Erwerbsfähigkeit.

Heinrich R., 29 Jahre alt, wurde am 10. 4. 07 von herabfallendem Geröll verschüttet. Armbrüche heilten folgenlos. Befundbericht: Der untere Teil der Wirbelsäule war geschwollen und druckempfindlich; Verletzter konnte nicht selbständig gehen. (Marksymptome werden nicht erwähnt.) Rente nach 3 Monaten 60 pCt.

Die Untersuchung in der Anstalt am 21. 10. 11 ergab: Kräftiger, muskulöser, gut genährter Mann mit stark verarbeiteten Händen. Die Lendenwirbelsäule zeigt eine leichte linkskonvexe Kyphoskoliose ohne Torsionswulst; der Dorn des 2. Lendenwirbels springt stärker nach hinten vor. Die Vorwärtsbeugung besonders auch die Seitwärtsbeugung des Rumpfes ist durch Kompensation in der Brustwirbelsäule ausgiebig. Die Körperhaltung ist aufrecht und ungezwungen. Nervensystem ohne Besonderheiten.

Beurteilung: Nach erfolgter voller Anpassung und Gewöhnung kein messbarer Schaden mehr.

Fall 100. Kompressionsbruch des 1. und 2. Lendenwirbels. Parese der Beine, der Blase und des Mastdarms (Hämatomyelie).

Heinrich B., 26 Jahre alt, fiel am 6. 6. 09 vom Boden auf die Tenne. Befundbericht: Grosse Schmerzhaftigkeit der oberen Lendenwirbelsäule. Rasch vorübergehende Parese der Beine, der Blase und des Mastdarms. Rente nach 3 Monaten 100 pCt.

Die Untersuchung in der Anstalt im April 10 ergab: Das Allgemeinbefinden gestört. Prominenz und Druckschmerzhaftigkeit der Dorne des 1. und 2. Lendenwirbels (s. Fig. 80). Bei Rumpfbewegungen tritt reflektorische Muskelspannung auf. Keine Marksymptome.

Röntgenbefund: Der 1. und 2. Lendenwirbelkörper erscheint verwaschen und verschmälert; Verschmälerung der Bandscheiben zwischen 12. Brust- u. 1. Lendenwirbel und 1. u. 2. Lendenwirbel.

Behandlung: Anlegung eines Hessings'schen Stützkorsetts mit Kopfstütze; Rente auf ein Jahr 100 pCt.

Im Mai 1911 kurze Behandlung von 14 Tagen in der Anstalt mit Abgewöhnung des Korsetts. Allgemeinbefinden gut. Keine Druckschmerzhaftigkeit der Wirbeldorne. Die Rumpfbewegungen trotz leichter Versteifung im oberen Lendenabschnitt ausgiebig und ohne reflektorische Muskelspannung. Nervensystem ohne Besonderheiten. Am Oberbauche Querfaltung. Die Haltung ist nach vorn gebeugt, stramme Haltung ist vorübergehend möglich. Klagen über leichte Ermüdbarkeit.

Beurteilung: Uebergangsrente von 50 pCt. auf $\frac{1}{2}$ Jahr, von dann ab 30 pCt. zur weiteren Gewöhnung. Bei dem jungen kräftigen Manne ist die Wiederherstellung der Erwerbsfähigkeit zu erwarten.

Fall 101. Kompressionsbruch des 1. und 2. Lendenwirbels. Wiederherstellung der Erwerbsfähigkeit.

Heinrich K., 39 Jahre alt, fiel am 8. 9. 96 etwa 5 m hoch in Wiesengrund aufs Gesäss. Befundbericht: Verletzter hatte heftige Rückenschmerzen und konnte sich von selbst nicht erheben. Starke Schwellung und Druckempfindlichkeit in der unteren Brust- und oberen Lendenwirbelsäule. Nach 8 Tagen fing Patient an mittels eines Stockes wieder zu gehen. Rente nach Ablauf von 3 Monaten wegen Schmerzen und Ermüdbarkeit 40 pCt.; wegen Besserung der Beschwerden ab Juli 1908 25 pCt.

Die Untersuchung in der Anstalt am 3. 12. 09 ergab: Allgemeinbefinden gut, Rückenmuskulatur sehr kräftig entwickelt, Hände stark verarbeitet. Die Körperhaltung ist aufrecht und ungezwungen. Die Dornfortsätze des 1. und 2. Lendenwirbels sind prominent und einander genähert, nicht druckempfindlich. Die Rumpfbewegungen sind recht ausgiebig ohne reflektorische Muskelspannung. Nervensystem ohne Besonderheiten.

Röntgenbefund: Leichte Verschmälerung der Körperhöhe des 1. und 2. Lendenwirbels.

Beurteilung: Nach voller Gewöhnung kein messbarer Schaden. (Diese Auffassung wurde im Instanzenzug bestätigt.)

Fall 102. Kompressionsbruch des 2. Lendenwirbels. Spätdeformität. Anfänglich ziehende Schmerzen unter dem linken Rippenbogen (Wurzelkompression).

Heinrich V., 62 Jahre alt, fiel am 18. 8. 10 von einer Leiter herab. Befundbericht: Kurze Bewusstlosigkeit, ziehende Schmerzen in der linken Seite, sonst war ausser Schmerzhaftigkeit und Schwäche der Lendenwirbelsäule äusserlich ein pathologischer Befund nicht zu erheben.

Die Untersuchung in der Anstalt am 1. 5. 11 ergab: Die Dornfortsätze des 1. und 2. Lendenwirbels springen in geringer Weise vor und sind nicht druckempfindlich. Die Körperhaltung ist aufrecht und ungezwungen. Die Rumpfbewegung ist nach allen Seiten hinlänglich ausgiebig für einen landwirtschaftlichen Arbeiter; sie geschieht ohne reflektorische Muskelspannung; es zeigt sich dabei eine leichte Steifigkeit in der oberen Lendenwirbelsäule. Nervensystem ohne Besonderheiten. Klagen über zeitweise Schmerzhaftigkeit am linken unteren Rippenbogen.

Röntgenbefund: Der 2. Lendenwirbelkörper erscheint verschmälert und ist besonders auf seiner linken Seite zusammengestaucht. Verschmälerung der Bandscheibe zwischen 1. und 2. Lendenwirbel.

Beurteilung: 50 pCt. der vollen Rente nach Ablauf der Wartezeit, 20 pCt. vom 1. 5. 11 ab zur Gewöhnung für die Dauer eines Jahres. Volle Wiederherstellung steht zu erwarten.

Fall 103. Kompressionsbruch des 2. Lendenwirbels. Verknöcherung der ersten drei Lendenwirbel. Kyphose der oberen Lendenwirbelsäule.

Georg Sch., 26 Jahre alt, geriet am 2. 3. 08 unter einen Wagen. Befundbericht: Verletzter war anfänglich kurze Zeit bewusstlos, hatte heftige Schmerzen im Rücken und in den Unterschenkeln und musste getragen werden. Keine Markstörungen. Stützkorsett. Rente nach 3 Monaten 100 pCt.; ab 6. 12. 08 60 pCt. wegen leichter Ermüdbarkeit.

Die Untersuchung in der Anstalt am 12. 12. 11 ergab: Kräftiger, junger Mann in gutem Allgemeinbefinden. Die Dornfortsätze des 1. und 3., weniger des 2. Lendenwirbels springen krankhaft nach hinten vor (s. Fig. 89 u. 90) und sind nicht druckempfindlich. Die Vorwärts- und Seitwärtsbeugung in der Lendenwirbelsäule ist recht ausgiebig und geschieht ohne reflektorische Muskelspannung. Nervensystem ohne Besonderheiten. Klagen über leichtere Ermüdung bei Arbeit in gebückter Stellung.

Röntgenbefund: Der 2. Lendenwirbelkörper ist stark verschmälert und mit dem Körper des 1. und 3. verschmolzen; die Bandscheibe zwischen 1. u. 2. und 2. u. 3. Lendenwirbel ist verschwunden, die beiden Wirbel erscheinen ineinandergestaucht. Abknickung des rechten Querfortsazes des 2. Lendenwirbels an seiner Wurzel (s. Fig. 67).

Beurteilung: Gewöhnungsrente von 30 pCt. (das Stützkorsett wird fortgelassen). Da die Tragfähigkeit der Wirbelsäule etwas gelitten hat, eventuell spätere Abfindung.

Fall 104. Kompressionsbruch des 2. Lendenwirbels. Keine Beweglichkeitsstörung. Wiederherstellung der Erwerbsfähigkeit in $1/_4$ Jahren.

Bernardine Sch., 51 Jahre alt, fiel am 18. 8. 10 vom Wagen herab aufs Gesäss. Befundbericht: Schmerzhaftigkeit im Kreuz; Verletzte konnte nur schwerfällig mit Unterstützung gehen.

Die Untersuchung in der Anstalt am 12. 7. 11 ergab: Allgemeinbefinden gut. In der Gegend der unteren Brust- und oberen Lendenwirbelsäule besteht eine leichte Ausbiegung nach hinten ohne auffallendes Vorspringen von Dornfortsätzen; keine Druckschmerzhaftigkeit. Die Rumpfbewegungen sind nach allen Richtungen ausgiebig ausführbar, ohne reflektorische Muskelspannung. Nervensystem ohne Besonderheiten. Klagen über leichtere Ermüdbarkeit bei Arbeiten in gebückter Stellung.

Röntgenbefund: Verschmälerung der Körperhöhe des 2. Lendenwirbels; Verschwinden der Bandscheibe zwischen 2. und 3., Verschmälerung der Bandscheibe zwischen 1. und 2. Lendenwirbel.

Beurteilung: Bei dem guten funktionellen Resultat zur weiteren Gewöhnung 15 pCt. Rente bis Ende 1911, dann Einstellung derselben.

Fall 105. Kompressionsbruch des 2. Lendenwirbels. Leichte Hämatomyelie. Wiederherstellung nach $2^1/_2$ Jahren.

Friedrich K., 41 Jahre alt, fiel am 23. 10. 09 vom Apfelbaum auf den gepflasterten Hof. Befundbericht: Bewusstlosigkeit anfänglich. Die Patellarreflexe waren gesteigert, sonst waren keine Marksymptome vorhanden. Beim Stehen fixierte Verletzter in typischer Wiese stark den Oberkörper. Rente 100 pCt. nach Ablauf der Wartezeit.

Die Untersuchung nach Behandlung in der Anstalt am 27. 2. 10 ergab: Die Dorne des 1. und 2. Lendenwirbels springen nach hinten vor und sind nicht druckempfindlich (s. Fig. 81). Die Haltung ist aufrecht und zwanglos, der Gang ist gut. Die Rumpfbewegungen sind ausgiebig, ohne reflektorische Muskelspannung; doch tritt noch leichtere Ermüdung ein. Rechts besteht leichte Steigerung des Kniescheibenbandreflexes und leichter Fussklonus; sonstige Reflexe normal. Allgemeinbefinden befriedigend.

Röntgenbefund: Verschmälerung der Körperhöhe des 2. Lendenwirbels. Verschwinden der Bandscheibe zwischen 2. u. 3. Lendenwirbel und Verknöcherung der beiden. Verschmälerung der Bandscheibe zwischen 1. u. 2. Lendenwirbel (s. Fig. 68).

Diagnose: Kompressionsbruch des 2. Lendenwirbelkörpers. Kontusion der Bandscheibe zwischen 1. u. 2. und 2. u. 3. Lendenwirbel. Hämatomyelie.

Beurteilung: Uebergangsrente von 50 pCt.

Die Nachuntersuchung am 25. 8. 11 hier ergab: Guter Allgemeinzustand, stark verarbeitete Hände. Die Marksymptome sind verschwunden. Durch Kompensation ausgiebige, schmerzlose Rumpfbewegung. Nervensystem ohne Besonderheiten. Klagen über Beschwerden beim Heben schwerer Lasten.

Beurteilung: Zur weiteren Gewöhnung 20 pCt. Rente auf $\frac{1}{2}$ Jahr; dann Einstellung der Rente.

Fall 106. Infraktion des 2. Lendenwirbelkörpers auf der linken Seite mit seitlicher callöser Vereinigung mit dem 1. Lendenwirbel. Mastdarmparese (leichte Hämatomyelie).

Wilhelm Z., 48 Jahre alt, kam am 31. 11. 11 unter ein Pferd zu liegen. Befundbericht: Druckempfindlichkeit an der Lendenwirbelsäule und links derselben; leichte Schwellung. Schmerzhaftigkeit beim Bücken. Anfängliche Stuhlverstopfung.

Die Untersuchung in der Anstalt am 26. 1. 12 ergab: Die Wirbelsäule ist von normalem Aufbau; keine Prominenz und keine Druckschmerzhaftigkeit von Dornfortsätzen. Die Rumpfbeweglichkeit ist frei, ohne reflektorische Muskelspannung. Nervensystem ohne Besonderheiten. Klagen über leichtere Ermüdbarkeit.

Röntgenbefund: Einstauchung der linken oberen Seite des 2. Lendenwirbels. Callusbrücke vom 1. zum 2. Lendenwirbel auf der linken Seite.

Beurteilung: Uebergangsrente von 25 pCt. nach Ablauf der Wartezeit. Wiederherstellung steht zu erwarten.

Fall 107. Infraktion der linken Körperseite des 4. Lendenwirbels. Parese von Blase und Mastdarm (Hämatomyelie). Cystitis. Wiederherstellung der Erwerbsfähigkeit nach 10 Monaten.

Johann W., 62 Jahre alt, fiel am 29. 2. 11 vom Boden in die Tenne mit den Schultern auf eine Garbe, wodurch eine starke Zusammenbeugung des Körpers stattfand. Befundbericht: Verletzter hatte heftige Rückenschmerzen und konnte sich nicht allein erheben. Anfängliche Blasen- und Mastdarmlähmung, Cystitis. Rente nach 3 Monaten 50 pCt.

Die Untersuchung in der Anstalt am 14. 7. 11 ergab: Magerer Mann, Allgemeinbefinden nicht merklich gestört. Runder Arbeitsrücken, keine Unfallfolge. Die Wirbelsäule ist leicht nach links ausgebogen. Der 4. Lendenwirbelfortsatz springt ein wenig aus der Reihe der übrigen nach hinten vor und ist nicht druckempfindlich. Die Rumpfbewegungen sind recht ausgiebig ohne Schmerzhaftigkeit. Patellarreflexe erhöht; leichte Cystitis; sonst Nervensystem ohne Besonderheiten. Klagen über Schmerzen im Kreuz nach längerer Arbeit.

Röntgenbefund: Infraktion auf der linken Körperseite des 4. Lendenwirbels.

Beurteilung: 10 pCt. Rente auf $\frac{1}{2}$ Jahr.

Die Nachuntersuchung am 10. 12. 11 ergab, dass die Cystitis verschwunden und die Patellarreflexe normal waren.

Beurteilung: Nach angemessener Gewöhnung kein messbarer Schaden in der Erwerbsfähigkeit.

Fall 108. Kompressionsbruch des 2. und 4. Lendenwirbels. Anfängliches Uebersehen der Verletzung. Schädelgrundbruch mit Hirnblutung. Keine Beweglichkeitsstörung.

Franz R., 51 Jahre alt, fiel am 7. 6. 10 aus 7 Meter Höhe vom Gerüst. Befundbericht: Bewusstlosigkeit, Blutung aus dem rechten Ohr. Heftige Schmerzen im Kreuz. Steigerung der Patellarreflexe. Rente nach Ablauf der Wartezeit 100 pCt. Die Untersuchung in der Anstalt am 20. 5. 11 ergab: Am Schädel äusserlich nichts auffindbar; keine Klopfempfindlichkeit. Die Pupillen reagieren prompt, sind gleich weit: keine Schielstellung. Auf dem rechten Ohr wird Flüstersprache auf 1 m Entfernung gehört. Puls regelmässig, 78. Periostreflexe des Radius sind beiderseits auslösbar, links gesteigert. Die Tricepssehnenreflexe sind vorhanden. Die Kniescheibenbandreflexe sind beiderseits gesteigert, links besteht Fussklonus. Die Hautreflexe sind lebhaft. Kein Babinski. Blasen- und Mastdarmfunktion ungestört. Eine Prominenz von Dornfortsätzen ist bei dem dicken Mann nicht fühlbar. Die Haltung ist aufrecht und ungezwungen; beiderseits unter den Rippenbogen ist eine Querfaltung der Haut bemerkbar. Die Rumpfbewegungen sind ausgiebig und ohne reflektorische Muskelspannung und geschchen ohne Erhöhung der Pulsfrequenz. Verletzter ist etwas schreckhaft. Das Allgemeinbefinden sonst gut.

Röntgenbefund: Starke Verschmälerung des 2. und 4. Lendenwirbelkörpers.

Beurteilung: Es ist anzunehmen, dass die Reflexsteigerung, die besonders links ausgeprägt ist (Verletzung des rechten Ohrs), auf eine Hirnblutung zurückzuführen ist, die ebenfalls rechts stattfand. Der Wirbelbruch ist verheilt und macht keine Beschwerden mehr. Anfänglich wurde er übersehen. Zur Gewöhnung 50 pCt. Rente auf 1 Jahr. Dann Nachuntersuchung.

Fall 109. Kompressionsbruch des 1., 2. und 4. Lendenwirbels. Parese der Beine (Hämatomyelie). Auftreten einer Spätdeformität im Laufe eines Jahres ohne Schmerzen. Wiederherstellung der Erwerbsfähigkeit.

Karl K., 51 Jahre alt, fiel am 9. 9. 04 ca 4 m hoch von einer Leiter aufs Gesäss. Befundbericht: Heftige Schmerzen in der Lendengegend: er konnte sich selbst nicht aufrichten. Anfängliche Parese beider Beine. Erst im Laufe eines Jahres fand ein schmerzloses allmähliches Hervortreten der Lendendornfortsätze 1—3 statt. Rente nach 3 Monaten 80 pCt; später noch 20 pCt. wegen angeblicher leichter Schmerzhaftigkeit bei Rumpfbewegungen. Die Untersuchung in der Anstalt am 5. 8. 11 ergab: Allgemeinbefinden gut. Die Dorne des 1.—3. Lendenwirbels springen nach hinten aus der Reihe der übrigen vor und sind nicht druckempfindlich. Die Körperhaltung ist leicht vornübergebeugt. Die Vorwärtsbeugung und Seitwärtsbeugung in der Lendenwirbelsäule ist beschränkt, jedoch durch Kompensation in gcnügendem Masse möglich und ohne reflektorische Muskelspannung ausführbar. Nervensystem ohne krankhaften Befund.

Röntgenbefund: Verschmälerung der Körperhöhe des 1. Lendenwirbels. Rechtsseitliche Zusammenstauchung des 2. Lendenwirbels und knöcherne Verschmelzung beider. Kontusionserscheinungen mit Callusbildung am 3. und Infraktion der linken Körperseite am 4. Lendenwirbel.

Beurteilung: Nach voller Angewöhnung kcin messbarer Schaden.

Röntgenologisches über den 5. Lendenwirbel.

Der fünfte Lendenwirbel zeigt infolge seiner anatomischen Gestaltung als Keilwirbel, dessen Körperhöhe von vorn nach hinten zu abnimmt, und seiner Drehstellung um eine frontale Achse nach vorn besondere röntgenologische Verhältnisse. Sein Bogen ist infolge dieser Drehung nach vorne viel höher projiziert als bei den übrigen Lendenwirbeln, sodass auf einer Ventro-Dorsalaufnahme unterhalb des 4. Lendenwirbelkörpers direkt der Bogen des fünften erscheint, dessen Dornfortsatzschatten in ziemlich gleicher Höhe mit dem Bogenschatten liegt. Die schwachen oberen und unteren Konturenschatten werden häufig innerhalb seines starken Bogenschattens und des Kreuzbeinschattens nicht genügend sichtbar. Die Diagnose eines Kompressionsbruches des 5. Lendenwirbelkörpers ist deshalb ungleich schwieriger als bei den übrigen Lendenwirbeln; verwaschene Strukturverhältnisse und Callusbildung an den oberen seitlichen Rändern und Verdichtungen

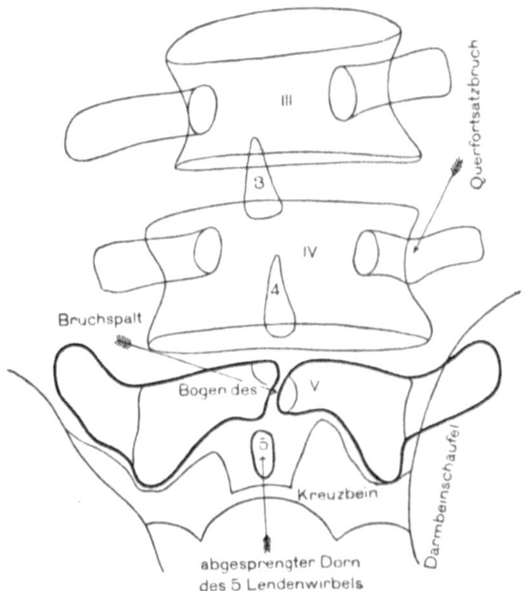

Fig. 69 (zu Fall 110).

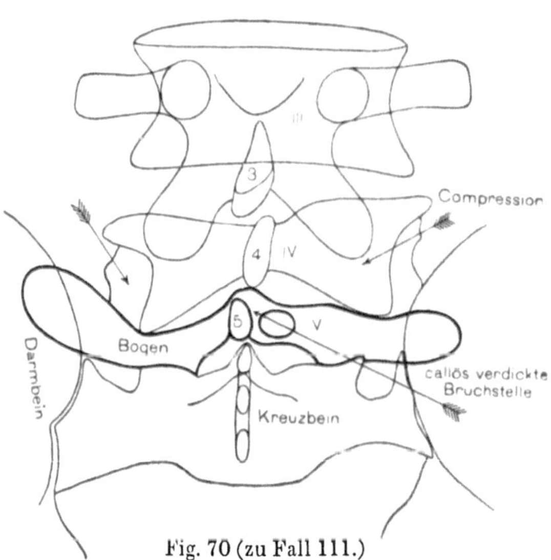

Fig. 70 (zu Fall 111.)

im Wirbelkörper sprechen für Fraktur. Weiterhin lassen Verletzungen der Seitengelenke und des Bogens, Schiefstand des 4. Lendenwirbels ohne andere Ursache und abnormes Zusammenrücken des unteren

Körperschattens des 4. Lendenwirbels und des oberen Kreuzbeinschattens
auf Kompressionsfraktur schliessen.

Unsere folgenden drei Fälle stellen Kompressionsbrüche des 5. Lendenwirbels mit gleichzeitigem Bogenbruch dar. Fig. 69 zeigt Unregelmässigkeiten der seitlichen Körperkonturen des 5. Lendenwirbels; der
Bogen zeigt in der Mitte eine Lücke, der Dornfortsatz erscheint nach
unten verlagert. Auf Fig. 70 wird das starke Zusammenrücken der
unteren Konturen des 4. Lendenwirbels und der oberen Kreuzbeinkonturen ersichtlich. Der Körper des 4. Lendenwirbels hat die Zeichen
des Kompressionsbruchs. Der Bogen des 5. Lendenwirbels zeigt links
der Mitte callöse Verdickung mit Höhlenbildung. Auf Fig. 71 ist

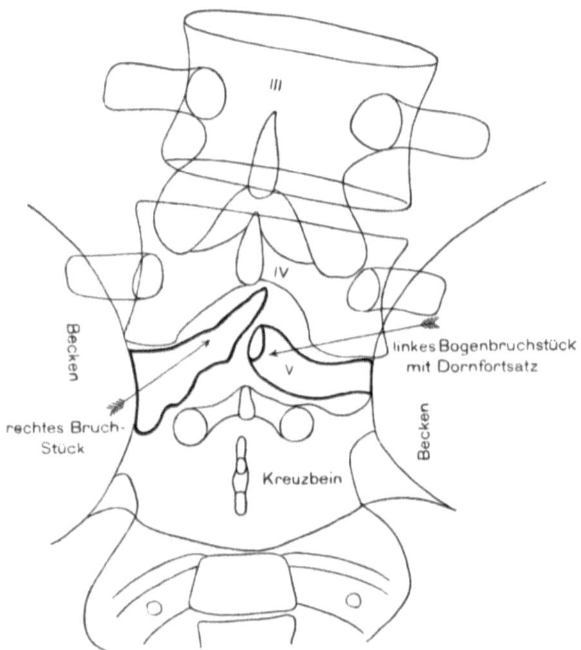

Fig. 71 (zu Fall 112).

Schiefstellung des 4. Lendenwirbels zu bemerken, der Kontusionserscheinungen aufweist. Die rechte Bogenhälfte des 5. Lendenwirbels
zeigt eine starke Dislokation nach oben.

Jüngst beobachtete ich noch zwei weitere Fälle von Bruch des
5. Lendenwirbels, von denen der eine auf dem Röntgenbild durch starke
Verschmälerung und Bruch im linken Seitengelenk zwischen 5. Lendenwirbel und 1. Sakralwirbel, der andere durch Verschmälerung und
starke Callusauflagerungen an der rechten Seite des 5. Lendenwirbels besonders deutlich erkennbar war. Der erste Kompressionsbruch war durch Fall aufs Gesäss bei Rückwärtsbeugung, der letztere
war dadurch entstanden, dass der Verletzte von einem schweren Holzstück in den Rücken getroffen wurde.

Fall 110. Kompressions- und Bogenbruch des 5. Lendenwirbels. Bruch des rechten Querfortsatzes des 4. Lendenwirbels ohne Markläsion. Wiederherstellung.

Johannes L., 37 Jahre alt, versuchte am 28. 3. 11 scheu gewordene Pferde zurückzuhalten und geriet unter das Gespann. Befundbericht: Schmerzen in der Lendenwirbelsäule und Fixation derselben beim Gehen und Stehen. Bluterguss und Druckschmerzhaftigkeit in der rechten Nierengegend.

Die Untersuchung in der Anstalt am 10. 10. 11 ergab: Geistig beschränkter, sonst gesunder Mann. Rechts neben der Lendenwirbelsäule in der Höhe des 3. Lendenwirbels angeblich geringer Druckschmerz. Die Rumpfbeugung ist ohne Schmerz nach vorn und links frei, nach rechts etwas behindert. Nervensystem ohne Besonderheiten. Klagen über Ermüdung und Kreuzschmerz nach längerem Arbeiten in gebückter Stellung.

Röntgenbefund: Der Körper des 5. Lendenwirbels zeigt Unregelmässigkeiten seiner oberen und seitlichen Körperkonturen. Der Bogen zeigt mitten eine Lücke; der Dornfortsatz erscheint nach unten verlagert. Der rechte Querfortsatz des 4. Lendenwirbels ist verschoben (s. Fig. 69).

Beurteilung: Uebergangsrente von 30 pCt. Wiederherstellung steht zu erwarten.

Fall 111. Bogenbruch des 5. Lendenwirbels durch direkte Gewalt. Kompressionsbruch des 4. und 5. Lendenwirbels. Parese der Beine (anfängliche Kompression des Markes). Verstärkte Lordose des Lendenabschnitts.

Wilhelm·H., 22 Jahre alt, geriet am 8. 6. 11 unter ein Pferd, das ihn mit dem Hinterhuf in den Rücken trat. Befundbericht: Starke Schmerzhaftigkeit im Kreuz; anfängliche Bewegungslähmung beider Beine.

Die Untersuchung in der Anstalt am 13. 10. 11 ergab: Muskulöser, blasser Mensch mit rechtsseitigem Lungenspitzenkatarrh. Der 5. Lendenwirbeldorn ist druckempfindlich, die normale Lordose der Lendenwirbelsäule ist anscheinend verstärkt. Bei Vorwärtsbeugung treten leichte reflektorische Muskelspannungen auf; die Seitwärtsbeugung ist frei. Die Patellarreflexe sind gesteigert. Nervensystem sonst ohne Besonderheiten. Klagen über Schmerzen beim Arbeiten in gebückter Stellung.

Röntgenbefund: Verschmälerung und Kompressionserscheinungen des 4. und 5. Lendenwirbelkörpers, callöse Verdickung der linken Bogenhälfte des 5. Lendenwirbels (s. Fig. 70).

Beurteilung: Uebergangsrente von 40 pCt. Wiederherstellung der Arbeitsfähigkeit ist nach Anpassung zu erwarten.

Fall 112. Kompressions- und Bogenbruch des 5. Lendenwirbels durch Fall aufs Gesäss. Sensible und motorische Parese des rechten Oberschenkels und Gesässes; Erlöschen des rechten Kniescheibenbandreflexes (Zerreissung und Zerrung der rechts austretenden Nervenwurzeln).

Johann G., 39 Jahre alt, fiel am 22. 7. 11 vom Kirschbaum. Befundbericht: Verletzter konnte nicht von selbst aufstehen. In der Gegend der rechten Hüfte und Oberschenkels fühlte er heftige Schmerzen. Versuche, das rechte Bein im Hüftgelenk zu bewegen, riefen Konsulsionen auch des linken Beines hervor. Der Kniescheibenbandreflex rechts war erloschen.

Die Untersuchung in der Anstalt am 9. 12. 11 ergab: Blasser, angegriffener Mann. Ueber dem Kreuzbein zeigt sich eine leichte Einbuchtung; der Dornfortsatz des 5. Lendenwirbels fühlt sich verdickt an und ist druckschmerzhaft. Die Dorne des 3. und 4. Lendenwirbels sind etwas nach rechts abgewichen fühlbar. Sonst ist die Wirbelsäule von normalem Aufbau, ihre Beweglichkeit ist frei; das Aufrichten aus gebückter Stellung ist anscheinend noch etwas beschwerlich. Das Hautgefühl ist an der rechten Hinterbacke und am rechten Oberschenkel, besonders an dessen Hinter- und Aussenseite in allen Qualitäten gleichmässig herabgesetzt. Die rechte Hinterbacke und der rechte Oberschenkel zeigen starke Muskelatrophie. Die Muskeln der rechten Gesässhälfte, Hüfte und des Oberschenkels sind paretisch. Der Kniescheibenbandreflex rechts ist erloschen, links normal.

Röntgenbefund: Der 4. Lendenwirbel steht schief nach links gesenkt auf dem 5. und zeigt leichte Quetschungserscheinungen links. Der Bogen des 5. Lendenwirbels zeigt rechts dicht neben dem Dornfortsatzschatten eine Lücke. Das rechte Bogenstück ragt steil nach aufwärts (s. Fig. 71).

Beurteilung: Verletzter schleppt das rechte Bein nach und bedarf zum Gehen eines Stockes. Rente 60pCt.

Bruch-
verschiebungen
der Lenden-
wirbelsäule.

Die folgenden Fälle stellen Bruchverschiebungen der Lendenwirbelsäule dar. In den Fällen 113 bis 116 (inkl.) fand eine Verschiebung vorwiegend nach vorn statt. Fig. 72 zeigt eine Zusammenstauchung des Körpers des 2. Lendenwirbels, dessen Oberfläche stark unregelmässig erscheint; linksseitlich ist er durch eine Callusbrücke mit dem Körper des 1. Lendenwirbels verbunden. Der klinische Befund des Zurücktretens seines Dornfortsatzes beweist seine gleichzeitige

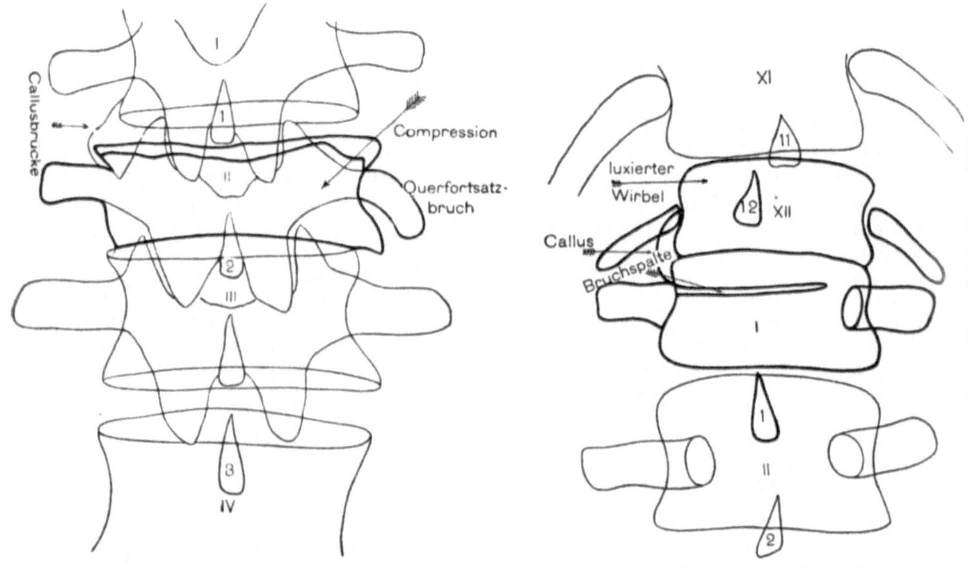

Fig. 72 (zu Fall 113).   Fig. 73 (zu Fall 114).

teilweise Verschiebung auf dem 3. Lendenwirbel nach vorne. Auf der Durchzeichnung der Röntgenaufnahme von Fall 114 (s. Fig. 73) ist die Luxation des 12. Brustwirbels auf dem 1. Lendenwirbel auch röntgenologisch erkennbar. Der Dornfortsatzschatten des 12. Brustwirbels liegt bedeutend höher, als derjenige der übrigen Wirbel, und ist ferner etwas nach rechts verlagert. Dies beweist, dass der 12. Brustwirbel eine Drehung um eine frontale Achse nach vorn gemacht hat, wodurch sein Dornfortsatz gerade nach hinten zu stehen kommt und dessen Projektionsschatten mitten in den Körperschatten fällt. Ferner sieht man eine Bruchspalte im Körper des 1. Lendenwirbels und eine Callusbrücke rechts von diesem zum Körper des 12. Brustwirbels ziehen.

Fig. 74 zeigt in ähnlicher Weise eine Verschiebung des 12. Brustwirbels auf dem 1. Lendenwirbel nach vorn und etwas rechts seitlich. Der Dornfortsatz des 12. Brustwirbels steht höher. Der Höhendurch-

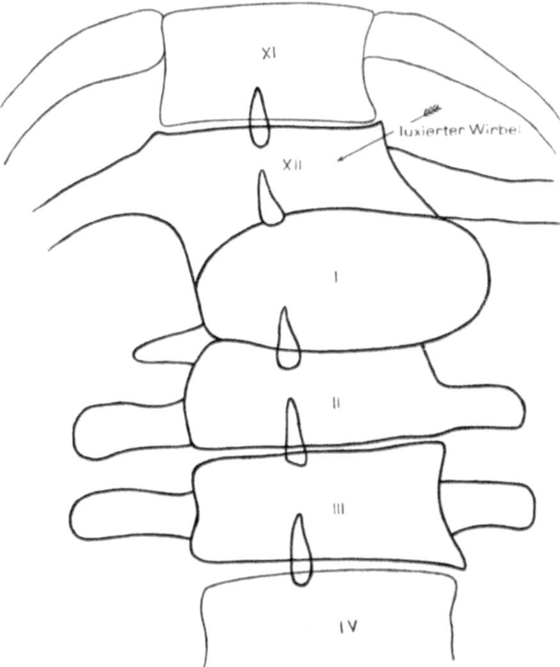

Fig. 74 (zu Fall 115).

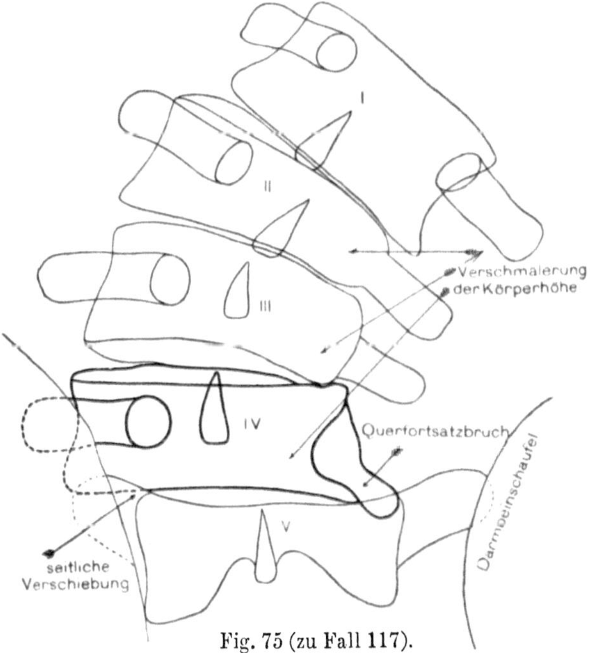

Fig. 75 (zu Fall 117).

messer des 12. Brust- bis 3. Lendenwirbelkörpers ist geringer. Viel augenfälliger präsentieren sich die überwiegend seitlichen Luxationen bei der Aufnahme von vorn. Fig. 75 stellt eine seitliche Luxation nach rechts zwischen 4. und 5. Lendenwirbel dar. Der Querfortsatz des 4. Lendenwirbels ist gebrochen, der 2., 3. und 4. Lendenwirbelkörper zeigen linksseitliche Verschmälerung.

Fall 113. Kompressionsbruch des 2. Lendenwirbels mit Luxation nach vorn. Parese der Blase und des Mastdarmes. Anfängliche Kompression des Markes. Konsolidation ist noch nicht eingetreten.

Gottlieb B., 65 Jahre alt, fiel am 3. 10. 11 vom Boden in die Tenne aufs Gesäss. Befundbericht: Anfänglich leichte Benommenheit; das Gesäss und der Rücken zeigten sich blutunterlaufen und geschwollen; die Lendenwirbeldorne waren druckschmerzhaft. Gehen und Stehen war nur unter grossen Schmerzen möglich. Anfänglich leichte Blasen- und Mastdarmstörung, die sich bald verlor.

Die Untersuchung in der Anstalt am 14. 12. 11 ergab: Die Körperhaltung ist etwas gezwungen und nach vorn gebückt. Die Rumpfbewegungen geschehen infolge reflektorischer Muskelspannung mit steifgehaltener Lendenwirbelsäule. Der 2. Lendenwirbeldorn tritt aus der Reihe der übrigen etwas nach vorn zurück und deshalb undeutlich tastbar; er ist druckschmerzhaft. Der linke Kniescheibenbandreflex ist etwas gesteigert, der rechte ist normal. Sonst Nervensystem ohne Besonderheiten.

Röntgenbefund: Der 2. Lendenwirbelkörper zeigt eine Abflachung seiner Höhe und Verwaschenheit der Struktur. Sein linker Querfortsatz ist abgeknickt und verlagert (s. Fig. 72).

Beurteilung: Nach Ablauf der Wartezeit auf $\frac{1}{2}$ Jahr 75 pCt. Rente. Volle Wiederherstellung zu erwarten.

Fall 114. Luxation zwischen 12. Brust- und 1. Lendenwirbel nach vorn. Kompressionsbruch des 1. Lendenwirbels. Motorische und sensible Parese der Beine; zeitweises Erlöschen des linken Patellarreflexes (Hämatomyelie). Erwerbsbeschränkung 20 pCt. dauernd.

Gustav P., 27 Jahre alt, wurde am 19. 9. 07 durch niederfallendes Geröll verschüttet. Befundbericht: Verletzter konnte sich von selbst nicht aufrichten. Die Dorne der unteren Brust- und oberen Lendenwirbelsäule waren prominent und sehr druckempfindlich. Es bestand teilweise Bewegungslähmung der Beine mit starker Gefühlsbeeinträchtigung; der linke Patellarreflex war anfänglich erloschen; die Blasen- und Mastdarmfunktion war ohne Störung. Nach 14 Tagen ging die Lähmung zurück. Am 29. 2. 08 wurde der Rücken beim Gehen noch steif gehalten.

Die Untersuchung in der Anstalt am 18. 8. 11 ergab: Muskulöser, blasser Mann in gutem Allgemeinzustand. Die Rumpfhaltung ist aufrecht und ungezwungen. Die Dorne des 11. Brustwirbels und 1. Lendenwirbels sind prominent; der Dornfortsatz des 12. Brustwirbels tritt stark nach vorn zurück und ist nach rechts abgewichen. An Stelle der linken Seitengelenksverbindung zwischen 12. Brust- und 1. Lendenwirbel ist eine starke, unregelmässige, knöcherne Vorwölbung zu tasten. Die Rumpfbewegungen sind durch Versteifung der unteren Brust- und oberen Lendenwirbelsäule behindert. Das Nervensystem ist ohne krankhaften Befund. Klagen über leichtere Ermüdung werden geäussert.

Röntgenbefund: Der 1. Lendenwirbelkörper erscheint an seiner Oberfläche eingestaucht, und mitten durch seinen Körper verläuft quer eine Bruchspalte. Rechts zieht eine breite Callusbrücke vom 1. Lendenwirbel zum 12. Brustwirbel, welche auch sonst knöchern verschmolzen sind. Die Seitengelenksverbindungen zwischen beiden Wirbeln erscheinen verwaschen (s. Fig. 73).

Beurteilung: Wegen der erheblichen Versteifung der Lendenwirbelsäule trotz guter Anpassung und Gewöhnung 20 pCt. Erwerbsbeschränkung dauernd angenommen. (Bestätigt im Instanzenzug.)

Fall 115. Luxationsfraktur des 1. Lendenwirbels, Kompressionsbruch des 12. Brustwirbels und des 2. und 3. Lendenwirbels ohne Markläsion. Wiederherstellung der Erwerbsfähigkeit.

Joseph H., 35 Jahre alt, erlitt am 25. 7. 05 eine Quetschung. Der Verletzte, der wegen dieses unbedeutenderen Unfalls sich in Behandlung befand, hatte aus der Militärzeit einen alten Bruch der Wirbelsäule, der nicht entschädigungspflichtig war. Ich führe den Fall hier an, um zu zeigen, dass selbst solch schwere Luxationsfrakturen bei jungen Leuten nicht immer eine spätere Erwerbsbeschränkung im Gefolge haben müssen. Nachweislich liegt aus der Militärzeit des Verletzten ein alter Bruch der Wirbelsäule vor, der aber nach amtlicher Auskunft den Mann nicht in seiner Erwerbsfähigkeit beeinträchtigte. Verletzter selbst gibt an, dass er vor dem hier in Frage stehenden Unfall voll erwerbsfähig gewesen sei. Er wurde deshalb auch bei der Rentenbemessung infolge des neuen Unfalls als vorher voll erwerbsfähig betrachtet.

Ich gebe den Befund an der Wirbelsäule vom 1. 5. 11 hier wieder: Kräftiger, sehr muskulöser Mann, sonst völlig gesund, leidet an einem rechtsseitigen Leistenbruch. Die Dorne des 11. u. 12. Brustwirbels und 2. u. 3. Lendenwirbels springen krankhaft nach hinten vor und sind nicht druckempfindlich; der erste Lendenwirbeldorn tritt aus der Reihe nach vorn zurück. Es besteht eine Versteifung im unteren Brust- und oberen Lendenteil, die durch kompensatorische Vorgänge in der übrigen Wirbelsäule gut ausgeglichen wird. Keine reflektorische Muskelspannung bei Rumpfbewegungen und keine Erhöhung der Pulszahl bei anhaltendem Bücken. Die Haltung ist leicht nach vorn gebeugt und ungezwungen. Nervensystem ohne Besonderheiten. Die Hohlhände sind stärkstens mit Arbeitsschwielen bedeckt.

Röntgenbefund: Linksseitlich vom 10. zum 11. Brustwirbel zieht eine Callusbrücke. Der 12. Brustwirbel und der 1., 2. u. 3. Lendenwirbel zeigen deutliche Verschmälerung. Dabei zeigen der 12. Brustwirbel und 1. Lendenwirbel eine seitliche Verschiebung gegeneinander. Der 1. Lendenwirbel hat völlig seine ursprüngliche Form eingebüsst (s. Fig. 74). Die zwei oberen Lendenwirbel und der 12. Brustwirbel sind knöchern miteinander verschmolzen.

Fall 116. Luxationsfraktur des 4. Lendenwirbels nach vorn ohne Wurzelläsion. Versteifung der unteren Lendenwirbelsäule. Abfindung mit Zugrundelegung von 10 pCt.

Franz F., 30 Jahre alt, wurde am 28. 3. 05 von einer Fachwand verschüttet und im Kreuz gequetscht. Befundbericht: Anfänglich konnte er nicht gehen. Die Lendenwirbelsäule erschien über dem Kreuzbein nach innen eingedrückt. Schmerzhaftigkeit beim Gehen. Rente nach Ablauf der Wartezeit 75 pCt., wegen fortschreitender Besserung vom 1. 4. 06 50 pCt., vom 1. 1. 07 40 pCt., vom 1. 1. 08 30 pCt., vom 1. 7. 08. 20 pCt.

Die Untersuchung in der Anstalt am 5. 12. 10 ergab: Der untere Lendenabschnitt der Wirbelsäule ist lordotisch eingebuchtet. Die Dornfortsätze 3, 4, 5, am stärksten der 4., treten nach vorn zurück aus der Reihe der übrigen und sind auf Druck nicht schmerzhaft. Der untere Abschnitt der Lendenwirbelsäule ist versteift. Es besteht ein leichter Grad der Beweglichkeitsbeschränkung bei Vorwärtsbeugung. Die Seitwärtsbeugung ist ungehindert. Keine reflektorische Muskelspannung bei Rumpfbewegungen. Die Haltung ist aufrecht und ungezwungen. Das Allgemeinbefinden gut; die Handflächen stärkstens verarbeitet. Nervensystem ohne krankhaften Befund.

Röntgenbefund: Verschmälerung des 4. Lendenwirbelkörpers.

Beurteilung: Volle Gewöhnung ist eingetreten. Wegen der vorhandenen leichten Beschränkung der Beweglichkeit, die bei manchen Verrichtungen stören kann, wird eine Rente von 10 pCt. für angemessen erachtet und Abfindung auf dieser Basis in Vorschlag gebracht. Verletzter ist einverstanden.

Fall 117. Luxationsfraktur des 4. Lendenwirbels nach rechts seitlich über dem 5. Lendenwirbel. Kompressionsbruch des 2. und 3. Lendenwirbels. Keine Wurzelläsion. Traumatische Skoliose. Wiederherstellung der Erwerbsfähigkeit.

Heinrich V., 43 Jahre alt, wurde am 28. 7. 00 von dem linken Vorderrad eines Düngerwagens über die Lendenwirbelsäule überfahren. Befundbericht: Ver-

letzter konnte sich nicht aufrichten. Starke Schmerzhaftigkeit der unteren Lendenwirbelsäule. Rente: Nach Ablauf der Wartezeit 100 pCt. der Vollrente, ab
1. 10. 08 50 pCt.

Die Untersuchung in der Anstalt am 23. 5. 11 ergab: 54jähriger, sehr muskulöser
Mann; Allgemeinzustand gut. Die Haltung ist nur leicht nach vorn gebeugt und zwangs-
los. Die Dorne der Lendenwirbel weichen nach rechts ab und prominieren, am
meisten der 2. u. 3., und sind nicht druckempfindlich. Querfaltung der Haut am
Oberbauch. Die Rumpfbewegungen sind ausgiebig ohne reflektorische Muskelspannung.
Nervensystem ohne Besonderheiten. Verletzter verrichtet alle Arbeiten.

Röntgenbefund: Linksseitliche Verschmälerung der Wirbelkörper des
2., 3. und 4. Lendenwirbels; Bruch des linken Quer- und linken unteren Gelenkfortsatzes des 4. Lendenwirbels; Verschiebung derselben nach rechts über den
5. Lendenwirbel (s. Fig. 75).

Beurteilung: Nach eingetretener voller Gewöhnung liegt bei der ausgiebigen,
schmerzfreien Rumpfbewegung ein messbarer Grad von Erwerbsbeschränkung nicht
mehr vor.

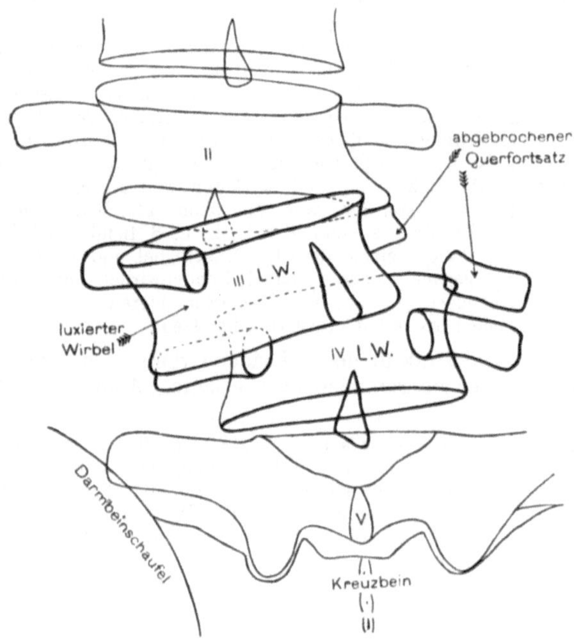

Fig. 76 (zu Fall 118).

Daran anschliessend folgen noch zwei anschauliche Fälle (118 u. 119)
von seitlicher Luxation der Lendenwirbelsäule, die mir nachträglich von
Herrn Chefarzt Dr. Becher in Münster freundlichst zur Verfügung gestellt
wurden und über die im Oktoberheft 1913 in den Fortschritten a. d. Gebiet
der Röntgenstrahlen bereits von Decker berichtet ist. Die Krankengeschichten sind nach dem Stil der übrigen zusammengefasst wiedergegeben.
Die Durchzeichnungen habe ich nach den mir übersandten Röntgenaufnahmen angefertigt. Fall 118 (Fig. 76) betrifft eine Luxation nach links
zwischen 3. und 4. Lendenwirbel, welch letzterer auf seiner linken Körperhälfte eine Verkürzung seines Höhendurchmessers zeigt. Ausserdem erscheint der rechte Querfortsatz des 3. Lendenwirbels abgebrochen und

verlagert. Fall 119 (Fig. 77) ist insofern sehr interessant, als der 3. Lendenwirbel mit der übrigen auf ihm ruhenden Wirbelsäule links-seitlich völlig vom 4. Lendenwirbel abgeglitten ist und offenbar am Becken einen neuen festen Halt gefunden hat.

Einen diesem letzteren ähnlichen Fall von völliger Verrenkung der Lenden-wirbelsäule, bei welchem es gelang, durch Operation die Verrenkung und die gleich-zeitig bestehende Lähmung der Beine, der Blase und des Mastdarms zu beseitigen, demonstrierte Borchard auf dem Kongress d. Deutschen Gesellsch. f. Chirurgie in diesem Jahre.

Fall 118. Luxation des 3. Lendenwirbels nach links, leichter Kom-pressionsbruch der rechten Hälfte des 2. und 3. Lendenwirbels mit knöcherner Verschmelzung der beiden; Querfortsatzbruch des 3. Lendenwirbels. Aus-strahlende Schmerzen ins rechte Bein (Zerrung der rechts austretenden Nervenwurzeln).

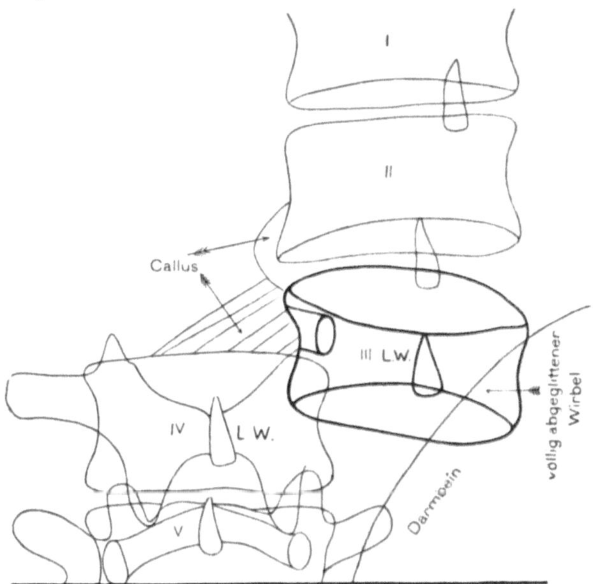

Fig. 77 (zu Fall 119).

Gustav N., 30 Jahre alt, wurde am 21. 8. 11 von einem herabfallenden Stein-stück in den Rücken getroffen. Befundbericht: Die Lendenwirbelsäule war druck-empfindlich, desgleichen sehr schmerzhaft die Gegend des rechten Schambeinastes. Ausstrahlende Schmerzen ins rechte Bein, welche bald verschwanden. Reflexe normal.

Die Untersuchung in der Anstalt am 8. 1. 13 ergab: Deutliche Ausbiegung der Wirbelsäule im Uebergang der Brust- und Lendenwirbelsäule. Die rechte Hüfte springt stark vor. Die Dornfortsätze des 3. und 4. Lendenwirbels sind prominent, nicht druckempfindlich (s. Fig. 82). Erhebliche muskuläre Fixation und Beugungs-beschränkung der Wirbelsäule. Reflexe normal.

Röntgenbefund: Der 3. Lendenwirbel ist nach links und ein wenig nach hinten von dem 4. Lendenwirbel abgerutscht und hat dabei eine Vierteldrehung nach rechts gemacht, was an der Lage seines Dornfortsatzes ersichtlich ist. Der 2., 3. und 4. Lendenwirbelkörper zeigen Kompressionserscheinungen; der rechte Querfort-satz des 3. Lendenwirbels ist abgebrochen und verlagert (s. Fig. 76).

Beurteilung: Eine Gewöhnung an die veränderte Belastung ist noch nicht eingetreten. Wegen Beeinträchtigung der Tragfähigkeit 66²/₃pCt. Rente.

Fall 119. Totalluxation des 3. auf dem 4. Lendenwirbel mit völliger Verlagerung der Wirbelsäule nach links. Anfängliche Parese der Beine und Fehlen des rechten Kniescheibenbandreflexes (Läsion der rechts austretenden Wurzel, Blutung in den Wirbelkanal). Erwerbsschädigung 50 pCt. dauernd.

Heinrich Sch., 45 Jahre alt, wurde am 24. 2. 91 von einem fallenden Steinstück in das Kreuz getroffen. Befundbericht: Starke Weichteilschwellung der Kreuzgegend. Parese der Beine. Fehlen des rechten Patellarreflexes.

Die Untersuchung in der Anstalt am 19. 2. 13 ergab: Mittelkräftiger Mann. Die Haltung ist aufrecht, der Gang gut und sicher. Die Wirbelsäule zeigt eine leichte Verbiegung nach links. Der Dornfortsatz des 5. Lendenwirbels springt deutlich vor, darüber fühlt man eine tiefe Delle. Keine Druckschmerzhaftigkeit. Die Beweglichkeit der Wirbelsäule ist ziemlich gut; reflektorische Fixation der Lendenwirbelsäule. Der rechte Oberschenkel zeigt einen Minderumfang von 2 cm. Die Reflexe sind normal, sonst keine Störungen. Verletzter klagt über zeitweise auftretende Schmerzen im Kreuz, ferner über Unfähigkeit schwere Lasten zu tragen.

Röntgenbefund: Der 3. Lendenwirbel ist völlig vom 4. Lendenwirbel nach links abgeglitten; der 3. Lendenwirbel steht auf dem Becken. Gelenk- und Querfortsatzbruch zwischen 3. und 4. Lendenwirbel (s. Fig. 77).

Beurteilung: Wegen erheblicher Herabsetzung der Tragfähigkeit trotz der relativ guten Funktion der Wirbelsäule 50 pCt. Rente.

Statistisches. Von sechsundzwanzig Kompressionsbrüchen der Lendenwirbelsäule war bei Abschluss der Feststellungen zu vorliegender Arbeit einer noch in Heilung begriffen, fünfundzwanzig waren geheilt. Von letzteren war in vierzehn Fällen die Wiederherstellung der Erwerbsfähigkeit eingetreten; in sieben Fällen wurden Gewöhnungsrenten wegen Störung der Rumpfbeweglichkeit, in vier Fällen Dauerrenten zwischen 60—80 pCt. wegen schlechten Allgemeinzustandes, Störung der Tragfähigkeit der Wirbelsäule und Nervenwurzelverletzung gewährt.

Von den sieben Luxationsfrakturen der Lendenwirbelsäule war einer noch in Heilung begriffen, in zwei Fällen trat die Wiederherstellung der Erwerbsfähigkeit ein; in vier Fällen wurden Dauerrenten von $66\,^2/_3$—10 pCt. gewährt wegen schwerer Versteifung und Störung der Tragfähigkeit.

Behandlung. Die Behandlung besteht bei frischen Kompressionsbrüchen in Entlastung und Ruhigstellung der Wirbelsäule durch ein in Extension angelegtes Gipskorsett. Ist die Heilung eingetreten, so muss eine energische Nachbehandlung die Besserung der Bewegungstörungen und Kräftigung der atrophischen Rückenmuskulatur zum Ziele haben; dies geschieht durch eine geeignete Bewegungstherapie (Rumpfübungen) und Massage.

Bei frischen Luxationsfrakturen kann man durch starke Streckung der Wirbelsäule im Extensionsrahmen eine Einrenkung versuchen, die öfters, wenn auch nur teilweise, gelingen dürfte. Im übrigen ist die Behandlung die gleiche wie bei Kompressionsfrakturen (s. auch Behandlung der Verletzungen der Wirbelsäule).

Verletzungen des Kreuzbeins.

Isolierte Kreuzbeinverletzungen sind bisher sehr selten beobachtet worden; vielleicht wird sich auch ihre Zahl durch systematische Röntgenuntersuchung und zunehmende Uebung in der Deutung der Röntgenogramme mit der Zeit erheblich vermehren lassen.

Sie entstehen durch Fall auf den hinteren Rückenabschnitt uud auf das Gesäss, ferner seltener durch direkte Gewalt. Man unterscheidet Vertikalbrüche, Quer- und Schrägbrüche des Kreuzbeins. In Fall 121 verlief die Bruchlinie quer; das untere Bruchstück war leicht nach einwärts eingedrückt.

Entstehungs-
ursachen und
Formen der
Verletzung.

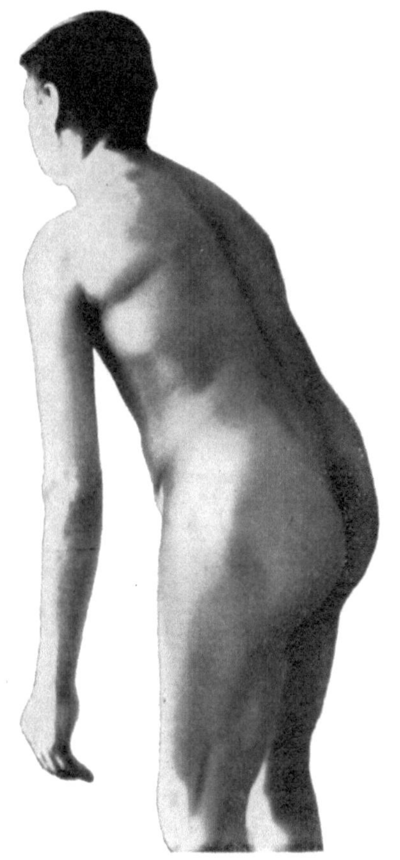

Fig. 78 (zu Fall 121).
Typische Körperhaltung bei Brüchen des Kreuzbeins.

Die klinischen Erkennungszeichen sind:

Klinische
Erkennungs-
zeichen.

1. Weichteilschwellung in der Kreuzbeingegend,
2. stechender Schmerz im Kreuzbein beim Aufrichten des Rumpfes und Stehen,
3. Druckschmerz an der Bruchstelle und Durchfühlen des Bruch-spalts (ev. in Narkose),
4. Krepitationsgeräusch bei Auskultation,
5. Gleichzeitige Läsion der die Kreuzbeinlöcher verlassenden Nerven-wurzeln bei Ausschluss einer anderen Wirbelverletzung.

Für **pathognomonisch** bei Kreuzbeinbruch halte ich die **Schmerzhaftigkeit bei Streckung** der Wirbelsäule, weil dadurch das Kreuzbein die stärkste Belastung erfährt gegenüber der Schmerzhaftigkeit der Beugung der Wirbelsäule bei Kompressionsfrakturen der Wirbelkörper; während letztere zur Entlastung und Vermeidung des Schmerzes eine reklinierte Rumpfhaltung einnehmen, ist die **Haltung** der Kreuzbeinverletzten zur möglichsten Ausschaltung der Rumpflast eine in der Lendenwirbelsäule nach **vorn gebeugte** (s. Fig. 78).

Röntgendiagnose. Die **Deutung des Röntgenbildes** kann oft recht schwierig werden, weil das Kreuzbein ein sehr komplizierter Knochen ist. Notwendig ist vor der Aufnahme eine gründliche Darmentleerung, da Kot und Darmgase störende Flecken verursachen. Häufig auch werden Bruchspalten nicht sichtbar infolge parallaktischer Verschiebung (**Ludloff**). Es empfiehlt sich deshalb ventro-dorsale und dorso-ventrale Aufnahmen

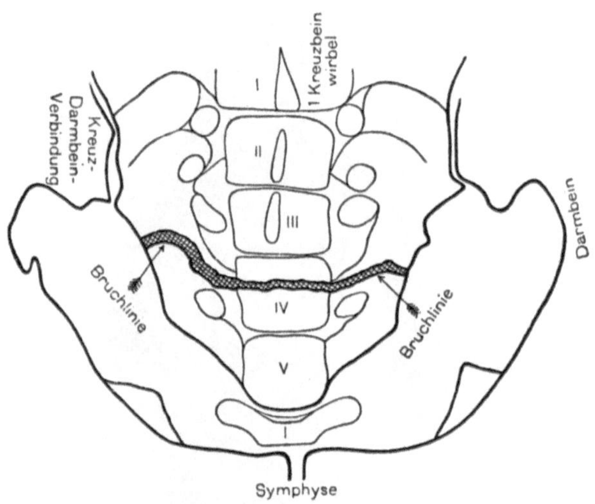

Fig. 79 (zu Fall 121).

zu machen; auch kann man versuchen durch Drehung des Blendentubus grössere Ueberschneidungen zu vermeiden. **Ludloff** empfiehlt ferner Uebersichtsaufnahmen und hält die Asymmetrie in der Projektion beider Beckenhälften für das sicherste röntgendiagnostische Zeichen für die Vertikalfraktur des Kreuzbeins. Das Röntgenbild zeigt in Fall 121 den Bruchspalt als unregelmässig verlaufende, millimeterbreite dunklere Linie auf der Platte (s. Fig. 79). Blosse Knochenfissuren sind wohl im allgemeinen bei dem dicken Knochen nicht sichtbar.

Nervenwurzeln. Gefährdet sind bei Kreuzbeinbrüchen die durch die vorderen und hinteren Kreuzbeinlöcher austretenden Nervenwurzeln, sowie das der Vorderseite des Kreuzbeins dicht anliegende Sympathicusgeflecht.

In unserem Material befinden sich zwei solcher Fälle, eine Fissur und ein röntgenologisch erkennbarer Bruch. In ersterem Fall trat die Wiederherstellung ein; der letzte Fall (der aus meiner Praxis stammt) war noch in Heilung begriffen.

Fall 120. Fissur des Kreuzbeins durch Fall aufs Gesäss. Wiederherstellung.

Elisabeth Sch., 18 Jahre alt, fiel am 18. 3. 11 durch die Bodenluke in die Tenne aufs Gesäss. Befundbericht: Heftige Schmerzen in der Kreuzbeingegend; mässige Schwellung und Bluterguss über dem Kreuzbein. Verletzte konnte sich anfänglich nicht ohne Stütze fortbewegen und hatte starke Schmerzen beim Stehen; am Kreuzbein bestand heftige Druckempfindlichkeit; keine Krepitation, keine Marksymptome.

Die Untersuchung in der Anstalt am 10. 11. 11 ergab: Blühendes, gesundes Mädchen. Wirbelsäule normal aufgebaut und frei beweglich, kein äusserlicher Befund am Kreuzbein ausser angeblich geringer Druckempfindlichheit, keine Zeichen eines Beckenbruchs. Nervensystem ohne Besonderheiten. Klagen über Schmerzen im Kreuzbein nach andauerndem Stehen. Der Röntgenbefund ergibt keine eindeutigen Zeichen eines Bruches.

Beurteilung: Wegen der noch vorhandenen geringen subjektiven Beschwerden Uebergangsrente von 15 pCt. Später Einstellung.

Fall 121. Querbruch des Kreuzbeins ohne Nervenverletzung.

Fritz Z., 42 Jahre alt, fiel am 27. 1. 12 von der Leiter 3 Meter hoch auf Gesäss und Kreuz. Am Weiterarbeiten wurde er durch stechenden Schmerz im Kreuz verhindert. Quetschwunden mit Hautdefekten heilten unter Verband. Nach 14 tägiger Bettruhe stand er wieder auf und gibt seit der Zeit an, dass er Stechen habe im Kreuz beim Bücken.

Die Untersuchung am 14. 4. 13 ergab: Guter Allgemeinzustand. Die Wirbelsäule ist ohne Verletzungszeichen. Die Haltung ist nach vorn geneigt; die Beugung geschieht in den Hüftgelenken bei steifgehaltenem Rücken. Reflektorische Spannung der Rückenstrecker beim Aufrichten des Rumpfes. Seitliche Beugung frei. Das Kreuzbein zeigt eine quere Verdickung etwa an der Grenze des mittleren und unteren Drittels; Druck auf dieselbe wird sehr schmerzhaft angegeben. Die Kniescheibenbandreflexe sind gesteigert. Status nervosus; sonst Nervensystem ohne Befund.

Röntgenbefund: Quer durch den 4. Kreuzbeinwirbel, den er deutlich in zwei Hälften teilt, zieht nach beiden Seiten bis zu den seitlichen Kreuzbeinkonturen ein sich unregelmässig fortsetzender dunklerer Streifen von wechselnder Breite, der Bruchspalt (bei Fig. 78 schattiert gezeichnet).

Beurteilung: Wegen der Schmerzhaftigkeit Uebergangsrente von 50 pCt. Heilung und Wiederherstellung steht zu erwarten.

Auch Abknickungen des Steissbeins, das nur verhältnismässig lose an das Kreuzbein angefügt ist, können bei Sturz aufs Gesäss vorkommen und vorübergehend Schmerzen verursachen, ohne indess eine grössere Bedeutung zu erlangen.

III. Abschnitt.

Traumatische Deformitäten. Differentialdiagnostisches.

Die gewöhnlichste Deformität nach Kompressionsbruch ist das Hervortreten des Dornfortsatzes des verletzten Wirbels. Ein Gibbus entsteht, wenn die Verschmälerung des ganzen Wirbelkörpers ziemlich gleichmässig erfolgt ist (s. Fig. 80). Betrifft die Zusammenstauchung hauptsächlich die vordere Körperhälfte eines oder mehrerer Wirbel, so bildet sich mit Beteiligung der benachbarten unverletzten Wirbel eine Kyphose aus, auf deren Scheitel der oder die Dornfortsätze der verletzten Wirbel liegen (s. Fig. 81); die letztere Form ist die häufigere, während der Gibbus seltener ist. Diese Kyphosenbildung tritt überall an der Wirbelsäule, ausgenommen die obere Hals- und untere Lendenwirbelsäule, welche beide physiologische Lordose zeigen, auf, am stärksten gewöhnlich in der Brustwirbelsäule. Bei gleichzeitiger Zertrümmerung der Bandscheibe über dem verletzten Wirbel tritt auch der Dornfortsatz des oberen Wirbels stärker nach hinten vor. Leichte seitliche Abweichung mehrerer Dornfortsätze lässt auf geringe seitliche Ausbiegung infolge einseitig stärkerer Verschmälerung der Wirbelkörper schliessen. Diese geringfügigen Seitenabweichungen der Dornfortsätze sind bei Kompressionsbrüchen nicht selten (s. Fig. 82). Starke Seitenabweichung eines einzelnen Dornfortsatzes oder starkes Zurücktreten nach vorn deutet auf Bruch mit Verschiebung. Man kann öfters die Bemerkung machen, dass auch nach stärkerem Kompressionsbruch ein Hervortreten eines Dornfortsatzes überhaupt nicht sichtbar wird (Fall 108) oder dass erst in gebückter Haltung das vorher kaum merkbare Hervortreten des betreffenden Dornfortsatzes erst in die Augen fällt (Fall 82, 88, 90). In solchen Fällen wird recht häufig ohne Röntgenuntersuchung selbst ein schwerer Kompressionsbruch übersehen.

Schwerere seitliche Verbiegungen der Wirbelsäule mit wesentlicher Veränderung der statischen Verhältnisse treten eigentlich

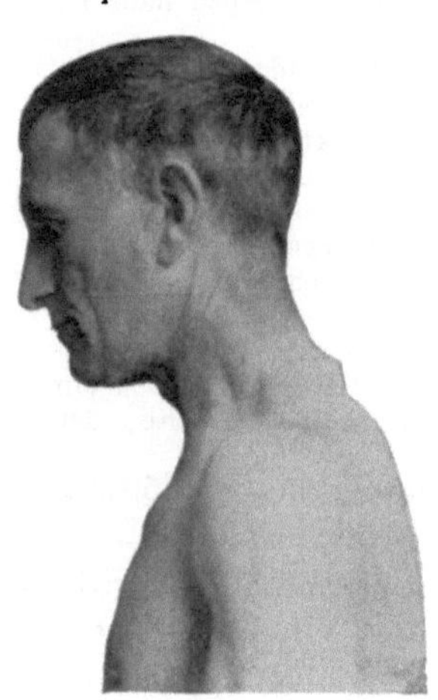

Fig. 80 (zu Fall 64).
Kompressionsbruch des
6. Halswirbels.

nur bei schweren seitlichen Luxationen und Luxationsfrakturen der Lendenwirbelsäule auf. Die beifolgende Photographie des Falles 118 (Fig. 83) zeigt eine solche Skoliose traumatischen Ursprungs; man betrachte sich dazu die Durchzeichnung des Falles (Fig. 76), welche die schwere seitliche Verschiebung des 3. Lendenwirbels veranschaulicht.

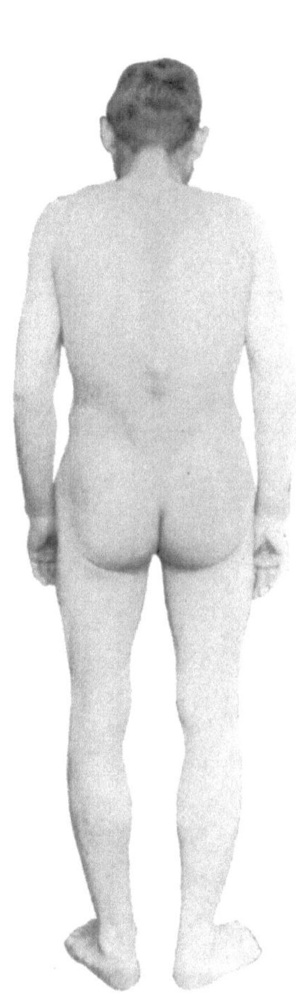

Fig. 81 (zu Fall 100).
Kyphose nach Kompressionsbruch des 1. u. 2. Lendenwirbels.

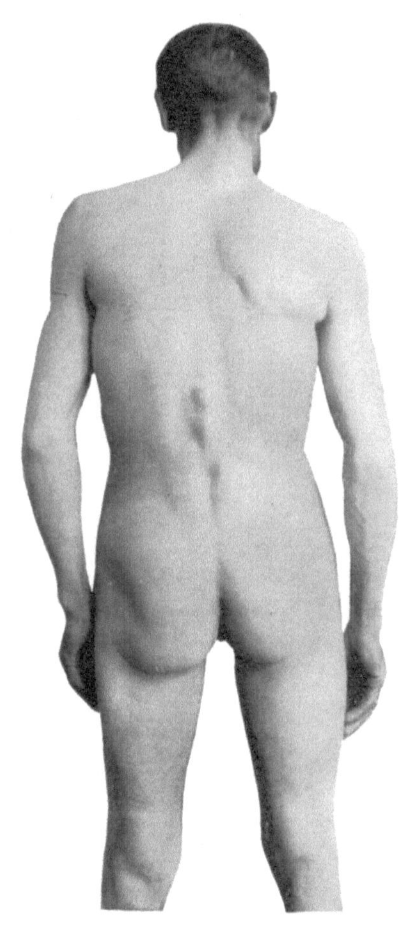

Fig. 82 (zu Fall 105).
Kompressionsbruch des 2. Lendenwirbels. Knöch.
Verschmelzung des 2. u. 3. Lendenwirbels infolge
Zertrümmerung der Bandscheibe. Kyphose mit
seitlichem Abweichen der Dornfortsätze.

An dieser Stelle sei auf die differentialdiagnostischen Merkmale der traumatischen gegenüber der rachitischen, und Belastungsskoliosen hingewiesen. Es kommt nicht selten vor, dass der begutachtende Arzt vor die Frage gestellt wird, ob eine vorhandene Skoliose mit einem angeblich erlittenen Trauma in ursächlichem Zusammenhang steht. Diese Frage ist von grösster Tragweite, weil es

Differential-
diagnose zwischen
gewöhnlichen
Skoliosen und
solchen trauma-
tischen Ursprungs.

sich da oft um Fälle mit hohen Dauerrenten handelt. Zu be-
denken ist zunächst, dass solche schwerere Skoliosen ausserordentlich
selten traumatischen Ursprungs sind, weil diese hochgradigen Bruchverschiebungen, durch die sie verursacht werden, intra vitam nur ver-
einzelt und nur an der unteren Lendenwirbelsäule beobachtet werden.

Typisch für die traumatische Entstehungsweise überhaupt ist der
scharfe unvermittelte Knickungswinkel der Wirbelsäule an der Verletzungsstelle und das stärkere Hervortreten der Dornfortsätze der verletzten

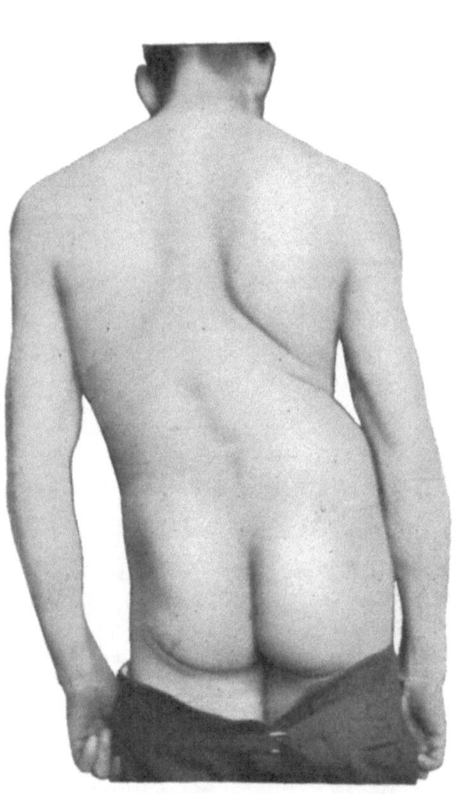

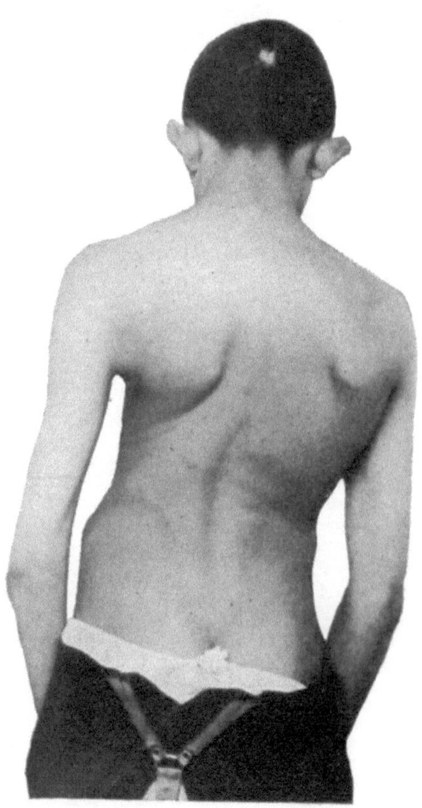

Fig. 83 (zu Fall 118). Luxation des
3. Lendenwirbels nach links. Traumatische Skoliose. Kein Torsionswulst.

Fig. 84. Skoliotische Verbiegung
der Wirbelsäule mit Torsionswulst (Rippenbuckel rechts).

Wirbel, wie er bei keiner rachitischen Skoliose und Belastungsdeformität
gefunden wird (s. Fig. 83). Kompensatorische Gegenkrümmungen in der
aufsteigenden Wirbelsäule können sich bei der traumatischen Skoliose
erst im Verlauf von Jahren ausbilden, aber nur in viel geringerem
Grade (Fall 85). Ein Hauptcharakteristikum ist ferner das gänzliche
Fehlen des Rippenbuckels und Torsionswulstes auf der Seite
der Konvexität, wie er durch die eigentümliche Drehung der Wirbelkörper im Verlauf einer allmählich durch langsam einwirkende Schädi-

gungen entstehenden Skoliose stets zu finden ist. Ist dieser Torsionswulst nicht schon wie auf Fig. 84 bei aufgerichteter Körperhaltung augenfällig, so tritt er bei nicht traumatischen Skoliosen stets bei Vorbeugehaltung genügend sichtbar hervor.

Auf dem Röntgenbild kann die Differentialdiagnose zwischen einem skoliotischen Keilwirbel und einem durch Zusammenstauchung abgeplatteten Wirbel im ersten Augenblick Schwierigkeiten machen, jedoch lässt das Fehlen sonstiger Frakturzeichen und die ähnliche Gestaltung der Nachbarwirbel bei primärer Skoliose eine Fraktur ausschliessen.

Grössere Schwierigkeiten können entstehen, wenn eine Verschlimmerung einer bereits bestehenden Skoliose durch Unfall angegeben wird. Bietet der Röntgenbefund keine, und der klinische Befund ausser der in solchen Fällen stets behaupteten, jedoch nicht genau lokalisierten Schmerzhaftigkeit keine weiteren Anhaltspunkte für einen Bruch, und fehlen auch die äusserlichen Kennzeichen eines Kompressionsbruches, so dürfte wohl in der Regel die Frage einer Verschlimmerung zu verneinen sein; jedenfalls ist in einem solchen Fall bei Annahme der überaus seltenen Formen der traumatischen Erweichung der Wirbelknochen die grösste Vorsicht am Platze.

Eine andere Wirbelsäulendeformität, die gern als Unfallfolge nach mehr oder minder harmlosem Fall auf den Rücken angegeben wird, ist der runde Rücken. Derselbe ist eine häufige Begleiterscheinung des Alters bei der arbeitenden Bevölkerung. Er stellt eine Ausbiegung der Brustwirbelsäule nach hinten dar mit allmählicher Versteifung dieses Abschnitts durch arthritische Prozesse. Zum Ausschluss einer Wirbelverletzung ist differentialdiagnostisch wichtig das Fehlen eines irgendwie pathologisch nach hinten aus der Reihe der übrigen hervortretenden Dornfortsatzes und der negative Röntgenbefund. *Differentialdiagnose der traumatischen u. Alterskyphose.*

Ein weiteres, womöglich noch grösseres Kontingent an Fehldiagnosen auf Wirbelbruch liefert die Wirbeltuberkulose. Abgesehen davon, dass die Fälle nicht selten sind, in denen ein an Wirbelkaries leidender Versicherter einen Unfall zu konstruieren sucht, um die Erkrankung als Unfallfolge hinzustellen und sich dadurch in den Besitz einer Rente zu setzen, kann auch ein bislang latent gebliebener tuberkulöser Prozess an der Wirbelsäule gelegentlich eines leichteren Unfalles erstmalig in Erscheinung treten und Schmerzen machen, so dass der befragte Arzt unbedenklich bei vorhandenem Gibbus und Belastungsschmerz die Erkrankung als Wirbelverletzung und somit als Unfallfolge bezeichnet. In einem solchen Falle könnte man doch nur von einer zeitweiligen Verschlimmerung eines bereits länger bestehenden Leidens sprechen. Auch diese recht häufigen Fälle bedingen unrechtmässige sehr hohe Renten von meist 100 pCt. auf lange Jahre hinaus. Es ist deshalb wichtig in allen Fällen, wo kein eklatanter Wirbelbruch vorliegt, besonders nach relativ leichtem Trauma, sorgfältig die Möglichkeit einer Wirbelentzündung auf tuberkulöser Grundlage in Erwägung zu ziehen. Folgender von mir beobachteter Fall zeigt eine derartige als Wirbelverletzung fälschlich entschädigte Wirbelcaries. *Differentialdiagnose zwischen Wirbelbruch und Wirbeltuberkulose.*

Fall 122. Als Wirbelbruch verkannte Tuberkulose des 2. und 3. Lendenwirbels.

Maria St., 16 Jahre alt, sprang am 26. 8. 01 vom Wagen, glitt aus und fiel aufs Gesäss. Befundbericht: Steifgehaltener Rücken beim Gehen. Ein Dornfortsatz der Lendenwirbelsäule springt leicht vor und ist druckempfindlich. Späterhin wurde ein Senkungsabszess konstatiert. Vollrente.

Die Untersuchung in der Anstalt am 26. 8. 11 ergab: Kleine kräftige Frau von gesundem Aussehen. Die Dornfortsätze des 3. und besonders des 2. Lendenwirbels springen spitzwinklig nach hinten vor (s. Fig. 85) und sind nicht druckschmerzhaft. Rechtsseitlich bemerkt man eine Inzisionsnarbe. Die obere Lendenwirbelsäule ist versteift, doch sind die Rumpfbewegungen infolge genügender Kompensation recht ausgiebig. Nervensystem ohne Besonderheiten.

Röntgenbefund: Der 1. Lendenwirbelkörper ist stark zusammengeschmolzen, zeigt unregelmässige Konturen seitlich und an der Hinterfläche, und ist mit dem gleichfalls verschmälerten Körper des 3. Lendenwirbels verschmolzen.

Diagnose: Ausgeheilte Caries des 2. u. 3. Lendenwirbels.

Die Differentialdiagnose kann, wie im vorliegenden Fall, bei beginnender Wirbeltuberkulose, wo noch keine Senkungsabszesse und lediglich der Gibbus und die Schmerzhaftigkeit vorhanden sind, recht schwierig werden, zumal wenn ein Unfallereignis vorhanden ist, und jegliche frühere Krankheitssymptome aufs bestimmteste in Abrede gestellt werden. Trotzdem musste auch hier auffallen, dass das verhältnismässig geringfügige Trauma, wie ein Fall aufs Gesäss aus geringer Höhe, in keinem Verhältnis zur Wirkung stehen konnte und dass bei Annahme eines Wirbelbruchs ein schwereres Trauma vorausgesetzt werden musste.

Ist nach Art der Entstehung die Möglichkeit einer Tuberkulose vorhanden, so gibt die Anamnese und die Untersuchung der übrigen Organe häufig weitere Anhaltspunkte. Aber auch bei negativem Resultat ist die Möglichkeit tuberkulösen Ursprungs zu betonen, um einer vorzeitigen Anerkennung des Wirbeltraumas vorzubeugen, bis das Vorhandensein der Tuberkulose einwandfrei festgestellt oder ausgeschlossen werden kann. Ausschlaggebend kann dort, wo sie ausführbar ist, die Tuberkulinprobe mit Alttuberkulin Koch sein, wenn bei Ausschluss sonstiger tuberkulöser Erkrankungen die charakteristische Fieberreaktion positiv ausfällt. Auch dem Lebensalter kommt eine gewisse Bedeutung zu, da die Wirbelcaries vorzüglich eine Erkrankung der drei ersten Dezennien darstellt.

Röntgendiagnose der Wirbelcaries. Von grösster Wichtigkeit für die Erkennung einer Wirbelcaries ist stets die Röntgendiagnose. Die betroffenen Wirbelkörper erscheinen in den Anfangsstadien der Erkrankung, bevor der destruierende Prozess am Knochen auf dem Röntgenbild sichtbar wird, bei erhaltener äusserer Form und normaler Breite der Bandscheiben durch die entzündlichen Vorgänge in der Umgebung des Herdes in einer eigentümlichen, ziemlich gleichmässigen Verschleierung gegenüber den nicht befallenen Wirbeln. Hat der Einschmelzungsprozess bereits begonnen, so zeigen auf scharfen Strukturbildern die Wirbelkörper in der Umgebung der Stellen, wo das Granulationsgewebe den Knochen angefressen hat, deutliche Zeichen der Knochenatrophie, was durch die grössere Durchlässigkeit dieser Partien für Röntgenstrahlen erkennbar wird. Diese Verschleierung in der Umgebung von Knochendefekten kommt bei Kompressionsbruch nicht vor und ist pathognomonisch für die Knochentuberkulose. Das beifolgende Röntgenbild (s. Fig. 85) einer Caries des 10. Brust- bis 1. Lendenwirbels, welcher einem Aufsatz von Ménard-Berck[1]) entlehnt ist, zeigt die geschilderten Verhältnisse besonders der Verschleierung. Der 11. Brustwirbelkörper zeigt bereits stärkere Formveränderung.

Eine alte ausgeheilte Wirbeltuberkulose ist auf dem Röntgenbild einer alten Fraktur etwas ähnlicher, doch spricht die gewöhnlich viel geringere Callusentwicklung und die typischen Knochendefekte mit unregelmässigen Konturen, die an Stelle der ehemaligen Caries zurückzubleiben pflegen, für Tuberkulose.

Klinisch präsentiert sich eine ausgeheilte Wirbeltuberkulose häufig durch das spitzwinklige, scharfkantige Vorspringen der Dornfortsätze, wie man sie nach Kompressionsbrüchen nicht zu sehen pflegt, und gelegentlich durch Fistel- und Inzisionsnarben, die von Senkungsabszessen herrühren (s. Fig. 86).

Ist eine Wirbelcaries festgestellt, so tritt die Frage an den Gutachter heran, ob die bestehende Tuberkulose mit dem Unfall ursächlich zusammenhängt. Auch hier ist für eine gerechte, sachgemässe Beurteilung eine genaue Prüfung notwendig. Ist die Wirbelcaries erst gelegentlich des angeblichen Unfalles manifest geworden, so ist ein ursächlicher Zusammenhang ausgeschlossen, da der Prozess latent schon längere Zeit vorher bestanden haben muss; es käme dann eventuell eine zeitweilige Verschlimmerung einer bereits bestehenden Erkrankung durch den Unfall in Frage. Jedenfalls ist es dringend anzuraten, in einem jeden derartigen Falle genaue, wenn nötig eidliche Zeugenvernehmungen über etwaige Krankheitserscheinungen vor der Zeit des fraglichen Unfalles vornehmen zu lassen. Ein ursächlicher Zusammenhang wäre dann anzuerkennen, wenn auf der Grundlage einer objektiv nachweisbaren Wirbelläsion nach Verlauf einiger

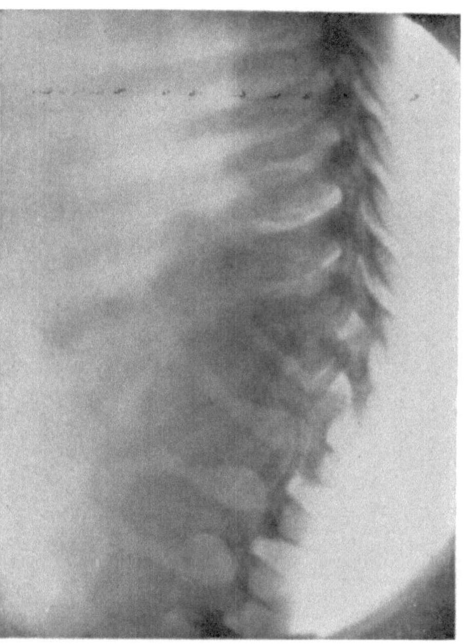

Fig. 85. Tuberkulose der unteren Brust- und oberen Lendenwirbelsäule. Der 11. Brustwirbel zeigt Veränderung seiner Form. Schleierbildung in der Umgebung des Entzündungsherdes.

Ursächlicher Zusammenhang einer Wirbelcaries mit Unfall.

---

1) Zeitschr. f. orthop. Chir. Bd. 32. S. 372.

Monate an derselben Stelle eine Wirbeltuberkulose sich ent-
wickelte; man müsste dann mit Wahrscheinlichkeit annehmen, dass das Krankheitsvirus auf dem Wege der Blutbahn
an den durch die Verletzung geeigneten Nährboden gelangt
und sich dort weiter entwickelt hat.

Spätdeformitäten.
Spondylitis trau-
matica u. Wirbel-
tuberkulose. Schliesslich sind noch die Spätdeformitäten der Wirbelsäule
traumatischen Ursprungs zu erwähnen, besonders eine seltene Er-
krankungsform, die zuerst von Kümmel beschrieben wurde und
differentialdiagnostisch gegen Tuberkulose in Betracht kommen kann.

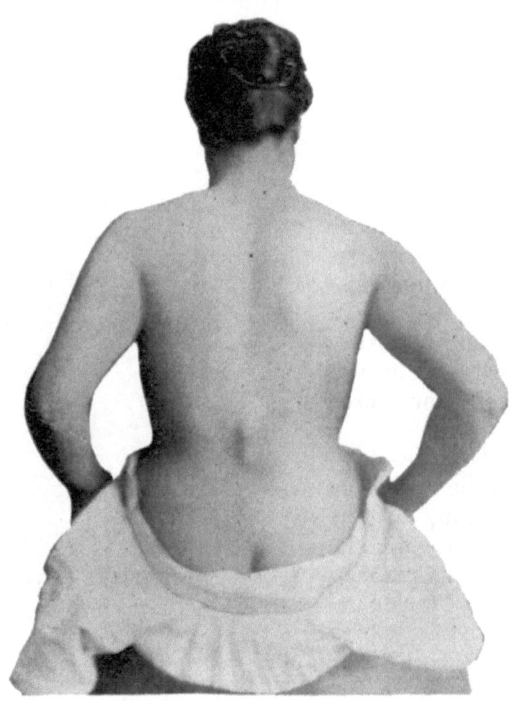

Fig. 86 (zu Fall 122). Fälschlich als Wirbelbruch entschädigte Tuberkulose
des 2. u. 3. Lendenwirbels.

Das Kümmelsche Krankheitsbild! ist folgendes: Nach einem
leichteren direkten oder indirekten Wirbeltrauma, das etwa eine Kontusion
oder leichte Einstauchung des Wirbelkörpers verursacht, fühlt der Verletzte
entsprechend seiner Verletzung heftige Schmerzen, die nach einigen
Tagen wieder völlig verschwinden können, so dass der Verletzte wieder
auf Monate hinaus und länger ungestört seiner Beschäftigung nachgehen
kann. Dann tritt auf einmal unter lokalen Schmerzen, Neuralgien im
Gebiet der Interkostalnerven und Bewegungsstörungen der unteren
Extremitäten ein Gibbus auf, der auf Druck schmerzhaft ist. Das
Gehen und Bücken erfolgt mit fixierter Wirbelsäule. Die vorbeschriebene
nichtinfektiöse Form der fortschreitenden Knochenatrophie wird von

verschiedener Seite auf nervöse Einflüsse zurückgeführt, weil ihre Entstehung durch einfache Knochenverletzung sich nicht erklären lässt.

Diese Krankheitsform, bei der die nervösen Störungen im Vordergrund stehen, ist jedenfalls recht selten, denn wir haben sie nicht beobachten können. Doch haben wir andere Fälle von Spätdeformität gesehen, die ohne Schmerzen und ohne nervöse Störungen verliefen, darunter einen (Fall 98), bei dem die Deformität der oberen Lendenwirbelsäule sich erst nach einem Zeitraum von 10 Monaten nach dem Trauma ausbildete, während die Zwischenzeit ziemlich beschwerdefrei war. Die anderen Spätdeformitäten bildeten sich direkt im Anschluss an die Verletzung ohne Schmerzhaftigkeit allmählich im Verlauf einiger Monate bis zu einem Jahre aus (Fall 85, 94, 102 u. 109); Fall 94 und 102 waren mit Hämatomyelie kompliziert. In den letzten vier Fällen ist das allmähliche Auftreten der Deformität durch den fortschreitenden Resorptionsprozess des, durch den Kompressionsbruch zerstörten Knochengewebes unter dem Druck der Belastung genügend zu erklären. Zu bemerken ist noch, dass dieser spondylitische Prozess in allen Fällen innerhalb einiger Monate bis zu einem Jahre seinen Abschluss durch definitive Heilung fand.

Der traumatische spondylitische Erweichungsprozess mit Schmerzen und nervösen Störungen ist jedenfalls gegenüber der tuberkulösen Spondylitis so selten, dass man erst dann berechtigt ist, die Diagnose auf Spondylitis traumatica (Kümmel) zu stellen, wenn eine solche auf bakterieller Grundlage mit Sicherheit ausgeschlossen werden kann.

Es sei schliesslich noch darauf hingewiesen, dass Lumbagobeschwerden, die man aus Mangel an Kenntnis der wirklichen Ursachen schlechthin als Hexenschuss und Kreuzschmerz bezeichnete, häufig in nachweisbaren Wirbelverletzungen ihren Grund haben. Es kommen dabei die verschiedensten Verletzungsarten in Betracht. Ich habe schon früher auf die Verwechslungen der Seitengelenksverletzungen, Kontusionen, besonders aber der Querfortsatzbrüche an der Lendenwirbelsäule und Läsionen des Kreuzbeins mit Muskelzerrungen und Quetschungen aufmerksam gemacht. Ebenso konnte Graessner an mehreren Fällen durch Röntgenaufnahme einen leichten Kompressionsbruch nachweisen, in denen die klinische Untersuchung einen traumatischen Hexenschuss festgestellt hatte. Ludloff demonstrierte auf dem I. Röntgenkongress Röntgenbilder von Leuten mit Kreuzschmerzen, die ihre Ursachen in Seitengelenksverletzungen zwischen 4. und 5. Lendenwirbel und zwischen letzterem und dem Kreuzbein hatten. Burk beseitigte in einem Fall von Rückenschmerz den abgebrochenen rechten unteren Gelenkfortsatz des 5. Lendenwirbels, worauf die Schmerzen verschwanden. Die praktische Bedeutung einer exakten Diagnose liegt hier in der Möglichkeit einer chirurgischen Behandlung, welche bei hartnäckigen Beschwerden angezeigt ist und in der operativen Beseitigung der gebrochenen und verlagerten Fortsätze besteht.

IV. Abschnitt.

Die Läsion des Rückenmarks und seiner Nervenwurzeln.
Posttraumatische Hysterie und Neurasthenie.
Beurteilung der Folgezustände.

Die Verletzungen der Wirbelsäule unterscheiden sich von denen der übrigen Knochen und Gelenke wesentlich durch die Möglichkeit einer Läsion des Rückenmarkes und der Nervenwurzeln, denen die Wirbelsäule gleichzeitig zum Schutze dient. Die Frage, ob bei einer Wirbelsäulenverletzung das Rückenmark mitgeschädigt ist, ist nach Feststellung der Verletzung die nächstliegende und oft die wichtigste. Bei den schweren Markläsionen pflegen die Markerscheinungen (meist Lähmungen) anfangs derartig im Vordergrund des klinischen Bildes zu stehen, dass die Frage der Knochenverletzung erst in zweiter Linie an uns herantritt.

Das Mark ist Träger und Vermittler sämtlicher motorischen und sensorischen Vorgänge des Rumpfes und seine Verletzung kann je nach Sitz und Ausdehnung zu Ausfallserscheinungen in diesen Gebieten führen und den Tod plötzlich oder nach schwerem Siechtum herbeiführen.

Es liegt nicht im Rahmen dieser Arbeit, an der Hand des vorliegenden Materials eingehende Betrachtungen über das sehr interessante Gebiet der Rückenmarksverletzungen anzustellen, und ich beschränke mich darauf, bei der Besprechung der Hauptformen der Markläsionen mit ihren Symptomen eine gedrängte orientierende Darstellung zu geben, indem ich mich dabei im wesentlichen auf die Angaben von Thorburn, Kocher und Wagner-Stolper stütze.

Hauptformen
der Rückenmarks-
verletzungen.

Wenn man — was am nächsten liegt — analog den Läsionen des Gehirns vorgehen will, so ergeben sich die Begriffe der Rückenmarkserschütterung (Commotio), der Druckerscheinungen (Kompression), der Markquetschung (Kontusion) und der Markblutung (Hämatomyelie).

Der Begriff der molekulären Rückenmarkserschütterung im Sinne der Gehirnerschütterung ist bislang noch nicht bewiesen worden, vielmehr lassen sich die Symptome der Rückenmarkserschütterung in der Regel durch gröbere anatomische Veränderungen des Markes, speziell durch Blutungen in dasselbe genügend erklären. Diese Auffassung findet ihre wissenschaftliche Bestätigung in den zahlreichen Sektionsbefunden genannter Autoren. Als Regel kann man ferner annehmen, dass eine Läsion des gesunden Rückenmarks ohne eine objektiv feststellbare Verletzung der Wirbelsäule ausgeschlossen ist.

Die Läsion des Marks kann je nach dem Grad und der Art der traumatischen Einwirkung verschiedene Formen annehmen. Zunächst kann eine Raumverengerung im Wirbelkanal, etwa durch eine Wirbelverschiebung oder durch Vortreiben zerstörten Knochens in die Markhöhle bei Wirbelkörperbruch, auch schliesslich durch nachträgliche starke Callusbildung zu einer Kompression des Rückenmarkes führen, ohne unmittelbar eine Zerstörung der nervösen Elemente zu bewirken. Nach Schmaus und Enderlein ist das pathologisch-anatomische Bild der Rückenmarkskompression die Circulationsstörung, besonders eine Lymphstauung mit Quellungsvorgängen. Da bei Aufhören der Ursache auch die Stauung verschwindet, ergibt sich die interessante Erscheinung, dass plötzlich, wenn durch zufällige Umstände oder therapeutische Massnahmen der Druck aufs Mark nachlässt, die Lähmungen verschwinden, um bei wiederkehrendem Druck wieder aufzutreten. Bei der Kompression sind die Nervenelemente nur vorübergehend geschädigt, aber nicht zerstört; wird aber die Ursache des Druckes nicht beseitigt, so kann es später durch Ischämie zur Nekrose kommen.

Trifft fernerhin ein Trauma das Mark direkt, so kann dies eine Blutung ins Mark für sich oder eine isolierte Quetschung des Markes zur Folge haben oder aber es können beide gemeinsam entstehen. Eine Gefässzerreissung im Rückenmark führt zur Markblutung, Hämatomyelie; sie ist infolge der eigentümlichen Gefässanordnung im Rückenmark fast ausschliesslich auf die graue Substanz beschränkt und hat bei grösserer Ausdehnung die Tendenz, sich in der Längsrichtung zu verbreiten.

Kleinere Blutungen können völlig resorbiert werden und mit Restitutio ad integrum abheilen; ausgedehntere Blutungen, die gleichfalls zu Zerstörung von Nervenelementen führen können, lassen dauernde Schädigungen zurück.

Die isolierte Markquetschung, Kontusion, verursacht eine lokale Zerstörung der betroffenen Teile; eine Restitution der zerstörten Partien tritt späterhin nicht mehr ein. Nach Leitungsunterbrechung an irgendeiner Stelle degenerieren die unterbrochenen Fasern, da sie von der zugehörigen Ernährungszelle getrennt sind. Der durch das Zugrundegehen der geschädigten Teile entstehende Funktionsausfall kann teilweise durch die andere unverletzte Markhälfte übernommen werden.

Die Heilung der Rückenmarkswunden erfolgt bindegewebig.

Die klinischen Erscheinungen der Verletzungsarten des eigentlichen Markes lassen sich unter den zwei grossen Gesichtspunkten der Symptome des Drucks und der Zerstörung betrachten. Die klinischen Kennzeichen der Markläsion.

Die Drucksymptome haben insofern etwas Charakteristisches, als sie unabhängig von der Einwirkung der Schädigung beide Körperhälften gleichmässig befallen. Meist führt eine plötzliche Kompression des Rückenmarkes von aussen her oder durch Blutung (Hämatomyelie) von innen zunächst zu einer Paraplegie der unterhalb gelegenen Körperteile.

Handelt es sich um Druckerscheinungen infolge Hämatomyelie, so verschwinden dieselben schon nach Tagen und Wochen wieder in dem Masse, als die Zirkulationsstörungen sich durch Resorption des Ergusses ausgleichen. Liegt die Ursache des Drucks in einer Raumverengerung des Wirbelkanals, so verschwindet derselbe nach therapeutischen Massnahmen, die dieselbe beseitigen (Einrenkung, Ausgleich einer Knickung, Entfernung eines Knochenbruchstückes). Wird die Druckursache nicht beseitigt, so geht meist die schlaffe Lähmung zurück und in einen Zustand der spastischen Lähmung mit Wiederkehren der Sensibilität über, der auf eine erhöhte Erregbarkeit der grauen Substanz durch die bestehenden Ernährungsstörungen zurückzuführen ist. Die Reflexe sind dabei beiderseits in gleicher Weise verändert.

Die Zerstörungssymptome unterscheiden sich von denen des Drucks zunächst dadurch, dass die sensiblen und motorischen Ausfallserscheinungen nur einseitig auf der Seite der Läsion auftreten und die entstehenden Lähmungen nur den Gebieten entsprechen, deren Kerne und Leitungsbahnen im Rückenmark zerstört sind. Die Reflexe sind desgleichen (bei einseitiger Läsion) nur einseitig gestört. Eine isolierte Markquetschung zeigt diesen Typus von vornherein, während eine Markzerstörung durch eine stärkere Markblutung erst nach Abklingen der anfangs das Krankheitsbild beherrschenden Drucksymptome hervortritt. Charakteristisch für die intramedulläre Blutung ist oft auch die allmähliche Zunahme der Lähmungserscheinungen in den ersten Tagen (Fall 7: Höhepunkt der Lähmung am 3. Tage) und die Tatsache, dass nach der Abheilung nur die Motilität dauernd geschädigt bleibt. Betrifft die Zerstörung eine ganze Rückenmarkshälfte, so tritt das typische Bild der Halbseitenlähmung mit den folgenden Hauptsymptomen auf: gleichseitige motorische Parese und Reflexsteigerung (Unterbrechung der Hemmungsfasern vom Gehirn), Hyperästhesie aller Qualitäten; entgegengesetzte Anästhesie. Die Besserung tritt hier ein, indem die unverletzte Seite allmählich die Funktionen der verletzten Seite übernimmt (Fall 56).

Extramedulläre Blutungen sind verhältnismässig selten. Sind sie hochgradig, dann können sie anfänglich ähnliche Erscheinungen machen, wie die intramedulläre Hämatomyelie; doch fehlen dabei stets — und das ist differentialdiagnostisch wichtig — Störungen der Blase und des Mastdarms (Fall 11). Im übrigen bietet die Blutung ums Mark Symptome der Reizung der Meningen und Kompressionserscheinungen der Nervenwurzeln. Es äussert sich dies in Ameisenkriechen, ausstrahlenden Schmerzen entlang der Wirbelsäule und Rippen und in die Extremitäten, Muskelzuckungen und schliesslich tonischen und klonischen Krämpfen. Jedoch sind alle diese Erscheinungen vorübergehend und dauern nur bis zur Resorption des Blutergusses.

Läsion der Nervenwurzeln. Die Läsion der Nervenwurzeln ist recht häufig, besonders nach Kompressionsbrüchen, Verletzungen der Seitengelenke der Hals- und Brustwirbelsäule, Bogenbrüchen und Luxationen der Lendenwirbelsäule. Bei Zerrung und Kompression treten auf sensiblem Gebiet Reizerscheinungen auf: Ameisenkriechen, Brennen, ausstrahlende Schmerzen, neuralgische Anfälle und zwar einseitig auf der verletzten Seite; charakteristisch ist, dass neben Hyperästhesie Analgesie derselben Seite vorhanden ist. Ist die Motilität erhalten, so können die Sehnenreflexe in diesem Gebiet gesteigert sein. Zerstörung einer sensiblen Wurzel führt zu teilweiser Anästhesie. Reizung von motorischen Wurzeln kann zu Zuckungen und Krämpfen führen, die manchmal auch auf die unverletzte Extremität übergreifen (Fall 112). Motorische Leitungsunterbrechung hat Muskellähmungen im Gefolge und ebenso wie die Zerstörung des sensiblen Reflexbogens teilweise und gänzliche Aufhebung der Sehnenreflexe auf der betroffenen Seite (Fall 112, 119).

Die Lähmungen auf sensiblem und motorischem Gebiet verschwinden bald, teils durch Regeneration der verletzten Nervenfasern, teils durch Uebernahme der Funktionen durch Fasern aus anderen Wurzeln; doch bleiben häufiger Atrophien der Muskeln im Verletzungsgebiet zurück. Die wichtigsten Nervenwurzelverletzungen sind die des Plexus lumbalis und sacralis und der Cauda equina bei Verletzung der mittleren und unteren Lendenwirbelsäule.

Aus der Art und Lokalisation der motorischen und sensiblen Lähmung und dem Verhalten der Reflexe kann man das Segment des Rückenmarks, in dessen Bereich die Läsion stattgefunden hat, und die Ausdehnung der Verletzung bestimmen. Für die Segmentdiagnose der motorischen Muskelkerne ist das Schema von Edinger empfehlenswert. *Segmentdiagnose.*

In 122 Fällen bestanden 44 Rückenmarksläsionen. Davon blieben in 6 Fällen belanglose Reflexsteigerungen zurück (4 mal einseitig, 2 mal beiderseitig), 4 mal geringfügige einseitige Paresen, einmal eine spastische Lähmung der Beine und einmal eine Halbseitenlähmung nach dem Brown-Séquardschen Typus. *Statistisches.*

In 11 Fällen bestanden Läsionen der Nervenwurzeln; 9 mal verliefen dieselben ohne Störung, in 2 Fällen von Wurzelzerreissung blieben einseitige Paresen motorischer und sensibler Natur mit Aufhebung des gleichseitigen Patellarreflexes zurück.

Insgesamt waren das Rückenmark und seine Nervenwurzeln 55 mal verletzt. In 41 Fällen (= 75 pCt.) trat eine völlige Wiederherstellung zur Norm ein; in 48 Fällen (= 87 pCt.) resultierte aus der nervösen Läsion keine funktionelle Schädigung; in 2 Fällen war die Schädigung nur gering, in 5 Fällen schwer (Fall 2, 56, 76, 112, 119).

Eine kürzere oder längere Bewusstseinstrübung als Folge einer Gehirnerschütterung ist eine häufige Begleiterscheinung bei Kopfstürzen; aber auch bei Fall aufs Gesäss wurde sie einige Male beobachtet und ist in diesem Falle durch den fortgeleiteten Stoss bei fixierter Wirbelsäule zu erklären. Die Bewusstseinsstörung war meist nur von kurzer Dauer (in 30 Fällen), zweimal dauerte sie einige Tage. Ein Bruch der Schädelbasis war in zwei Fällen vorhanden. Länger dauernde Folgeerscheinungen resultierten hieraus in keinem Falle. Ferner ist bei Sturz auf den Kopf der Eintritt einer Gehirnblutung möglich. Zu beachten ist aber auch, dass eine spontane Apoplexie, wie in Fall 70, erst zum Sturz und damit zur Wirbelverletzung führen kann. Die Differentialdiagnose gegen Rückenmarksverletzung lässt sich aus *Gehirnerschütterung.*

dem der Apoplexie des Gehirns charakteristischen einseitigen Lähmungstypus: Gesicht, Arm, Bein mit Steigerung der Sehnenreflexe, leicht stellen.

Posttraumatische Hysterie und Neurasthenie.In diesem Zusammenhang müssen wir auch einen Symptomenkomplex nervöser Natur streifen, den man als „traumatische Neurose" bezeichnet hat. Es handelt sich dabei nicht um eine besondere Krankheitsform, sondern um funktionelle Störungen, die der Hysterie und Neurasthenie gänzlich oder in Mischformen angehören. Sie können nach Trauma auftreten und entstehen nur auf der Grundlage eines bereits früher durch Veranlagung oder sonstige Schädigungen gestörten Nervensystems. Das auslösende Moment ist dabei psychischer Natur, durch Schreck im Augenblick des Unfalles (Shockwirkung). Späterhin kommen noch andere Momente hinzu, besonders übertriebene Vorstellungen von der Schwere des Unfalles, die zu neurasthenischer Energielosigkeit, und Begehrungsvorstellungen, die zu masslosen Uebertreibungen tatsächlich noch bestehender oder Einbildung früher einmal vorhandener Beschwerden führen (Rentenhysterie). Dass gerade Verletzungen der Wirbelsäule, die noch heute fast allgemein in Laien- und auch Aerztekreisen den Stempel der Unheilbarkeit oder doch der nur bedingten Heilbarkeit tragen, besonders leicht zu neurasthenischen Beschwerden und Rentenhysterie führen können, ist danach ohne weiteres einleuchtend. Trotzdem sind diese Fälle nicht eben häufig. Wir haben bei Fall 12 einen neurasthenischen Folgezustand, bei Fall 15 eine posttraumatische Hysterie beobachtet; der erste Fall wurde mit 25 pCt., der zweite mit 60 pCt. entschädigt. Beidemal handelte es sich um eine leichte Verletzung, eine Kontusion der Wirbelsäule, die an sich folgenlos abgeheilt war.

Fehldiagnosen auf „traumatische Neurose" bei Verletzungen der Wirbelsäule.Viel interessanter und wichtiger sind die Fehldiagnosen auf traumatische Neurosen, die auf Verkennung der Erscheinungen einer tatsächlich vorhandenen Wirbelsäulenverletzung und Markläsion beruhen. Wir haben eine ganze Reihe solcher Fehldiagnosen bei unseren Fällen gesehen, die sich durch die Röntgendiagnose auf objektiv nachweisbare Läsionen der Wirbelsäule zurückführen liessen. Es handelte sich zum Teil um leichtere und schwerere Verletzungen mit und ohne Markläsion, die in der Regel äusserlich keine deutlich ausgeprägten Merkmale einer Wirbelsäulenläsion aufwiesen. In neuerer Zeit ist auch von anderen Autoren diese Wahrnehmung öfters gemacht worden, z.B. von Zweig, Pförringer und Rommel. Eine exakte Diagnosenstellung ist deshalb in Zweifelsfällen vom Standpunkt der Behandlung und der Prognose von hervorragender Wichtigkeit.

Behandlung.Die Gewöhnung an Arbeit ist für in der nervösen Widerstandskraft herabgesetzte Verletzte oft das einzige Heilmittel. Die Untätigkeit ist der schlimmste Feind dieser Kranken, während es andererseits in unserem heutigen nervenaufreibenden Zeitalter eine Menge nervöser Nichtversicherter gibt, die ohne grosse Schwierigkeit das normale Arbeitspensum leisten.

Beurteilung der Folgen von nervösen Läsionen.Bei Beurteilung der Folgen der Rückenmarksverletzungen verdienen zunächst die Lähmungen die grösste Berücksichtigung. Auf motorischem Gebiet zeigt die gewöhnliche Form der Parese: die partielle Atrophie, die ohne Schädigung der normalen Erregbarkeit einhergeht, als erwerbsschädigendes Moment die verminderte Kraftleistung des betreffenden Muskels, der Muskelgruppe und ganzen Extremität. Etwas anders verhält sich die spastische Lähmung, die meist an den Beinen auftritt und ausser der Beeinträchtigung der willkürlich auszuübenden Kraft auch durch die Spasmen die Gehfunktion ausserordentlich stören kann (in Fall 79: 80 pCt. Erwerbsschädigung wegen spastischen Ganges mit steifgehaltenen Knien); eine spastische Lähmung des Armes dürfte wohl dem Verlust desselben gleichzuachten sein. Einfache Reflexsymptome ohne Muskelschwäche nur als Ausdruck einer früher stattgehabten Markverletzung verschwinden mit der Zeit von selbst, haben aber auch während der Dauer ihres Bestehens keine Bedeutung als erwerbsschädigendes Moment, wenn eine Störung des Allgemeinbefindens und der Funktion nicht vorliegt.

Dauernde Störungen der Sensibilität kommen isoliert fast nie, häufiger aber im Gefolge schwerer Muskellähmungen vor (Fall 56: Halbseitenlähmung). Falls die Empfindungsanomalie bei Verrichtungen störend wirkt, so wird der Grad dieser Beeinträchtigung bei der Einschätzung mit ins Gewicht fallen müssen. Schmerzhafte Empfindungsstörungen, wie sie als ausstrahlende Schmerzen, Kribbeln usw. nach Wurzelläsion anfangs häufig auftreten, sind nach dem Grad zu bewerten, in dem die Arbeitsfähigkeit durch den Schmerz beeinträchtigt wird.

Bei der Beurteilung der Erwerbsfähigkeit bei funktionellen Neurosen muss der Allgemeinzustand und die durch das gestörte Allgemeinbefinden verminderte Fähigkeit zu normaler Arbeitsleistung in Rücksicht gezogen werden.

V. Abschnitt.

——

Die Prognose der Verletzungen der Wirbelsäule.

Um zu endgültig abschliessenden Resultaten über die Prognose der Verletzungen der Wirbelsäule zu kommen, erscheint selbst das vorliegende grosse Material noch gering. Die Beweiskraft unserer Beobachtungen ist aber umso grösser als die einzelnen Fälle mit einer genauen Diagnose der Verletzung versehen und in Hinsicht auf Störung der Funktion besonders beobachtet sind. Ferner stellen unsere Fälle ein einheitliches Material ohne Auswahl dar. Ein weiteres wertvolles Moment liegt darin, dass es sich grösstenteils um Endresultate handelt, um abgelaufene Fälle, die nötigenfalls auf dem Jnstanzenweg hinsichtlich ihrer dauernden Erwerbsschädigung zur Entscheidung gebracht sind.

Es hätte nahe gelegen durch die Benutzung früher veröffentlichter Fälle eine breitere Unterlage für die Stellung der Prognose beim Lebenden zu gewinnen, es war dies aber aus verschiedenen Gründen nicht angängig. Die Veröffentlichungen der Wirbelverletzungen beim Lebenden in der Vorröntgenzeit entbehren vielfach der Präzision in der Knochendiagnose, die nur durch Röntgenbefund und Sektion einwandsfrei festgestellt werden kann — die Veröffentlichungen in der neueren Literatur mit Verwertung der Röntgendiagnose stellen meist nur ausgewählte, in der einen oder anderen Hinsicht besonders interessante Fälle vor, die in der grossen Mehrzahl nur ungenügende Angaben über Störungen der Funktion der verletzten Wirbelsäule und das definitive Heilungsresultat enthalten. Eine Ordnung dieser Fälle unter einheitliche Gesichtspunkte ist aus diesem Grunde nicht möglich und es wurde deshalb von einer statistischen Verwertung der Literatur abgesehen.

Wenn auch die neuere Literatur mit präziser Röntgendiagnose wegen der mangelnden Homogenität der Fälle nicht zahlenmässig verwendet werden konnte, so wurde doch dieselbe bei Mitteilungen über seltenere Verletzungsarten, bei der Prognose und Behandlung möglichst berücksichtigt.

Mit der Prognose, also der Voraussicht auf wahrscheinlichen Heilungsausgang einer Verletzung, steht in engster Verknüpfung die Art und Dauer der anatomischen Heilung. Dieselbe ist bei Verletzungen der Wirbelsäule in mancher Hinsicht von derjenigen der übrigen Körperteile verschieden. Die Bandapparate der Wirbelsäule und der kompaktere Teil des Knochens (der Bogen mit seinen Fortsätzen) heilen in der gleichen Weise, wie wir sie bei Bandzerreissung und Diaphysenbrüchen an den Extremitäten kennen, erstere durch Narbenbildung, letztere durch Knochencallus. Auch schlechte Knochenheilungen kommen gelegentlich durch Bildung von bindegewebigen Narben im Knochen vor; so bestand in Fall 58 eine Pseudoarthrosenbildung im hinteren Atlasbogen, in Fall 57 eine bloss bindegewebige Heilung bei Abbruch des Zahnfortsatzes. Auch Brüche der Dorn- und Querfortsätze heilen manchmal auf diese Weise. Die Dauer der Heilung beträgt durchschnittlich ein bis zwei Monate.

Eine oft bedeutend längere Heilungsdauer und abweichenden Heilungsmodus zeigen die kurzen Knochen des Körpers vorwiegend spongiöser Bauart, zu denen auch die Wirbelkörper gehören. Die Tatsache, dass solche Knochen nach dem ihnen eigentümlichen Kompressionsbruch auf dem Röntgenbild häufig ihre Struktur mehr oder minder einbüssen und unregelmässige Verwaschenheit derselben zeigen, weist darauf hin, dass ihr inneres Gefüge zerstört ist. Mit fortschreitender Heilung verliert sich dies Bild der Verschwommenheit, und die Struktur tritt teils wieder klarer hervor, teils werden dauernde Verdichtungen einzelner Abschnitte sichtbar. Anatomisch hat man sich die Heilung spongiöser Knochen so zu denken, dass zunächst eine Resorption des zerstörten spongiösen Knochengewebes stattfindet. Die weitere Heilung tritt dann durch periostale Callusbildung einerseits und andererseits durch produktive Vorgänge im Inneren des Knochens ein, wodurch die Festigkeit desselben gegen Druck wiederhergestellt wird. Häufige Heilungsausgänge sind solche der Knochensklerose und Eburneation, wodurch der gebrochene Wirbelkörper elfenbeinartig hart werden kann. Die zerstörten Bandscheiben verfallen entweder der Resorption und verschwinden, oder sie erfahren eine Verschmälerung ihrer Höhe unter gleichzeitiger Einbusse ihrer Elastizität.

Die Prognose einer Verletzung lässt sich am besten an der Hand definitiver Heilungsergebnisse beleuchten. Die Heilungsresultate der einzelnen Verletzungsarten sind in den betreffenden Abschnitten am Schluss bereits kurz resümiert. Wir rekapitulieren hier nochmals zusammenfassend die verschiedenen Verletzungsarten in anderer Gruppierung unter den Gesichtspunkten der durchschnittlichen Dauer der Heilung und ihrer Endresultate in Bezug auf dauernde Störung der Funktion und die Wiederherstellung der Erwerbsfähigkeit. Die Heilungsergebnisse der Läsionen des Rückenmarks sind gleichfalls bei jeder einzelnen Verletzungsform und dann nochmals zusammenfassend berücksichtigt.

Die Besprechung der einfachen Fortsatzbrüche, der isolierten Brüche der Dornfortsätze und Querfortsätze nehmen wir voraus. Die Dornfortsätze und Querfortsätze stehen in keinen direkten Beziehungen zu Aufbau, Tragfähigkeit und Beweglichkeit der Wirbelsäule; ihre Brüche gefährden nicht das Rückenmark und seine Nervenwurzeln und stellen deshalb blosse Absprengungen harmloserer Natur dar.

Die isolierten Dornfortsatzbrüche können gelegentlich, besonders wenn mehrere zugleich abbrechen, an der Halswirbelsäule durch

Verwachsungen und ungünstige Verlagerungen der Bruchstücke sekundär
Störungen der Beweglichkeit verursachen (Fall 31 u. 32).

Die isolierten Brüche der Querfortsätze hinterlassen gleichfalls keine Bewegungsstörungen. Ist in seltenen Fällen die Verlagerung
der Bruchstücke erheblicher, oder sind mehrere Querfortsätze auf derselben Seite gebrochen, so können auf einige Zeit noch geringe Beschwerden bei Seitwärtsbeugung des Rumpfes zurückbleiben.

In unseren Fällen handelte es sich um abgeheilte Fortsatzbrüche.
In zwei Fällen von mehrfachem Dornfortsatzbruch an der Halswirbelsäule blieb die Erwerbsfähigkeit dauernd wegen Störung der Kopfbeweglichkeit geschädigt; ein Dornfortsatzbruch der Brustwirbelsäule
heilte in kurzer Zeit folgenlos. In den beiden Fällen von isoliertem
Querfortsatzbruch der Lendenwirbelsäule war die funktionelle Heilung
nach Ablauf der Wartezeit eingetreten. Die Heilung der Fortsatzbrüche ist nach Dauer und Art analog der Bruchheilung der Diaphysen-
knochen der Extremitäten und der Rippen und nimmt einige Wochen
in Anspruch; manchmal tritt statt der knöchernen bloss bindegewebige
Heilung ein, was jedoch funktionell belanglos ist. Die Mitteilungen anderer
Autoren wie Sauer, Gümbel, Hoffmann, Ehrlich und Kaufmann
bestätigen diese Tatsache.

Wir können demgemäss sagen, dass die Brüche der Dornfortsätze und Querfortsätze innerhalb einiger Wochen zu
heilen pflegen und nur unter besonders ungünstigen Um-
ständen eine Erwerbsbeschränkung über die gesetzliche
Wartezeit hinaus verursachen.

Die isolierten Brüche der Wirbelbögen haben mit dem Bruch
des ersten Halswirbels viel Gemeinsames, unterscheiden sich jedoch
auch wieder wesentlich. Die Gleichartigkeit liegt in ihrem anatomischen
Bau begründet, die Verschiedenartigkeit liegt darin, dass der Atlas
nicht nur die Aufgabe hat, den Behälter für das Rückenmark zu bilden,
sondern dass er auch der alleinige Träger der Kopflast ist. Der Atlas
kann durch einen Bruch in seinem inneren Zusammenhalt und damit
in seiner Tragfähigkeit bedeutend mehr geschädigt werden als der
Wirbelbogen eines anderen Wirbels, der durch seine Seitengelenke doch
nur in viel geringerem Grade auf Belastung beansprucht wird.

Im übrigen hat man zwischen Brüchen ohne Verschiebung und
solchen mit Verschiebung der Bruchstücke zu unterscheiden, da hiervon
die Möglichkeit einer Komplikation mit einer Läsion des Rückenmarkes
abhängt. In unserem Material befinden sich fünf abgelaufene Fälle
von Bogenbruch, vier mit und einer ohne Dislokation; in den vier
Fällen mit Verschiebung fand zweimal eine Läsion des Markes und
seiner Nervenwurzeln statt, die in einem Fall eine dauernde Erwerbsbeschränkung von 10 pCt. zurückliess. In einem Fall, in dem ein
dreifacher Bogenbruch an der Halswirbelsäule mit Dislokation der
Bruchstücke stattgefunden hatte, war eine dauernde Erwerbsbeschränkung von 30 pCt. infolge Störung der Kopfbeweglichkeit vorhanden.
In zwei Fällen trat die Wiederherstellung der Erwerbsfähigkeit ein.
Die Kopfhaltung und Beweglichkeit waren sonst nie gestört.

Von den fünf Brüchen des ersten Halswirbels waren noch zwei
in Heilung begriffen (beide zwei Monate alt); in einem Fall von bloss binde-
gewebiger Knochenheilung (Pseudarthrose) war wegen Beeinträchtigung
der Tragfähigkeit die Erwerbsfähigkeit um 30 pCt. geschädigt. In zwei
weiteren Fällen trat nach Ablauf von drei Jahren Wiederherstellung
der Erwerbsfähigkeit ein. Das Mark war in drei Fällen verletzt;
Lähmungen und Atrophie blieben nicht zurück. Die Kopfbeweglichkeit
blieb stets frei oder fast frei.

Die Heilung der Brüche der Wirbelbogen und der Atlasbogen erfolgt analog denen der Dorn- und Querfortsätze, welchen sie in der
Bauart des Knochens sehr gleichen; sie dauert mehrere Wochen bis
Monate und erfolgt knöchern durch Callusbildung. Gelegentlich, und
auch nur bei stärkerer Verschiebung, tritt wohl durch Dazwischen-
lagerung von Weichteilen eine bloss bindegewebige Heilung ein. Störungen
der Beweglichkeit bleiben für gewöhnlich nicht zurück; eine Beeinträchtigung der Tragfähigkeit des Atlas kann zuweilen dadurch eintreten, dass die knöcherne Heilung nicht erfolgt. Angaben über das
Heilungsergebnis von Bogenbrüchen macht u. a. auch Simon, der in
einem Material von siebenundzwanzig Fällen drei Fälle von Bogenbruch der Hals- und Lendenwirbelsäule beschreibt, bei denen Wiederherstellung eintrat, in einem Falle schon nach drei Monaten.

Zusammenfassend ist zu sagen, dass, abgesehen von einer
etwa gleichzeitigen Markverletzung, Brüche des hinteren
Bogenabschnitts in einigen Wochen folgenlos heilen; die
Bruchheilung in der Bogenwurzel erfordert ungefähr ebenso-
viele Monate. Das letztere gilt auch von den Brüchen des
Atlas. Störungen der Beweglichkeit kommen nur bei mehr-
fachen Bogenbrüchen mit erheblicher Verschiebung vor;
eine Beeinträchtigung der Tragfähigkeit tritt bei Brüchen
des ersten Halswirbels mit starker Dislokation und un-
genügender Bruchheilung ein.

Unsere Verstauchungen der Wirbelsäule (Distorsionen) be- Prognose der
trafen durchweg schwere Fälle; acht von ihnen waren mit Rückenmarks- Distorsionen.
verletzung kompliziert. Eine viel grössere Zahl von Fällen leichteren
Grades, die nach den in den Akten verzeichneten klinischen Symptomen
als Distorsion angesprochen werden mussten, kam in der Anstalt nach
Ablauf der Wartezeit mit absolut negativem Befund zur Untersuchung;
sie wurden aus diesem Grund, und um die Zahl der Krankengeschichten
nach dieser Richtung nicht unnötig zu vermehren, nicht als Material
verwertet und verdienen hier auch kein grösseres sachliches Interesse,
weil derartige leichte Distorsionen mit objektiv negativem Befund und
vorübergehender Schmerzhaftigkeit jedem viel beschäftigten Gutachter
hinlänglich bekannt sein dürften.

Unsere sämtlichen zehn Fälle stellen Dauerresultate vor; neun sind
mit Wiederherstellung der Erwerbsfähigkeit geheilt. Die Dauer bis zur
Herstellung definitiver Verhältnisse betrug bei schweren Verletzungen
ungefähr einhalb bis zwei Jahre. (Einige Fälle sind hierbei nicht zu verwerten, in denen lange Jahre bloss auf die Diagnose „Wirbelverletzung“

ohne ersichtlichen Grund eine Rente fortgewährt wurde, welche gelegentlich einer Nachuntersuchung wegen gänzlich negativen Befundes zur Einstellung kam.) Das Heilungsergebnis der Markläsion war in sieben von acht Fällen günstig; die wesentlichen Marksymptome schwanden innerhalb einhalb bis zu zwei Jahren. In einem Falle bedingte eine dauernde Markschädigung, die in einer teilweisen Bewegungslähmung des linken Armes sich äusserte, eine Erwerbsbeschränkung von 40 pCt. Störungen der Kopfhaltung und Kopfbeweglichkeit wurden nicht beobachtet.

Man kann also sagen, dass die Heilung — und damit meist auch die funktionelle Wiederherstellung — einer Distorsion ohne Markläsion je nach Schwere der Verletzung in einigen Wochen bis mehreren Monaten beendet ist, und dass bei Vorhandensein einer Markläsion sich die Dauer und das Resultat der Heilung nach dieser richtet.

Die wieder eingerenkten Verrenkungen der Wirbelsäule (Luxationen) bieten ungefähr dieselben Verhältnisse dar wie die Verstauchungen (Distorsionen). Es gilt dies hauptsächlich von allen Verrenkungen leichteren Grades, insbesondere der Rotationsluxation. In einem Fall von einseitiger Seitengelenksverrenkung war die Patientin bereits in einigen Tagen wieder beschwerdefrei.

Bei nicht eingerenkten Seitengelenksluxationen kommt als neues Moment die fehlerhafte Haltung und die Beweglichkeitsstörung hinzu. Wir verfügen über zwei Fälle von Rotationsluxation und fünf Fälle von isolierten Seitengelenksverletzungen, denen praktisch etwa die gleiche Bedeutung zukommt. Sämtliche Fälle stellen Dauerresultate dar und zeigen als typische Folgeerscheinungen eine seitlich geneigte Kopfhaltung und eine Störung der seitlichen Kopfbewegungen (das Nähere s. unter Seitengelenksverletzungen). In je einem Fall bestand eine Läsion der austretenden Nervenwurzel und eine Kontusion des Rückenmarks. Von diesen sieben Fällen heilten sechs mit Wiederherstellung der Erwerbsfähigkeit. In einem anderen Fall, der mit einem Kompressionsbruch kompliziert war, wurde eine wesentliche Störung der Beweglichkeit des Kopfes mit einer Kapitalabfindung auf der Grundlage von 30 pCt. entschädigt.

Zusammenfassend lässt sich sagen, dass, abgesehen von gelegentlichen geringfügigen Läsionen des Markes und der Nervenwurzeln, eingerichtete Seitengelenksverletzungen wohl nie über ein halbes Jahr hinaus Beschwerden machen, meist schon früher ohne wesentliche funktionelle Folgen abheilen; dass aber auch nicht behandelte Fälle in ihrer Mehrzahl keine sehr wesentlichen Störungen der Haltung und Beweglichkeit zurücklassen, so dass nach gehöriger Gewöhnung häufig eine messbare Erwerbsschädigung nicht zurückbleibt.

Aehnlich, aber wesentlich ernster, liegen die Verhältnisse bei den kompletten Wirbelverrenkungen (Totalluxationen) und Bruchverschiebungen (Luxationsfrakturen). Die Verschiebung der Wirbel gegeneinander mit oder ohne gleichzeitigen Bruch der knöchernen

Wirbelsäule stellt einmal eine grosse Gefahr für das Rückenmark und die dasselbe verlassenden Nerven dar, ferner verändert sie in besonderem Masse die statischen Verhältnisse der Wirbelsäule und hat auch häufig stärkere Störungen der Beweglichkeit im Gefolge. Fast alle Todesfälle nach Wirbelverletzungen sind auf diese Verletzungsart zurückzuführen. Jedoch darf man nach unseren heutigen Erfahrungen die Fälle dieser Art, die mit dem Leben davonkommen, nicht mehr wie früher als Glückszufälle betrachten, da doch eine recht beträchtliche Anzahl solcher Verletzungen am Lebenden jetzt durch die Röntgendiagnose sich feststellen lassen. [Unter unseren hundertzweiundzwanzig Fällen befinden sich achtzehn = fast 15 pCt.; zehn von diesen betreffen die Halswirbelsäule, einer die Brustwirbelsäule und sieben die Lendenwirbelsäule (Fälle 43—50 inkl.; 56, 57, 75 u. 113—119 inkl.)]. Die Läsion des Markes ist eben nicht stets eine so hochgradige, wie man früher infolge der Sektionsbefunde glaubte annehmen zu müssen. Das Rückenmark ist ein relativ widerstandsfähiges Organ, das Quetschungen und Zerrungen bis zu einem gewissen Grade erträgt und sich oft mit den engsten Verhältnissen abfinden kann. In manchen Fällen, die in betreff der Verengerung des Wirbelkanales weniger ungünstig liegen, bleibt das Mark ohne jegliche Schädigung; die Ursache ist darin zu suchen, dass das Rückenmark selbst den Wirbelkanal bei weitem nicht ganz ausfüllt, und es schon zu beträchtlicher Verengerung kommen kann, bevor eine Läsion stattzufinden braucht. In unseren Fällen blieb in je einem Fall von Atlasluxation, Luxation in der unteren Halswirbelsäule, Luxationsfraktur in der oberen Brustwirbelsäule und in der oberen Lendenwirbelsäule das Rückenmark, in zwei Fällen von Verrenkungsbruch in der unteren Lendenwirbelsäule die Nervenwurzeln intakt. In sechs Fällen heilte die Markverletzung vollständig, in drei ohne Lähmungen aus; in einem Fall von schwerer Wurzelzerreissung trat eine Muskelatrophie des betreffenden Beines ein.

Abgesehen von der Markverletzung ist eine typische Folge dieser Verletzungsart die durch die meist hochgradige Veränderung der statischen Verhältnisse hervorgerufene Beeinträchtigung der Tragfähigkeit. Die Schädigung ist verschieden nach Art, Grad und Lage der Verletzung, wie wir bei Besprechung der Beurteilung noch weiter sehen werden. Das letzte relativ unwichtigste Moment ist die Störung der Beweglichkeit, die teils durch die abnorme Stellung, teils durch den Ausfall an Bewegung in den verrenkten Gelenken sich ergibt.

Von unseren Fällen waren zwei in Heilung begriffen, sechzehn stellen Dauerresultate vor. Die Wiederherstellung der Erwerbsfähigkeit trat in fünf Fällen ein. Dauernde teilweise Erwerbsbeschränkung durch Störung der Kopfbeweglichkeit ist in fünf Fällen (Renten zwischen 15—50 pCt.), durch Störung der Tragfähigkeit mit Versteifung in gleichfalls fünf Fällen (Renten zwischen 20—66²/₃ pCt.) und durch Muskellähmung infolge Markläsion in einem Fall zu verzeichnen. Ueber die durchschnittliche Heilungsdauer dieser Verletzungen lässt sich etwas Bestimmtes nicht angeben; bis zum Eintritt definitiver Heilungsergebnisse können mehrere Jahre hingehen; es hängt dies hauptsächlich von dem Zeitpunkt ab, wo die möglichste Anpassung der Wirbelsäule an die veränderte Inanspruchnahme erfolgt ist (s. Beurteilung).

Die Verschiebungen der Wirbel gegeneinander mit und ohne gleichzeitigen Bruch bilden, abgesehen von der Gefahr schwerer Markverletzung, die schwersten Verletzungen der Wirbelsäule, da infolge erheblicher Veränderung der statischen Verhältnisse der Wirbelsäule einmal eine schwere Beeinträchtigung der Tragfähigkeit derselben, in zweiter Linie ihrer Beweglichkeit eintreten kann. Bei nur mässigem Grad der Verschiebung oder bei geringer Belastung der verletzten Teile (Halswirbelsäule) kann bei jugendlichen und kräftigen Personen jedoch im Laufe der Jahre nach gehöriger Anpassung und Gewöhnung sogar eine Wiederherstellung der Erwerbsfähigkeit eintreten.

Prognose der Kontusionen. In unserem Material befinden sich sechzehn Fälle von Quetschung (Kontusion) der Wirbelsäule. Es handelt sich nur um abgelaufene Fälle. Von diesen heilten fünfzehn ohne funktionelle Störung mit voller Wiederherstellung aus, in einem Fall bedingte infolge nachfolgender Versteifung eine wesentliche Beschränkung der Kopfdrehung einen Erwerbseinbusse von 30 pCt. Die durchschnittliche Heilungsdauer einer Wirbelkontusion ist wechselnd; sie nimmt etwa einen Zeitraum zwischen 3 Monaten bis zu einem Jahre in Anspruch (diejenigen Fälle, die viel zu spät zu einer Nachuntersuchung kamen, scheiden bei der Beurteilung dieser Frage aus). Etwa makroskopisch sichtbare Quetschungserscheinungen an den Wirbelkörpern lassen auf die Dauer des Heilungsverlaufs keinen Rückschluss zu (in Fall 27 u. 29 Abheilung nach 3 Monaten), obwohl man annehmen muss, dass die röntgenologisch erkennbaren Kontusionen auch zu den anatomisch schwereren Formen zu zählen sind. In zwei Fällen bewirkte eine posttraumatische Neurose eine Erwerbsbeschränkung, in einem Falle bestand eine vorübergehende leichtere Läsion der austretenden Nervenwurzel. Das Rückenmark war in keinem Fall beteiligt. Schliesslich sei noch darauf hingewiesen, dass in sehr seltenen Fällen im Anschluss an einfache Kontusionen der Wirbelsäule Prozesse der fortschreitenden Knochenatrophie (Kümmel) und deformierende und ankylosierende Vorgänge (Fall 11) an Wirbelkörper, Bandscheiben und Seitengelenken auftreten, die zu Haltungsanomalie und Versteifungen führen können.

Zusammenfassend lässt sich sagen, dass die Kontusionen im allgemeinen ohne Störung der Beweglichkeit und Tragfähigkeit in einem durchschnittlichen Zeitraum von einigen Wochen bis zu einem Jahre auszuheilen pflegen. Das Rückenmark ist einer direkten Schädigung nicht ausgesetzt.

Prognose der Bandscheibenzertrümmerung und Kompressionsbrüche. Wenn wir die drei Fälle von Bandscheibenzertrümmerung den Kompressionsbrüchen der Wirbelkörper zurechnen, so verfügen wir bei dieser wichtigsten, weil zahleichsten aller Verletzungsarten der Wirbelsäule über zweiundfünfzig Fälle. Von den eigentlichen Kompressionsbrüchen der Wirbelkörper entfallen elf auf die Halswirbelsäule, zwölf auf die Brustwirbelsäule und sechsundzwanzig auf die Lendenwirbelsäule.

Eine Wiederherstellung der Erwerbsfähigkeit fand in einunddreissig Fällen (54 pCt.) statt, davon in allen Fällen von Bandscheibenkontusion, fünfmal bei Kompressionsbruch der Halswirbelsäule, neunmal bei denen der Brustwirbelsäule und vierzehnmal bei der Lendenwirbelsäule. Ein Fall war noch frisch, in weiteren neun Fällen stand der Wiedereintritt der Erwerbsfähigkeit zu erwarten (= 75 pCt. Wiederherstellungen). In fünfundzwanzig Fällen war eine Beteiligung des Markes vorhanden; zweimal blieben davon schwerere dauernde, dreimal leichtere besserungsfähige Folgezustände zurück. Die übrigen dauernden Erwerbseinbussen zwischen 20 und 60 pCt. wurden hauptsächlich durch Störung der Beweglichkeit der Wirbelsäule hervorgerufen. Die typischen Folgezustände nach Kompressionsbrüchen sind die Versteifungen in dem verletzten Teil durch Elastizitätsabnahme der gequetschten Bandscheiben, durch knöcherne Verschmelzungen der Wirbel und durch Narbenschrumpfungen der Weichteile. Die Beweglichkeitsbehinderung macht sich besonders störend bemerkbar in der Hals- und Lendenwirbelsäule. Kompressionsbrüche müssen aber nicht stets zu einer Beweglichkeitsstörung führen; ich erwähne nur die Fälle 65, 69, 71 und 72 von Kompressionsbruch der Halswirbelsäule und 94, 95 und 104 von solchen der Lendenwirbelsäule, die ohne jede Bewegungsstörung ausheilten. Störungen der Tragfähigkeit können bei ausgedehnten Kompressionsbrüchen besonders im Brustabschnitt vorkommen, doch nie in der Ausdehnung wie bei Verrenkungsbrüchen. Die durchschnittliche Heilungsdauer schwankt in ziemlich weiten Grenzen. Nach den vorhandenen Angaben über den Eintritt der Konsolidation (Verschwinden der reflektorischen Muskelspannung) liegt der ungefähre Zeitpunkt des Abschlusses der Heilungsvorgänge zwischen drei Monaten (Fall 29, 71, 73), fünfeinhalb Monaten (Fall 82) und einem Jahr. In seltenen, meist mit sekundären traumatischen Entzündungsprozessen einhergehenden Formen kann der Heilungsprozess ein bis zwei Jahre in Anspruch nehmen. Die durchschnittliche Zeitdauer bis zum Eintritt definitiver Verhältnisse ist bei der hohen Bedeutung der Bewegungskompensation, Anpassung und Gewöhnung nach erfolgter Abheilung sehr verschieden. In einem Fall von Kompressionsbruch des 4. Halswirbels trat z. B. die Wiederherstellung der Erwerbsfähigkeit schon nach drei Monaten ein, bei Lendenwirbelbrüchen in Fall 93 nach neun Monaten, in Fall 107 nach zehn Monaten, in Fall 105 nach zweieinhalb Jahren usw. Der Durchschnitt liegt ungefähr zwischen einem und vier Jahren je nach Schwere des Bruches, Alter und Rüstigkeit des Verletzten.

Die Prognose der Kompressionsbrüche bezüglich der Wiederherstellung der Erwerbsfähigkeit ist günstig. Die Wiederherstellung tritt in über der Hälfte der Fälle nach gehöriger Anpassung und Gewöhnung ein. Die durchschnittliche Dauer der Heilungsvorgänge bis zum Eintritt der Konsolidation beträgt etwa drei Monate bis zu einem Jahr, die Dauer der grösstmöglichen funktionellen Heilung zwischen ein bis vier Jahren. Die typischen Folgezustände bestehen hauptsächlich in der Störung der Beweglichkeit des verletzten Abschnitts, im geringeren Grad in der Beeinträchtigung der Tragfähigkeit.

Prognose der
Mark-
verletzungen.

Das Rückenmark und seine Wurzeln waren in fünfundfünfzig Fällen geschädigt (45 pCt.). In einundvierzig Fällen (75 pCt.) trat völlige Wiederherstellung zur Norm ein, in achtundvierzig Fällen (87 pCt.) blieb aus der nervösen Läsion ein Erwerbsschaden nicht zurück; in zwei Fällen war der resultierende Schaden nur gering, in fünf Fällen schwer (Fall 2, 56, 76, 112, 119). Die Heilungsdauer der Markläsion gemessen an dem Verschwinden der Lähmungen und Reflexphänomene ist bei den Fällen, die gänzlich zur Norm zurückkehren, meist nur kurz und beträgt einige Monate; es können jedoch bis zum völligen Verschwinden aller Symptome (geringe Reflexsteigerung, Babinski), die auf eine frühere Markläsion hindeuten, manchmal einige Jahre vergehen. Die Lähmungen des Gefühls und der Muskulatur verschwinden stets zuerst.

Die Prognose der Läsionen des Rückenmarks und seiner Wurzeln, die nicht tötlich enden, ist recht günstig. In weitaus der grössten Mehrzahl der Fälle tritt ein gänzliches Verschwinden aller nervösen Symptome ein. Die durchschnittliche Heilungsdauer beträgt etwa zwei Monate bis ein Jahr. Nur bei schwereren Läsionen bleiben Lähmungen und Marksymptome einige Jahre oder dauernd bestehen und können je nach dem Grad vorübergehend und dauernd, teilweise und gänzliche Erwerbsfähigkeit zur Folge haben.

Prognose der
Wirbelsäulenver-
letzungen zu-
sammenfassend.

Die Wiederherstellung der Erwerbsfähigkeit erfolgte in den angeführten hundertzweiundzwanzig Fällen sechsundsiebzigmal (62 pCt.), in elf Fällen stand sie ferner zu erwarten (im ganzen 71 pCt. der Fälle). Fünf Fälle waren noch frisch (4 pCt.). Die dauernde teilweise Erwerbsunfähigkeit wurde verursacht durch Folgen einer Rückenmarksläsion und nervöse Störungen neunmal (7,5 pCt.), durch hauptsächliche Störung der Beweglichkeit in sechszehn Fällen (13,5 pCt.) und in fünf Fällen durch Störung der Tragfähigkeit (4 pCt.).

Wenn man die Prognose der Verletzungen der Wirbelsäule vom Standpunkt ihrer endgültigen Heilungsergebnisse aus in Bezug auf die Wiederherstellung der Erwerbsfähigkeit betrachtet, so muss man sie im allgemeinen als günstig bezeichnen. Ihre Heilungsziffer ist nicht wesentlich schlechter als diejenige der Verletzungen der Extremitäten. Ungünstiger steht sie gegenüber jenen nur da hinsichtlich ihrer durchschnittlich längeren Heilungsdauer. Ein Hauptgrund für dieses günstige Ergebnis ist die Tatsache, dass das Rückenmark, das anfänglich bei der Frage der Erhaltung des Lebens eine ausschlaggebende Rolle spielt und fast in der Hälfte der Fälle mitbeteiligt ist, infolge seiner grossen Heilungstendenz späterhin stark in den Hintergrund tritt.

Die Beurteilung der Verletzungen der Wirbelsäule.

Allgemeines.

Bei der Beurteilung der Verletzungen der Wirbelsäule muss man unterscheiden zwischen den frischen und in der Heilung begriffenen und den geheilten und abgelaufenen Fällen. Die frischen und noch

in Heilung begriffenen Fälle sind diejenigen, bei welchen der Heilungsprozess an der Stelle der Verletzung noch nicht oder erst teilweise
sich vollzogen hat; bei Knochenbrüchen ist noch nicht die genügende
Festigkeit (Konsolidation) desselben, bei den verletzten Weichteilen noch
nicht die genügende Widerstandsfähigkeit der sich bildenden Narben
erreicht. Die Fälle, bei denen dieser erwähnte Heilungsprozess abgeschlossen ist, können sich noch in den verschiedenen Stadien der
Anpassung und Gewöhnung befinden oder können abgelaufen sein und
bereits einen definitiven Zustand darstellen. Es ist verständlich, dass
gerade die geheilten Fälle der Hauptgegenstand einer Begutachtung
bezüglich der Erwerbsfähigkeit sein werden, da die Verletzten vorher
schonungs- und behandlungsbedürftig und je nach der Art der Verletzung und dem Grad der Beteiligung des Rückenmarks grösstenteils und ganz erwerbsunfähig sind. Da jedoch der Gutachter in die
Lage kommen kann, ein Urteil über frische und in Heilung begriffene
Fälle abzugeben, erscheint es zweckmässig, auf die Erkennungszeichen
der frischen und in Heilung begriffenen Verletzungen der Wirbelsäule
und die Möglichkeit der objektiven Feststellung des Zeitpunktes der
eingetretenen Konsolidation und Abheilung einer Verletzung näher ein-
zugehen.

Die klinischen und röntgenologischen Erkennungszeichen der
einzelnen Verletzungsarten der Wirbelsäule sind bereits früher bei
der Abhandlung derselben näher ausgeführt. Ist die Verletzung als
solche festgestellt, so benötigen wir einen Gradmesser, um die fortschreitende Heilung zu verfolgen. Allen frischen Verletzungen der
Knochen und Bänder am Körper, an Gliedmassen und am Rumpf ist
gemeinsam die Schmerzhaftigkeit und bei Knochenbrüchen auch die
Beinträchtigung der Tragfähigkeit durch Lockerung des inneren Gefüges
des Knochens. Es gilt dies ebenso für eine Verstauchung des Fussgelenks
z. B. und für einen Bruch des Unterschenkels, wie für eine Verstauchung
der Wirbelsäule und einen Bruch derselben. Diese Schmerzhaftigkeit ist
objektiv feststellbar. Ist die Verstauchung des Fussgelenks geheilt,
und der Bruch des Unterschenkels fest knöchern konsolidiert, so hört
der Schmerz auf, und die Tragfähigkeit des Beines ist wiederhergestellt.
Das Gleiche gilt für die Heilung der Verletzungen der Wirbelsäule.
Die Schmerzhaftigkeit der Wirbelsäule äussert sich vornehmlich bei
Bewegung und bei Belastung. Der Bewegungsschmerz tritt auf bei
Verletzung der Bandapparate und der Gelenke, der Belastungsschmerz
bei Knochenbruch. Zur Ausschaltung des Bewegungsschmerzes wird
nun von dem Verletzten eine möglichste Ruhigstellung des verletzten
Abschnittes erstrebt. Es geschieht dies durch Aktion der betreffenden
Muskulatur, die durch Anspannung die Steifhaltung z. B. des Kopfes
bei Verstauchung der Halswirbelsäule bewirkt. In gleicher Weise
veranlasst bei einem Kompressionsbruch der Schmerz, der bei ge-
wöhnlicher Körperhaltung und besonders beim Bücken durch die
Belastung der meist am stärksten betroffenen vorderen Partien des
Wirbelkörpers entsteht, den Verletzten diese Belastung möglichst auf-
zuheben, was er durch Streckung der Wirbelsäule ebenfalls mit Hilfe der

Muskulatur bewerkstelligt. Diese dauernde Sicherung des Körpers gegen Bewegungs- und Belastungsschmerz geschieht nicht nur durch willkürliche Muskelaktion, sondern auch automatisch auf unwillkürlichem oder reflektorischem Wege, d. h. die Erfahrung der Schmerzhaftigkeit bestimmter Bewegungen und Haltungen löst ohne jedesmalige besondere Beteiligung des Willens durch Reflexvorgänge die zweckmässige Spannung der Muskulatur und damit die Fixierung und Entlastung des verletzten Abschnitts von selbst aus. Aeusserlich fällt hierbei die gezwungene Haltung und bei Wirbelbruch ferner eine Balanzierhaltung ins Auge, die der Verletzte annehmen muss, um das durch die Verlegung des Schwerpunktes gestörte Gleichgewicht des Körpers wieder herzustellen. Bei einem Halswirbelbruch wird der Hals vorgestreckt und der Kopf zur möglichsten Entlastung der vorderen Wirbelkörperpartien etwas nach rückwärts gebeugt getragen; bei Verletzung der Rumpfwirbelsäule wird der Rücken gestreckt steifgehalten, in schweren Fällen und bei tiefem Sitz der Verletzung mit gleichzeitiger kompensatorischer Beugung in den Hüft- und schliesslich auch in den Kniegelenken. Am deutlichsten kommt die reflektorische Muskelspannung und Steifhaltung des Rückens zum Ausdruck, wenn man den Verletzten sich bücken und wiederaufrichten lässt. Ein gutes Analogon mit den traumatischen Schädigungen der Wirbelsäule bietet in diesem Punkt die tuberkulöse Wirbelsäulenerkrankung, bei der oft bei gänzlichem Fehlen sonstiger Symptome die gezwungene Haltung des Kopfes, das Steifhalten der Brust- und Lendenwirbelsäule beim Bücken und das Bestreben, beim Wiederaufrichten möglichst jede Stütze zu benützen (Emporklettern an den Oberschenkeln!), das einzige sichere objektive Zeichen der beginnenden Wirbelerkrankung ist. Umgekehrt ist die allmählich freier werdende Beweglichkeit und das Verschwinden der reflektorischen Muskelspannung ein sicheres objektives Zeichen der fortschreitenden Ausheilung der Verletzung und des Krankheitsprozesses bei Wirbeltuberkulose. Die freie Beweglichkeit ohne reflektorische Muskelspannung und die ungezwungene Haltung sind beweisend für die eingetretene Konsolidation und Abheilung der Verletzung. Es gilt dies ausnahmslos für alle Verletzungen der Wirbelsäule.

Scheint der Verletzte zu übertreiben oder zu simulieren, so kann man sich leicht durch eine unauffällige Beobachtung des Verletzten in seinen täglichen Verrichtungen über die tatsächlich vorhandene Beweglichkeit und die gewöhnliche Haltung des Körpers informieren.

Ebenso wie bei Schmerzhaftigkeit mit und ohne Störung der Tragfähigkeit eine reflektorische Spannung der Muskulatur auftritt, so kann auch bei Störung der Tragfähigkeit allein eine solche ohne Vorhandensein einer Schmerzhaftigkeit entstehen. Es ist dies der Fall bei schwerer Veränderung der statischen Verhältnisse, wo die Tragfähigkeit stärker gelitten hat und die Muskelaktion ein stützendes Moment bildet, solange sich die Wirbelsäule der veränderten Beanspruchung noch nicht angepasst hat (Fall 118 u. 119). Auch bei Störungen der Tragfähigkeit infolge Veränderung der statischen Verhältnisse ist

das Verschwinden der reflektorischen Muskelspannung ein
Zeichen der Wiederherstellung des Körpergleichgewichts.

Wenn auch nach der Konsolidation von Wirbelsäulenbrüchen ebenso
wie nach der Abheilung von Brüchen an den Extremitäten in häufigen
Fällen auf einige Zeit noch unangenehme Empfindungen an der Verletzungsstelle und andere subjektive Beschwerden untergeordneter Art
sicherlich noch bestehen können, so stehen diese mit der Bruchheilung
als solcher in keinem Zusammenhang; sie können auch fehlen und
haben nur sehr geringe pathognomonische Bedeutung.

Mit der Heilung der Wirbelsäulenverletzung hält auch die Abheilung der Läsion des Rückenmarks und seiner Wurzeln, falls
eine solche die Verletzung kompliziert, ungefähr gleichen Schritt. Die
Besserung der Markerscheinungen ist innerhalb der ersten Wochen und
Monate weitaus die bedeutendste. Die grösste Zahl der Gefühlslähmungen,
Muskellähmungen und Reizerscheinungen ist während dieser Zeit bereits
verschwunden; was dann von Lähmungen noch nicht zurückgegangen
ist, bessert sich nur langsam und bleibt schliesslich dauernd bestehen.
Man kann also sagen, dass für gewöhnlich nach erfolgter Abheilung der Wirbelsäulenverletzung auch ein hinreichend
stationärer Zustand bei einer Markläsion eingetreten ist, der
es ermöglicht, an Hand der statistischen Ergebnisse ziemlich
sichere Rückschlüsse auf den später zu erwartenden definitiven
Heilungserfolg zu ziehen.

Bei der Beurteilung einer geheilten Verletzung läge es nahe, die
Einteilung in zwei Hauptgruppen: die Verletzungen der Wirbelsäule mit
Markläsionen und solche ohne Markverletzung beizubehalten, wie sie
für frische Verletzungen ohne weiteres gegeben ist. Die Unterscheidung
entspräche aber nicht der tatsächlichen Bedeutung der nervösen Läsionen
bei abgelaufenen Fällen, da die Markerscheinungen in der weitaus
grössten Anzahl (87 pCt.), ohne wesentliche dauernde Störungen zu
hinterlassen, zu verschwinden pflegen. Als Ursachen dauernder Erwerbsschädigung treten sie zahlenmässig hinter den Störungen mechanischer
und statischer Art zurück. Aus diesem Grunde und der besseren
Uebersichtlichkeit halber ist es zweckmässig, bei der Beurteilung die
mechanischen Störungen von denen nervöser Natur getrennt zu behandeln.

Sieht man zunächst von den Störungen, die durch eine Markläsion
verursacht werden können, des Näheren ab, so ergibt sich eine rein
praktische Einteilung der Wirbelsäulenverletzungen nach den erfahrungs-
mässigen Heilungsergebnissen in zwei Gruppen.

1. Verletzungen der Wirbelsäule, die erfahrungsgemäss im
   allgemeinen zu keiner wesentlichen Störung der Haltung,
   der Tragfähigkeit und Beweglichkeit derselben führen
   und meist innerhalb der Wartezeit zu heilen pflegen.

   a) Absolut harmlose Absprengungen (fast stets ohne nervöse Läsion):
      Brüche der Dornfortsätze, der Querfortsätze und Seitengelenks-
      fortsätze.

b) Brüche der Bogen; Verstauchungen der Wirbelsäule und eingerichtete Verrenkungen leichteren Grades; gewöhnliche
Quetschungen (erstere drei Arten können mit Markläsion kompliziert sein).

2. Verletzungen mit häufiger wesentlicher Störung der Beweglichkeit und Tragfähigkeit:

a) mit vorwiegender Beeinträchtigung der Beweglichkeit: Kompressionsbrüche;

b) mit vorwiegender Beeinträchtigung der Tragfähigkeit: Verrenkungen, Verrenkungsbrüche, Brüche des ersten Halswirbels
und des Zahnfortsatzes mit Verschiebung (mit dem grössten
Prozentsatz der dauernden nervösen Läsionen).

Auf zwei Kardinalpunkte, die Störung der physiologischen Funktionen der Wirbelsäule, der Beweglichkeit und Tragfähigkeit lassen
sich in der Hauptsache alle Folgeerscheinungen der Wirbelsäulenverletzungen zurückführen.

Die Störung der Beweglichkeit als erwerbsschädigendes Moment. Die Beweglichkeit des Kopfes und des Rumpfes ist für jeden
Menschen, besonders aber für den körperlichen Arbeiter in hohem Grade
wichtig; eine Versteifung, welche ihn bei der Ausführung wichtiger
Bewegungen in der Wirbelsäule wesentlich hindert, kann durch eine
gewisse Unbeholfenheit die Tätigkeit verlangsamen und die Erwerbsfähigkeit dadurch beeinträchtigen. Versteifung ganzer Abschnitte der
Wirbelsäule, besonders in ungünstiger Stellung, können gelegentlich zu
beträchtlichen Schädigungen der Erwerbsfähigkeit führen.

Eine Kenntnis der physiologischen Beweglichkeit der Wirbelsäule
erscheint zunächst unumgänglich notwendig um im einzelnen Fall zu ent-
scheiden, ob es sich überhaupt um eine krankhafte Bewegungshemmung
handelt und — wenn eine Versteifung in einem gewissen Abschnitt zu
konstatieren ist —, ob sie derart ist, dass das Gesamtergebnis einer
bestimmten Bewegung, die nicht zwischen zwei oder drei Wirbeln allein
ausgeführt wird, sondern eine Summierung dieser einzelnen Bewegungs-
grössen darstellt, unterhalb der durchschnittlichen physiologischen Bewegungsbreite steht. Die normale Beweglichkeit der Wirbelsäule ist
nun individuell unterschiedlich. Sie ist recht wechselnd nach Alter
und Geschlecht, Lebensgewohnheiten, Beschäftigung und Uebung. Das
weibliche Geschlecht hat durchschnittlich eine grössere Beweglichkeit wie
das männliche, die Jugend eine grössere wie das Alter, besonders das
höhere Alter, der Städter hat eine gelenkigere Wirbelsäule als der
Ackersmann. Es erhellt hieraus, dass es nicht möglich ist, ein durch-
schnittliches, für die Ausführung sämtlicher überhaupt in Frage kommen-
den Arbeiten ausreichendes Mass von Beweglichkeit anzugeben. Man
geht am sichersten, wenn man den Grad von Bewegungshemmung für krankhaft ansieht, der geeignet ist die jeweilige
Berufstätigkeit störend zu beeinflussen.

Die Bewegungen der Halswirbelsäule sind überall noch am
gleichmässigsten. Die Kopfbewegungen dienen vorzüglich der Orien-
tierung des Blickes beim Sehen. Wichtig ist die Vorwärtsbeugung

des Kopfes und die seitliche Drehung desselben nach rechts und links. Die normale Vorwärtsbeugung geschieht bis zur Anlegung des Kinnes an die Brustwand; die durchschnittliche seitliche Drehfähigkeit des Kopfes beträgt nach Henle normalerweise 45° (nach Henke nur 30°). Die extremste Bewegungsmöglichkeit ist jedoch keinesfalls nötig; Beweglichkeitsbeschränkungen um $^1/_3$ und darüber nach einer dieser Richtungen brauchen nicht wesentlich zu stören. Weniger wichtig ist die Rückwärtsbeugung und am belanglosesten die seitliche Beugung des Kopfes.

Die normale Beweglichkeit des Brustabschnittes ist nur sehr gering. Die Vorwärtsbeugung, die schon physiologisch besteht, kann etwas vermehrt werden; die Rückwärtsbeugung ist nur in sehr geringer Ausdehnung ausführbar. Dagegen ist die Seitwärtsbeugung im mässigen Grad ziemlich gleichmässig über die ganze Brustwirbelsäule verteilt möglich, die Drehfähigkeit etwas besser, von oben nach unten abnehmend. Bei der Länge und geringen Exkursionsfähigkeit des Brustabschnitts bleibt selbst eine völlige Bewegungsaufhebung zwischen zwei und drei Brustwirbeln für die Funktion der ganzen Wirbelsäule ganz unwesentlich.

Eine hohe Bewegungsfähigkeit besitzt die Lendenwirbelsäule. Die Vorwärts-, Seitwärts- und Rückwärtsbeugung ist hier gut, während die Drehfähigkeit fast gleich Null ist. Die praktisch wichtigsten Bewegungen sind die Vorwärtsbeugung und die Seitwärtsbeugung; eine erhebliche Behinderung derselben würde eine wesentliche Störung bei der Arbeit bedeuten und als erwerbsschädigendes Moment gelten müssen.

Da die Bewegungsstörungen meist nur lokaler Natur sind, d. h. am Ort der Verletzung entstehen, so bleiben für die Ausführung der fraglichen Bewegung noch die intakten Gelenke zwischen den übrigen Wirbeln mit gleicher und ähnlicher Funktion zurück. Hier tritt nun das wichtige Moment der Anpassungsfähigkeit des Körpers hervor. Die durch die Versteifung der Nachbargelenke stark beanspruchten intakten Gelenke vermögen ihre Bewegungsfähigkeit zu Gunsten der ausgefallenen Bewegung bis zu einem gewissen Grad zu steigern. Dadurch können Versteifungen mässigen Grades völlig ausgeglichen und selbst ein starker Ausfall an Bewegungsfähigkeit erheblich vermindert werden. Es sind dies ganz regelmässige Vorgänge, die je nach Ausdehnung der Versteifung, nach Alter, körperlicher Rüstigkeit und Uebung, kürzere und längere Zeit bis zu mehreren Jahren, in Anspruch nehmen. Die Tatsache einer weitgehenden Anpassungsmöglichkeit beweist sich ferner stets von neuem bei den noch häufiger vorkommenden Parallelfällen der örtlichen Wirbelsäulenversteifungen nach ausgeheilter Tuberkulose der Wirbelsäule. Durch eine geeignete Uebungstherapie werden auch dort oft ganz erstaunliche Beweglichkeitszunahmen in den intakten Abschnitten herbeigeführt. Was sich im allgemeinen unter normalen Verhältnissen an Beweglichkeitszunahme der Wirbelsäule erreichen lässt, sieht man bei guten Turnern, ganz abgesehen von den geradezu wunderbaren Bewegungsleistungen mancher Artisten und Schlangenmenschen.

Es sind nebenstehend zwei Abbildungen von einem Verletzten mit Kompressionsbruch der Lendenwirbelsäule und lokaler Versteifung beigegeben, der infolge der geschilderten kompensatorischen Vorgänge nach Ablauf einiger Jahre wieder eine freie Beweglichkeit des Rumpfes zeigte (Fig. 87 u. 88). Ueber ähnliche Fälle verfügen wir noch in in grösserer Anzahl. Eine ziemlich ausgiebige Rumpfbeugung nach vorn und seitwärts zeigt auch Fall 103 (Fig. 89 u. 90), bei welchem durch knöcherne Verschmelzung der drei oberen Lendenwirbel eine sehr erhebliche Versteifung eingetreten war (s. dazu Fig. 67).

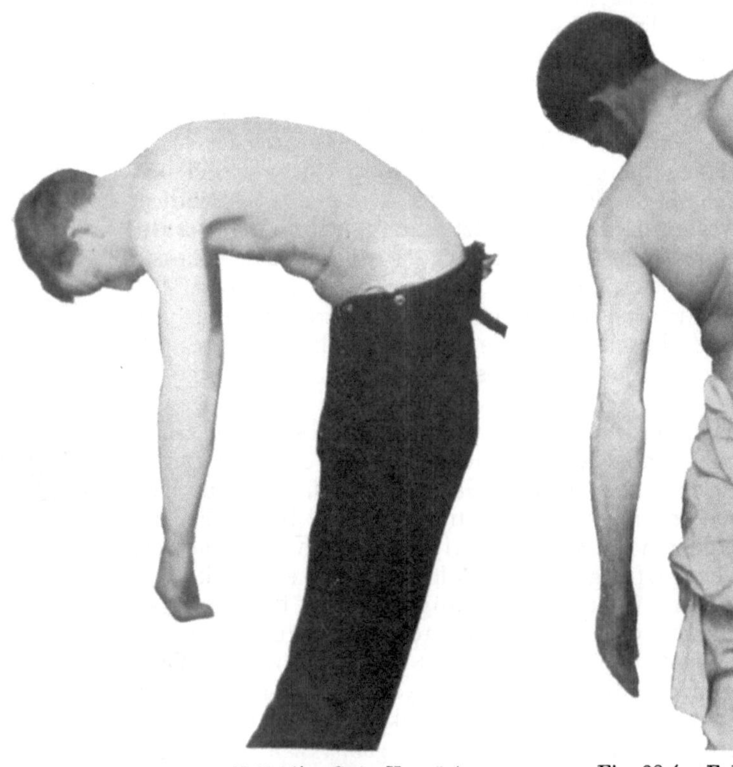

Fig. 87 (zu Fall 91). Gute Vorwärtsbeugung bei teilweiser knöcherner Verschmelzung des 12. Brust- und 1. u.
2. Lendenwirbels durch Vorgänge der
Anpassung.

Fig. 88 (zu Fall 91). Ausgiebige Seitwärtsbeugung des Rumpfes trotz
knöch. Verschmelzung des 12. Brust-
und 1. u. 2. Lendenwirbels durch
Vorgänge der Kompression.

Versteifungen ganzer Wirbelsäulenabschnitte durch Verletzung sind höchst selten. Es handelt sich dabei in der Hauptsache um einfache Gelenkversteifungen durch Nichtgebrauch, wie sie auch nach Verletzung in der Nähe anderer Gelenke auftreten. Diese Versteifung tritt besonders im Anschluss an schwere Verletzungen auf; eine solche hochgradige Bewegungsstörung sehen wir in Fall 68 (Fig. 91). Gelegentlich können auch Prozesse der verbildenden Gelenkentzündung (Arthritis deformans) im Anschluss an einen Kompressionsbruch oder sonstige ausgedehntere Verletzungen (Fall 46) zu grösserer Bewegungseinbusse führen.

Im allgemeinen kann man sagen, dass selbst erheblichere örtliche Versteifungen der Wirbelsäule durch kompensatorische Bewegungszunahme in den intakten Gelenken mit ähnlicher Funktion im Laufe der Zeit ganz oder teilweise durch Uebung ausgeglichen werden, so dass meist wesentliche Bewegungsbeschränkungen nicht entstehen. Eine Aus-

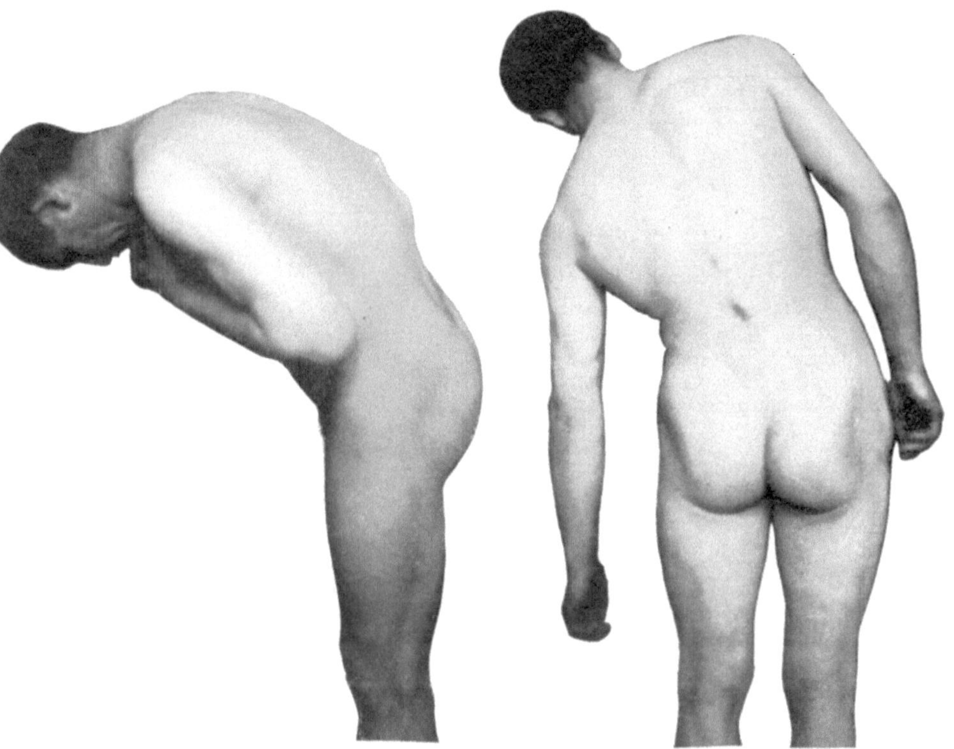

Fig. 89 (zu Fall 103). Genügende
Vorwärtsbeugung trotz Verknöche-
rung dreier Wirbelkörper.
Fig. 90 (zu Fall 103). Ziemlich
gute Seitwärtsbeugung bei völliger
Verknöcherung der drei ersten
Lendenwirbel.

nahme macht hohes Alter, wo die Anpassungsfähigkeit nur noch gering ist und gewisse sehr seltene Formen der chronischen traumatischen Wirbelsäulenversteifung (Arthritis deformans), die aber nur im Anschluss an schwere Knochenverletzungen entstehen.

Der zweiten Hauptfunktion der Wirbelsäule als Trägerin der Kopf- und Rumpflast entspricht als eine weitere, aber weniger häufig als die Bewegungsstörung zurückbleibende Folge, die Störung der Tragfähigkeit. Eine erhebliche Störung derselben hat naturgemäss eine wesentliche

Die Störung
der Tragfähigkeit
als erwerbs-
schädigendes
Moment.

Veränderung der statischen Verhältnisse der Wirbelsäule zur Voraussetzung. Eine solche wesentliche Veränderung des Körpergleichgewichtes
tritt aber nur bei erheblicher Stellungsanomalie auf, wie sie nur
durch ausgedehnte Kompressionsbrüche, besonders aber durch die
starken Knickungen und Verschiebungen bei Verrenkungen und Ver-

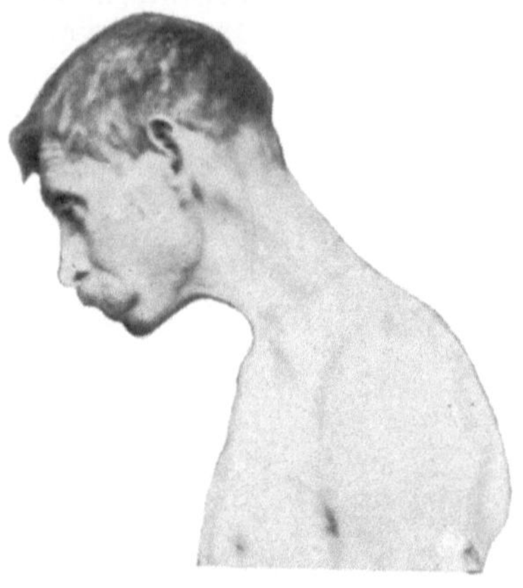

Fig. 91 (zu Fall 68). Hochgradige Versteifung des Halses nach Kompressionsbruch des 3., 4. u. 6. Halswirbelkörpers
durch nachfolgende Gelenkversteifung.

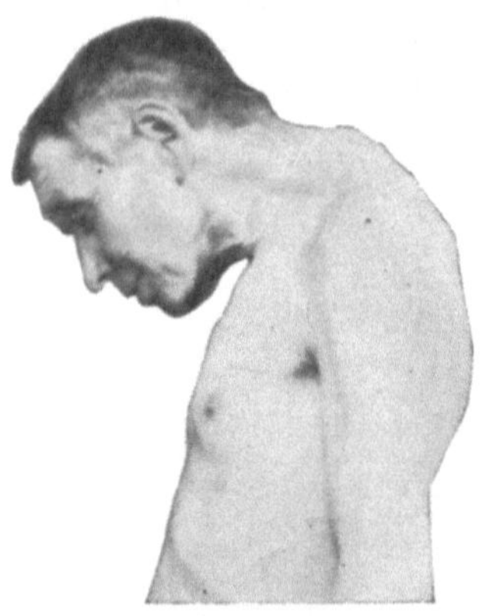

Fig. 92 (zu Fall 44). Vorbeugehaltung
nach einer Luxationsfraktur der Halswirbelsäule entstanden.

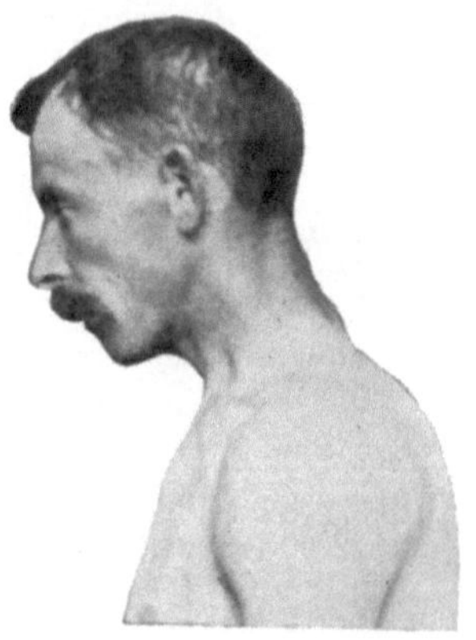

Fig. 93 (zu Fall 46). Nur gering gestörte
Kopfhaltung nach einer totalen Wirbelverschiebung zwischen 5. u. 6. Halswirbel.

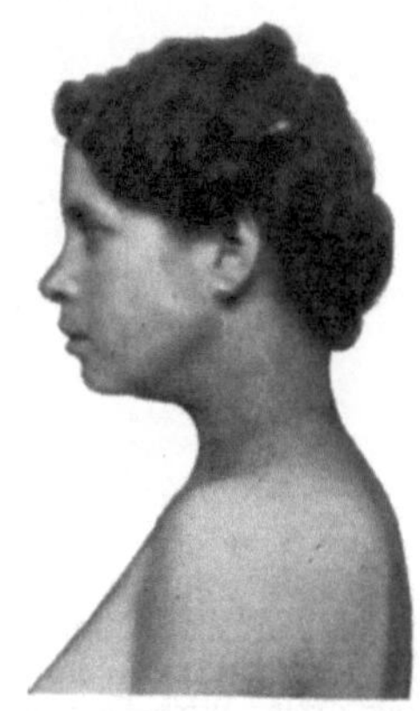

Fig. 94 (zu Fall 50). Nicht gestörte
Kopfhaltung bei totaler Wirbelverrenkung zwisch. 5. u. 6. Halswirbel.

renkungsbrüchen entstehen. Es ist weiterhin klar, dass die Störung der
Tragfähigkeit in geradem Verhältnis zur Belastung steht. Folglich ist die
Störung der Tragfähigkeit abhängig einmal vom Grade der Stellungsanomalie und zweitens von der Grösse der Belastung. Die Grösse der Belastung ist wiederum abhängig von der Höhe des Sitzes der Verletzung, da
die Belastung von der Halswirbelsäule an nach unten ständig abnimmt.

Es ergeben sich demnach verschiedene Verhältnisse für die Hals-, Brust- und Lendenwirbelsäule. Die Halswirbelsäule wird durch die geringe Kopflast nur wenig auf Tragfähigkeit beansprucht. Eine wesentliche Veränderung der statischen Verhältnisse ist nur da anzunehmen, wo komplette Wirbelverschiebungen zu schweren Vorbeugehaltungen führen. Es ist dies meist bei Personen im höheren Alter der Fall, die nicht mehr die normale Anpassungsfähigkeit besitzen. Fig. 92 zeigt eine solche schwere Vorbeugehaltung nach Verrenkungsbruch der Halswirbelsäule bei einem alten Mann. Trotzdem hat er noch die Fähigkeit, den Kopf fast bis zum Geradeaussehen aufzurichten und seitlich um die Hälfte des normalen zu drehen. Dagegen ist die Haltung und Bewegung des Kopfes nur in geringer

Störung der
Tragfähigkeit der
Halswirbelsäule.

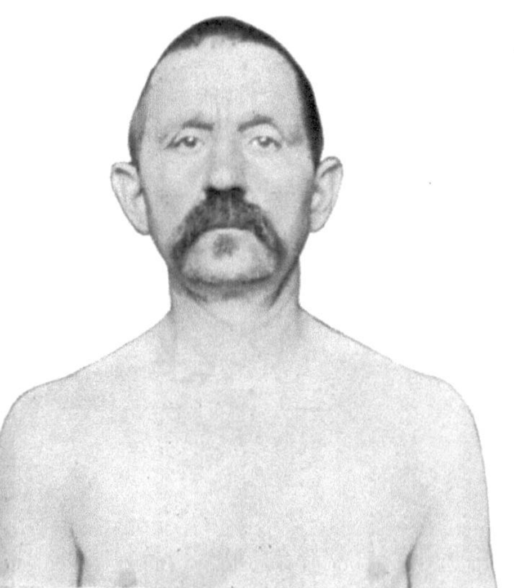

Fig. 95 (zu Fall 57). Kopfhaltung bei Genickbruch (Pseudarthrosenbildung des Zahnfortsatzes).

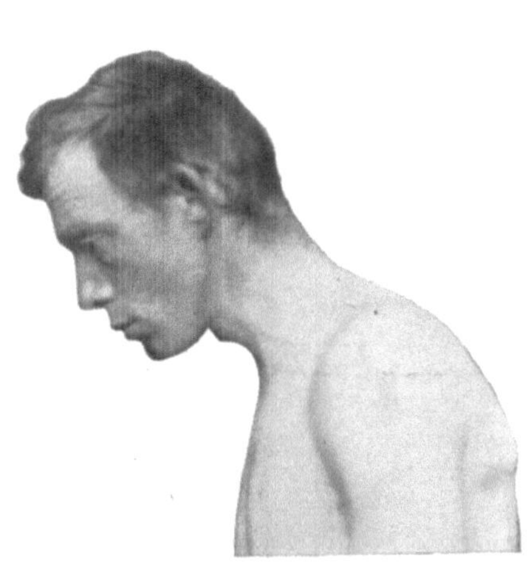

Fig. 96 (zu Fall 58). Störung der Tragfähigkeit bei Atlasbruch (Pseudarthrosenbildung).

Weise in Fall 46 (Fig. 93) und überhaupt nicht in Fall 50 (Fig. 94) gestört. In beiden handelt es sich gleichfalls um totale Wirbelverschiebungen in der Halswirbelsaule (im ersten Fall nach vorn, im zweiten Fall nach hinten) bei jüngeren Personen ohne dauernde Erwerbsschädigung. Zu einer Störung der Tragfähigkeit kann es ferner, wie schon früher bemerkt, nach Brüchen des ersten Halswirbels und des Zahnfortsatzes kommen, die nicht knöchern, sondern bindegewebig mit Pseudarthrose verheilen. Fig. 95 zeigt einen Genickbruch (Zahnfortsatzbruch), der infolge nicht knöcherner Heilung wegen Beeinträchtigung der Tragfähigkeit eine Erwerbseinbusse von 20 pCt. zurückbehielt; Fig. 96 zeigt einen Bruch des ersten Halswirbels mit einer Erwerbsbeschränkung von 30 pCt. aus gleichem Grunde; Fig. 97 zeigt einen Atlasbruch ohne Störung der Tragfähigkeit.

Die fehlerhaften seitlichen Kopfhaltungen, wie sie nach Seitengelenksverletzungen immer und nach Kompressionsbrüchen der Halswirbelsäule gelegentlich zustandekommen, bewirken für gewöhnlich

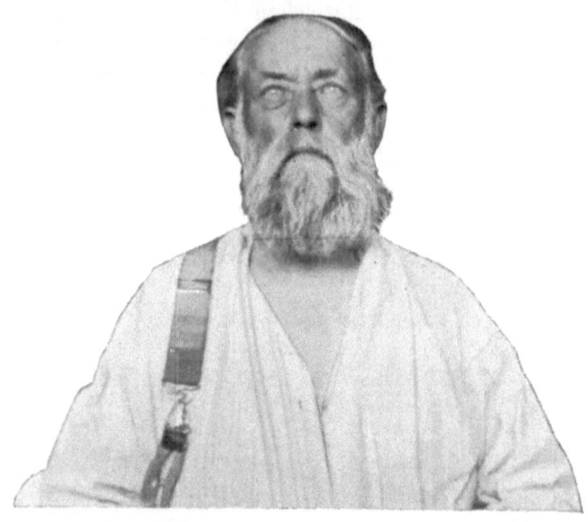

Fig. 97 (zu Fall 60). Atlasbruch. Gute Heilung ohne Störung der Tragfähigkeit.

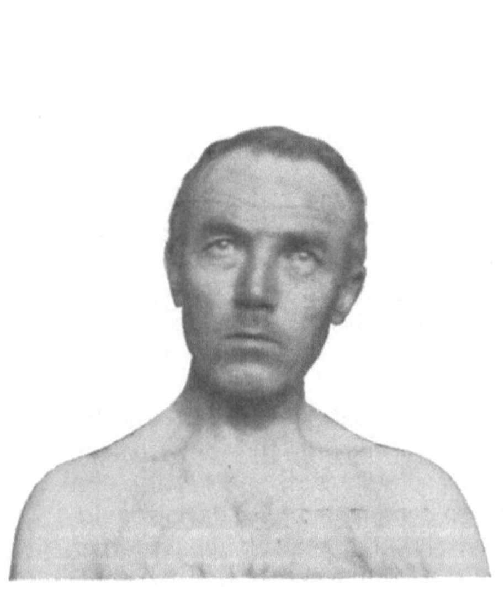

Fig. 98 (zu Fall 52). Schiefe Kopfhaltung
infolge einseitigen Bruchs eines Seitengelenks der Halswirbelsäule.

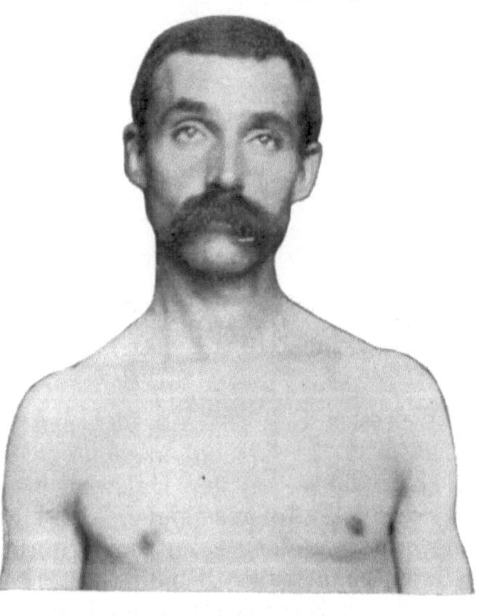

Fig. 99 (zu Fall 63). Schiefe Kopfhaltung infolge Kompressionsbruch des
Epistropheus besonders auf einer Seite.

keine erheblichere Veränderung des Gleichgewichts und der Tragfähigkeit;
auch hinsichtlich der Blickorientierung sind sie belanglos. Fig. 98 zeigt
eine schiefe Kopfhaltung infolge einseitigen Seitengelenksbruchs der Hals-

wirbelsäule, Fig. 99 desgleichen infolge Kompressionsbruchs des zweiten Halswirbels (s. auch Fig. 47). Abknickungen der Wirbelsäule nach vorne und nach der Seite können gelegentlich ferner in der Rumpfwirbelsäule zur Beeinträchtigung der Tragfähigkeit führen. In sehr seltenen Fällen kann man solche schweren Abknickungen an der oberen Brustwirbelsäule beobachten, die ausser einer Störung der Tragfähigkeit auch noch die Organe der Brusthöhle durch Raumverengerung schädigen. Geringere Knickung nach vorn, wie sie durch die meisten Kompressionsbrüche entstehen, vermehren etwas die schon physiologische Krümmung der Brustwirbelsäule nach vorn und verändern die statischen Verhältnisse nicht wesentlich. Praktisch wichtiger sind grössere Stellungsanomalien in der unteren Brust- und in der Lendenwirbelsäule, weil dort sowohl die Verletzungen überhaupt, als auch schwere Verrenkungsbrüche viel zahlreicher sind. Dauernde Störungen der Tragfähigkeit werden durch die Ausbiegungen der Wirbelsäule nach hinten meist nicht bedingt (Fig. 100); häufiger entstehen solche durch starke seitliche Verschiebungen (Skoliosen) wie in Fall 118 und 119 und Verbiegungen nach vorn (Lordosen), welche ferner — besonders die letzteren — die Gleichgewichtshaltung des Körpers in hohem Grade schädigen können.

Das wichtige Moment der Anpassung tritt auch bei der plötzlich entstandenen Störung der statischen Verhältnisse nach Verletzungen analog in Erscheinung wie bei den gewöhnlichen Verkrümmungen der Wirbelsäule, bei denen eine Beeinträchtigung der Tragfähigkeit nicht beobachtet wird. Durch Veränderung ihrer Form passt sich die Wirbelsäule und ihre einzelnen Bestandteile der veränderten Beanspruchung ihrer Tragfähigkeit allmählich an. Während diese Anpassung bei den gewöhnlichen Verbiegungen mit der langsam entstehenden Deformität ungefähr gleichen Schritt hält, braucht eine plötzlich entstandene Verbiegung je nach ihrem Grad ein oder mehrere Jahre dazu. Solange die Anpassung noch nicht vollendet ist, muss die Tätigkeit der Muskulatur den Mangel an Tragfähigkeit ausgleichen. Die Schädigung der Erwerbsfähigkeit liegt hierbei in vorzeitigem Ermüden und Ermüdungsbeschwerden bei grösseren Anstrengungen.

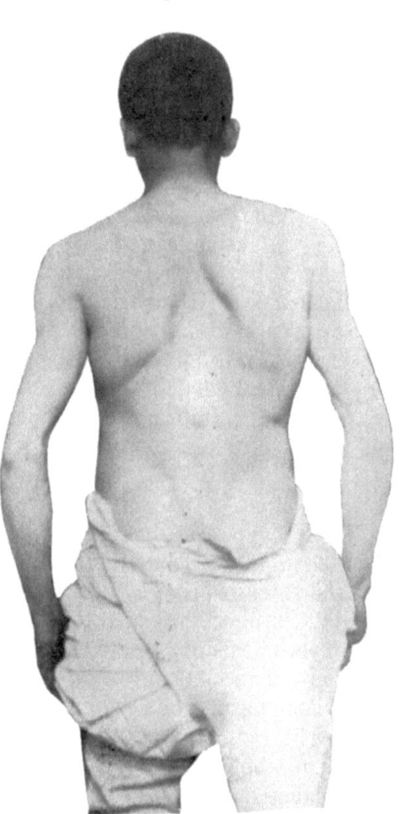

Fig. 100 (zu Fall 91). Keine Störung der Tragfähigkeit durch Ausbiegung nach hinten nach Kompressionsbruch des 1. Lendenwirbels.

Ausser der sehr weitgehenden Anpassungsfähigkeit derWirbelsäule
selbst bei Störung ihrer Beweglichkeit und Tragfähigkeit tritt als weiteres
Moment der Besserung die Gewöhnung hinzu, die darin besteht, dass
sich der Körper mit seinem ganzen Bewegungsapparat im Laufe der
Zeit an eine vorhandene Störung adaptiert. Diese Besserung durch Gewöhnung an tatsächlich vorhandene Unfallfolgen gilt mindestens ebenso
für die Verletzungen der Wirbelsäule, wie dies für die Folgezustände
nach Verletzungen der Gliedmassen bereits allgemein anerkannt ist.

Bei den Vorgängen der Anpassung und Gewöhnung spielt das
Lebensalter, die körperliche Rüstigkeit und die persönliche
Energie eine grosse Rolle. Dass im jüngeren Alter, in welchem der
Körper über seine grösste Elastizität verfügt, die Anpassungsfähigkeit
am grössten ist, bedarf keines weiteren Beweises, desgleichen die Tatsache, dass kräftige Personen erheblich rascher in der Besserung fortschreiten als minder kräftige.

Vom grösstem Einfluss auf die fortschreitende Besserung — nicht nur
die subjektive, sondern auch objektive — ist das persönliche Moment.
Man sollte deshalb prinzipiell der allenthalben verbreiteten Anschauung,
dass eine Wirbelverletzung ein unheilbares Leiden sei, entgegentreten,
den Verletzten vielmehr bei gehöriger Ausdauer und Energie die Heilung
in Aussicht stellen. Eine regelmässige Nachuntersuchung mit
längerer Beobachtung bei schwereren Fällen ist nicht nur vom Standpunkt der Information wichtig, sondern kann auch auf den Verletzten
selbst ermutigend und erzieherisch wirken. Man könnte fast raten,
den Verletzten die Tatsache einer Wirbelsäulenverletzung ganz zu ver-
schweigen, falls sie nicht von selbst darauf kommen. Wir haben eine
Reihe von anatomisch oft schweren Wirbelverletzungen gesehen, die
wegen der Geringfügigkeit ihrer klinischen Erscheinungen überhaupt
als solche verkannt und übersehen wurden. Die Verletzten, die infolgedessen über ihre wirkliche Verletzung im Unklaren waren, hatten nach
unverhältnismässig kurzer Zeit keine lokalen Folgeerscheinungen mehr.
Um einige markante Fälle herauszugreifen, seien hier zwei Kompressionsbrüche des 3. Hals- bzw. des 4. Lendenwirbels (Fall 70 u. 108), zwei totale
Wirbelverschiebungen im Bereich der unteren Halswirbelsäule (Fall 48
u. 50) und ein Genickbruch (Fall 57) erwähnt. Wir sahen uns in einigen
solcher noch nicht abgeheilter Fälle mit Rücksicht auf das wahrscheinlich
stärker in Mitleidenschaft gezogene Allgemeinbefinden veranlasst,
vorübergehend eine Erhöhung der Rente vorzuschlagen, die bisher in
Anbetracht der nur geringen funktionellen Störung gewährt und von
den Verletzten ohne Widerspruch akzeptiert worden war. Die Unwissen-
heit in bezug auf die Art der Verletzung hat sich öfters als guter Heil-
faktor erwiesen.

Wie bei allen Verletzungen spielt fernerhin auch bei den Wirbelsäulenverletzungen das persönliche Interesse an einer möglichst schnellen
Heilung eine beträchtliche Rolle. Wir haben schwerste, nicht ent-
schädigungspflichtige Brüche der Wirbelsäule beobachtet, deren
Träger wegen anderer Verletzungen behandelt wurden und bestimmt
angaben, durch ihre frühere Rückgratverletzung vor diesem, jetzt zur

Rede stehenden Betriebsunfall in keiner Weise in ihrer Erwerbsfähigkeit geschädigt gewesen zu sein, und auch tatsächlich einen vollen Arbeitsverdienst nachweisen konnten. Um zwei solcher Beispiele zu erwähnen, handelte es sich in Fall 4 um einen folgenlos geheilten schweren Kompressionsbruch des 11. Brustwirbels und in Fall 115 um einen Verrenkungsbruch des 12. Brustwirbels und Kompressionsbruch des 1., 2. und 3. Lendenwirbels, welcher mit starker Ausbiegung nach hinten ohne Störung der Tragfähigkeit und guter Beweglichkeit ausgeheilt war. Auch die grosse Reihe von Fällen ausgeheilter tuberkulöser Wirbelerkrankung (Spondylitis), die mit Verschmelzung oft mehrerer Wirbel, mit erheblicher Verbiegung und trotzdem gutem funktionellen Resultat abheilt, stellt wegen der grossen Aehnlichkeit in ihrer Lokalisation und den Folgeerscheinungen ein gutes Vergleichsobjekt mit den Kompressionsbrüchen dar. Es empfiehlt sich daher im eigenen Interesse der Patienten nach erfolgter Konsolidation die Rente auf Grundlage des objektiven Befundes in angemessenen regelmässigen Zwischenräumen energisch herabzusetzen, damit die Verletzten genötigt sind, sich unter Ueberwindung ihrer subjektiven Beschwerden und psychischen Hemmungen wieder an die Arbeit zu gewöhnen. Man muss von den Versicherten in gleicher Weise verlangen können, dass sie die ihnen innewohnenden Reservekräfte mit derselben Energie auf die Wiedererlangung ihrer Arbeitsfähigkeit verwenden, wie dies auch die Personen tun müssen und können, denen ein Anspruch auf Rente nicht zusteht.

Auf die Beurteilung der zurückbleibenden Erscheinungen von seiten des Rückenmarks und nervöser Folgezustände im Gefolge einer Verletzung ist bei der Besprechung der Läsionen des Rückenmarks bereits hingewiesen worden.

Die überall auch in allen zweifelhaften Fällen durchgeführte Röntgenuntersuchung hat ergeben, dass die mit sichtbaren Veränderungen der Knochen und Gelenke einhergehenden Verletzungen der Wirbelsäule viel häufiger sind, als man bisher annahm und dass viele Störungen, die man aus Mangel einer sicheren Wirbelsäulendiagnose als „Muskelquetschung", „Kreuzschmerz", „traumatische Neurose u. ä. bezeichnete, in einer genau bestimmbaren Wirbelverletzung ihre Ursache haben. Man hat ferner gesehen, dass Verletzungen der Wirbelsäule, welche klinisch wegen geringer äusserlicher Zeichen (s. Fig. 101 u. 102) und der wenig gestörten Funktion den Eindruck einer geringfügigen Verletzung machen, rein anatomisch betrachtet schwere Verletzungen sein können.

Es wäre natürlich unberechtigt und grundfalsch, wenn man nun den Schluss ziehen wollte, dass die bislang vielfach irrtümliche, vom Seziertisch stammende Vorstellung von der Schwere gewisser Wirbelverletzungen jetzt auf diese wegen ihrer geringen Folgeerscheinungen verkannten, durch die Röntgendiagnose aber als anatomisch schwerere erkannten Fälle auszudehnen sei. Das hiesse von der klaren Wirklichkeit sich in das mystische Dunkel zurückwenden. Denn die Schwere einer Verletzung darf doch lediglich nur an ihren tatsächlichen Folgen

Wert der Röntgenuntersuchung für die Beurteilung.

10*

gemessen werden und nicht daran, dass eine ähnliche Verletzung auch
unter besonderen Bedingungen einmal schwere Folgen haben kann!
Andererseits kann ein positiver Röntgenbefund bei negativem und geringem klinischen Befund geäusserte subjektive Beschwerden noch glaub-
würdig erscheinen lassen, wenn sie bei Annahme blosser Weichteilverletzungen bereits nicht mehr als gerechtfertigt angesehen werden
können.

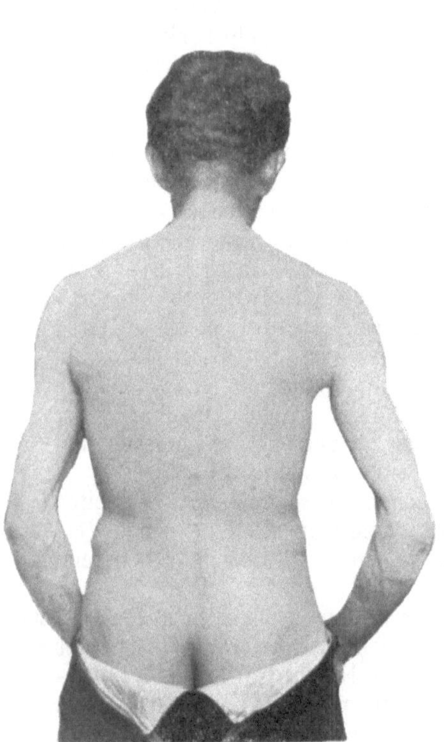

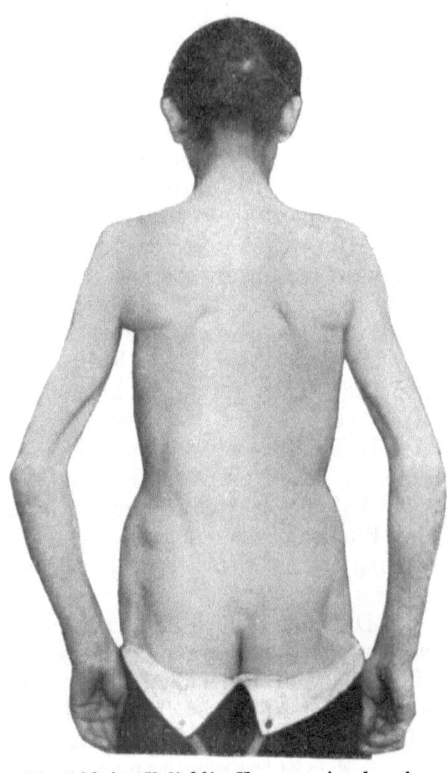

Fig. 101 (zu Fall 88). Kompressionsbruch des 1. u. 2. Lendenwirbels; geringe äussere Kennzeichen.

Fig. 102 (zu Fall 90). Kompressionsbruch
des 2. Lendenwirbels. Keine deutliche
Prominenz der Dornfortsätze.

Die Prognose der Wirbelsäulenverletzungen hat sich durch die
durchgängige Anwendung der vervollkommneten Hilfsmittel der Diagnose
bedeutend verbessert. Man hat erkennen gelernt, dass auch anatomisch
schwere Fälle mit geringen klinischen Symptomen einhergehen und
ohne wesentliche Funktionsstörung oft in kurzer Frist ausheilen können.
Die Verwertung der Röntgenstrahlen für die Diagnose der Verletzungen
der Wirbelsäule hat ferner, wie auf fast sämtlichen Gebieten der Medizin,
zu einer höchst bedeutsamen Erweiterung der Erkennung der Krankheitsformen und ihrer verschiedenen Stadien beim Lebenden geführt. Für
die Beurteilung der Wirbelsäulenverletzung im einzelnen Fall haben
wir mit der Möglichkeit einer genauen Lokalisierung der Ver-

letzung durch die Röntgenuntersuchung eine sichere Grundlage erlangt und damit das befriedigende Gefühl eines exakten Vorgehens an Stelle der bisherigen häufigen unsicheren Ungewissheit gewonnen.

Die Behandlung der Verletzungen der Wirbelsäule.

Für eine zweckdienliche Behandlung der Verletzungen der Wirbelsäule ist die Diagnose des Sitzes und der Art der Verletzung eine unerlässliche Vorbedingung. Es ist deshalb in jedem Fall, auch bei blossem Verdacht auf eine Läsion, die Röntgenuntersuchung geboten. Letztere hat gegenüber der äusserlichen Untersuchung neben der erwähnten unersetzlichen Möglichkeit einer lokalisierten Diagnose den sehr grossen Vorteil des schonenderen Verfahrens. Auf die äussere Untersuchung ist in frischen Fällen ganz zu verzichten, wenn die Marksymptome bedrohlicher Natur sind, und wenn sonstig Gefahr besteht durch unzweckmässige Manipulationen eine Verschiebung gebrochener Teile herbeizuführen oder eine solche zu vermehren, was Lähmung und Tod im Gefolge haben kann.

Auf die speziellen Behandlungsmethoden, Beschreibung der Einrenkungsmanöver u. dergl. sind wir bereits am Schlusse der diesbezüglichen Kapitel bei den verschiedenen Verletzungsarten näher eingegangen. Wir wollen hier zugleich mit einer kurzen Rekapitulation die Behandlung der Wirbelsäulenverletzungen nach allgemeinen Grundsätzen betrachten.

Die Hauptgesichtspunkte der Behandlung der frischen Verletzungen sind die Beseitigung des Schmerzes, die Wiederherstellung möglichst normaler anatomischer Verhältnisse und Schaffung möglichst günstiger Vorbedingungen zur Heilung. Die Kenntnis der Art der Heilung ist dabei eine Grundbedingung. *Hauptgesichtspunkte bei Behandlung frischer Verletzungen.*

Einfache Absprengungen wie Brüche der Dornfortsätze und Querfortsätze bedürfen im allgemeinen keiner besonderen Behandlung; für die erste Zeit grösserer Schmerzhaftigkeit besonders bei letzteren dürfte einfache Bettruhe genügen. *Behandlung der Dorn- und Querfortsatzbrüche.*

Die Distorsionen bedürfen einer Ruhigstellung der betreffenden Wirbelsäulenabschnitte hauptsächlich um die Schmerzhaftigkeit auszuschalten und den Heilungsprozess zu begünstigen, sodann aber auch um die Entstehung von Verrenkungen zu verhindern, die gelegentlich nach Distorsionen bei ungeschickten Bewegungen eintreten können. Eine einfache Ruhigstellung genügt auch bei Bogenbrüchen ohne Dislokation. Sie wird erreicht am sichersten durch Anlegung eines Gipsverbandes, ferner durch Bettruhe, Kopfstützen und Kravatten für die Halswirbelsäule, durch Korsetts u. dgl. für Brust- und Lendenwirbelsäule. *Behandlung der Distorsionen und einfacher Bogenbrüche.*

Die Stellungsanomalien der Wirbelsäule nach Wirbelbrüchen und Luxationen müssen möglichst beseitigt und ihrem Auftreten vorgebeugt werden. Diese Forderumg schliesst gleichzeitig das andere wichtige Moment der Schaffung möglichst günstiger Heilungsbedingungen für ein durch Raumverengerung im Wirbelkanal geschädigtes Mark, sei es, dass die Verminderung der lichten Weite des Wirbelkanals durch Verschiebung von Wirbeln gegeneinander (Verrenkung) oder durch Knickung (Kompressionsbruch) entstanden ist. Die gegebene Behandlung bei Verrenkungen ist die Einrenkung (über die Methoden s. unter den betr. Verletzungen), die möglichst frühzeitig auszuführen ist, wenn man Aussicht auf Gelingen haben will.

Extensions-
behandlung bei
Kompressions-
brüchen.Für Kompressionsbrüche und Bruchverschiebungen ist das souveräne Heilmittel die Extension. Durch die Extension wird in günstigster Weise eine Deformität ausgeglichen und durch Anstraffung der Bandapparate dislozierte Bruchstücke, die mit diesen in Verbindung stehen, reponiert. Für den geschädigten Wirbelkörper selbst schafft die Entlastung die besten Vorbedingungen zur Heilung. Wir wissen, dass auch der komprimierte Wirbelkörper noch eine gewisse Elastizität besitzt, die bei einer Entlastung in Wirksamkeit treten kann, ferner, dass die Knochenresorption bei Druck stärker und ohne Druck geringer ist. Auch die Regenerationsfähigkeit des Knochens scheint bei Entlastung grösser zu sein. Das Gleiche gilt von den gequetschen Bandscheiben; diejenigen, die nicht unter Druck stehen, haben eine viel grössere Fähigkeit zur Regeneration als die unter Druck stehenden (Thiem). Der Beweis dafür ist, dass die Bandscheiben sich in Knochenlücken, die keinem Druck ausgesetzt sind, erhalten, dort aber, wo sie unter Belastung stehen, verschwinden.

Mit der Extension ist auch eine Immobilisierung des gebrochenen Wirbelsäulenabschnitts zur Ausschaltung des Schmerzes erforderlich. Die einfachste Art der Behandlung ist den Verletzten zu Bett zu bringen und eine Extension in Rückenlage dadurch zu bewerkstelligen, dass man am Kopf einen Gewichtszug anbringt und durch Erhöhung des Kopfendes des Bettes die Körperschwere als Gegenzug benutzt. Diese Methode hat den grossen Nachteil, dass die Patienten durch lange Zeit hindurch untätig in unbequemer Lage im Bett zubringen müssen, was einmal auf das Allgemeinbefinden und die Gemütsstimmung keinen günstigen Einfluss ausübt und weiterhin die Gefahr der Durch-Vorteile der Gips-
korsettenbehand-
lung in Extension.liegens mit sich bringt. Als weitaus zweckmässigstes Verfahren, gleichzeitig eine Entlastung und Ruhigstellung zu erreichen, haben wir das Tragen eines Gipskorsettes erprobt, das bei Extension der Wirbelsäule im Engelmann-Wullstein'schen Redressionsrahmen angelegt wird. Man kann in dieser Extensionsvorrichtung in schonendster Weise jeden Grad von Extension und Ueberstreckung erreichen, der nötig ist. Der Patient wird dabei auf einen verstellbaren Sitz festgeschnallt und die Gegenextension wird am Kopf durch zwei sich über dem Ohr kreuzende starke Bandschlingen, die Kinnbacken und Hinterkopf umgreifen, vermittels Schraubenumdrehung am Kopfteil des Rahmens ausgeführt. Nach Erreichung der gewünschten Streckung wird in dieser Lage ein Gipskorsett angelegt (s. Fig. 103), das seine festen Stützpunkte am Kopf und Becken hat. Diese Gipskorsette halten die Extension in wirksamer Weise aufrecht und können wochenlang selbst bei starker Streckung ohne Gefahr getragen werden (Verf. hat selbst einige Hundert solcher Korsetts in der anfänglich erwähnten Heilanstalt angefertigt). Abgesehen von einigen kleineren Druckstellen, die rasch heilen, wurden noch niemals erheblichere Unzuträglichkeiten dabei beobachtet; allerdings ist eine schonende allmähliche Ausführung der Extension und eine gute Gipstechnik erforderlich. Der unschätzbare Vorteil dieses Gipskorsetts liegt darin, dass es die Schmerzhaftigkeit und Haltlosigkeit der Wirbelsäule beseitigt, sodass die Patienten bald aufstehen und umhergehen können. Dieser Umstand wirkt ferner in der verschiedensten Weise ausserordentlich günstig auf den Allgemeinzustand ein, weil die stets durch langes Bettlager eintretende Schwächung der Bewegungsorgane und Muskulatur infolge Inaktivität vermieden wird, und der Verletzte, der sich ausser Bett aufhalten kann, durch die grössere Zerstreuung und Ablenkung leichter über die mit schweren Verletzungen häufig verbundenen Wirkungen des Shocks hinwegkommt. Das Gipskorsett wird bis zum Eintritt der Konsolidation getragen und wird alle 3—6 Wochen erneuert: beim Wechsel kann der jeweilige Heilungszustand kontrolliert werden. Ist die Heilung schon vorgeschritten, so kann auch späterhin (nach einigen Monaten) die Weiterbehandlung in einem bequemeren Hessing'schen Korsett mit oder ohne Kopfstütze erfolgen. Der grosse Vorteil dieser Korsettbehandlung ist weiterhin der, dass der Verletzte nach kurzer Zeit ambulant behandelt werden kann, wodurch die Kosten der Heilbehandlung erheblich verringert werden.

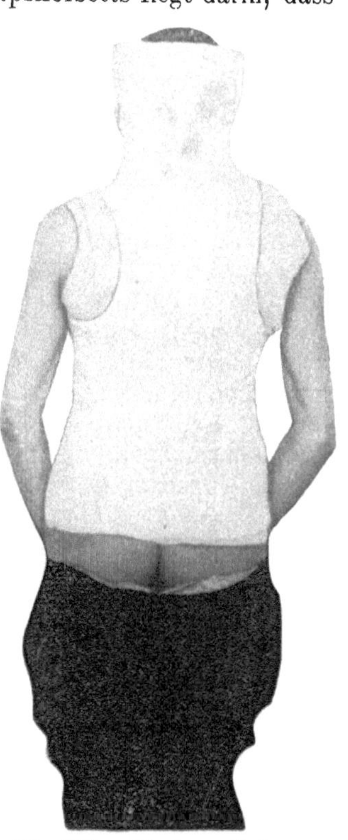

Fig. 103. Gipskorsett in Extension angelegt.

Die Fixation in Extension ist auch bei fehlerhaften Haltungen, die durch Verletzungen der Seitengelenke entstanden sind, in allen hochgradigeren Fällen eine zweckmässige Behandlung. Des Extensionsrahmens kann man sich ferner zu Einrenkungen bedienen, wenn die Extension manuell nicht genügend auszuführen ist. *(Extension bei Verletzungen der Seitengelenke.)*

Eine chirurgische Behandlung ist indiziert, wenn von aussen leicht erreichbare Bruchstücke als Ursache dauernder Beschwerden festgestellt werden können. So sind auf Grund der Röntgendiagnose abgequetschte Gelenkfortsätze der Lendenwirbelsäule und mit starker Verstellung geheilte Querfortsätze mit Erfolg operativ entfernt worden. Die blutige Einrenkung alter Verrenkungen, die öfters versucht wurde, hat sich jedoch wegen der starken Verwachsungen als ziemlich erfolglos erwiesen. Besonders angezeigt ist ein chirurgischer Eingriff bei Dislokation von Bruchstücken zumal des Bogens bei gleichzeitiger Rückenmarkläsion. Durch Entfernung von Bogenbruchstücken ist hier schon teilweises und *(Operative Behandlung der Wirbelsäulenverletzungen.)*

gänzliches Verschwinden vor Lähmungen erzielt worden. Dasselbe gilt bei Markläsion durch Luxationsfrakturen, wo eine Anspiessung des Markes durch Knochenfragmente vermutet werden muss. Die Knochenbruchstücke können ausser vom Bogen auch vom gebrochenen Wirbelkörper stammen und in den Wirbelkanal vorgetrieben sein; man hat sogar schon einen abgebrochenen Dornfortsatz, der in den Wirbelkanal eingetrieben und Ursache einer Markverletzung war, operativ beseitigt. Die Eröffnung des Wirbelkanales durch Laminektomie ist in den meisten derartigen Fällen zur Entfernung des Bruchstückes erforderlich.

Extensions-
behandlung
bei Mark-
kompression. In vielen Fällen von Rückenmarksläsion, in denen die Kompressionserscheinungen vorherrschen, kann man auch auf unblutige Art durch dauernde Extensionsbehandlung das völlige Verschwinden der Marksymptome erreichen. Wie schon erwähnt, wird durch die Extension die Knickung im Wirbelkanal ausgeglichen, der Druck aufs Mark fällt weg und es treten infolgedessen bessere Circulationsverhältnisse ein. So erzielten wir in einem Falle von schwerer spastischer Lähmung der Beine durch eine ununterbrochene, fast zweijährige Behandlung mit Gipskorsetten in stärkster Extension schliesslich ein dauerndes Zurückgehen sämtlicher Markerscheinungen. Bemerkenswert ist, dass wir nach jedem Anlegen eines gutsitzenden Korsetts in grösstmöglicher Streckung ein Nachlassen der Spasmen konstatieren konnten.

Nachbehandlung
geheilter Wirbel-
säulen-
verletzungen. Ist die Schmerzhaftigkeit der frischen Verletzung verschwunden und die Konsolidation eingetreten, so ist eine energische Nachbehandlung von grossem Wert für die rasche Beseitigung der Unfallfolgen. Die geschwächte Rückenmuskulatur wird man durch kräftige Massage und Elektrisieren zu kräftigen suchen. Die sekundäre, durch lange Immobilisierung hervorgerufene Versteifung in den Wirbelgelenken wird man mit Anwendung von Hitze (Heissluft, Dampfstrahl) und aktive Bewegungen beseitigen und bei knöcherner Versteifung in den verletzten Wirbelabschnitten eine Kompensation in den intakten Gelenken durch systematische Uebungstherapie zu erreichen streben. Sehr empfehlenswert ist es, solche Verletzten mit erheblicheren Versteifungen in den ersten Jahren nach der Ausheilung jährlich eine Uebungsbehandlung in geeigneten Instituten durchmachen zu lassen.

Ein besonderer Nachdruck muss gerade bei diesen Verletzungsarten darauf gelegt werden, dass eine sachgemässe Behandlung möglichst frühzeitig eintritt, weil dadurch oft lebensrettend eingegriffen und in sehr vielen Fällen einer Reihe von späteren Unfallfolgen vorgebeugt werden kann.

Als Ergebnis dieser Untersuchungen hat sich zunächst gezeigt, dass die Verletzungen der Wirbelsäule viel häufiger sind, als man bislang wusste, und eine grosse Zahl früher anders bezeichneter traumatischer Krankheitsformen ihre Ursache in bestimmbaren Verletzungen der Wirbelsäule hat, ferner, dass abgesehen von sofort und bald tödlich verlaufenden Fällen, die Prognose der Verletzungen der Wirbelsäule und des Rückemarks viel günstiger ist als man lediglich auf die klinischen und Sektionsbefunde angewiesen annehmen zu müssen glaubte.

Die Röntgenaufnahme ist nicht nur für eine Bestimmung und Lokalisierung einer Verletzung von höchstem Wert, sondern gestattet auch häufig eine Differentialdiagnose gegenüber andern klinisch ähnlichen Erkrankungen der Wirbelsäule, die nicht Folgen eines Unfalles sind, aber als solche angegeben und häufig anerkannt werden.

Es hat sich ergeben, dass die Träger der Arbeiterversicherung gegen Unfall in sehr häufigen Fällen, in denen keine Verletzung durch Unfall vorlag, grosse Geldopfer geleistet haben, zu denen sie nach dem Gesetz nicht verpflichtet waren, weiterhin ungerechtfertigter Weise über lange Jahre hinaus oft hohe Dauerrenten auf die blosse Diagnose einer Wirbelverletzung hin zahlen mussten, wo längst Unfallfolgen nicht mehr vorlagen. Andererseits hat auch die Möglichkeit einer besseren Diagnosenstellung in verschiedenen Fällen die allein nach dem klinischen Befund nicht zu rechtfertigenden Beschwerden Verletzter glaubhaft gemacht.

Die genauere Kenntnis der Art einer stattgehabten Verletzung, ihrer Heilung und gewöhnlichen Folgezustände gibt schliesslich sichere Anhaltspunkte für ihre Prognose und die Beurteilung ihrer erwerbsschädigenden Folgen und ist eine wesentliche Grundlage für eine zweckmässige Heilbehandlung.

Literaturverzeichnis

(loco cit.).

van Assen, Eine seltene Verletzung der Wirbelsäule. Zeitschr. f. orthop. Chir. Bd. XXI.

Beusch, Ueber einen Fall von totaler Luxation der Halswirbelsäule. Dissertation. Halle 1913.

Bernstein, Ein Fall von Luxation mit Fraktur des Epistropheus. Deutsche Zeitschrift f. Chir. Bd. LXX.

Blasius, Die traumatischen Wirbelverrenkungen. Viertelj. f. d. prakt. Heilk. Prag 1869.

Bouisson, Mémoire sur la luxation traumatique de l'articulation occipito-atloïdienne. Revue de thérap. du midi. Montpellier 1854, VI.

Burk, Ueber einen Bruch des Gelenkfortsatzes des 5. Lendenwirbels. Beitr. z. klin. Chir. Bd. LVIII.

Croce, Ueber Wirbelfrakturen. Deutsche med. Wochenschr. 1905.

Decker, Ueber Luxationen der Lendenwirbelsäule. Fortschr. a. d. Geb. d. Röntgenstrahlen. Bd. XXI.

Douglas, Derby, Dislocation of the neck during sleep. Brit. med. journ. 1910, Juli 23.

Ehrlich, Zur Kasuistik der isolierten Frakturen der Processus transversi der Lendenwirbelsäule. Deutsche Zeitschr. f. Chir. Bd. XCII.

Feinen, Der Verhebungsbruch des 5. Lendenwirbels. Archiv f. Orthop. Bd. V.

Graessner, Der röntgenologische Nachweis von Verletzungen der Wirbelsäule. Vortrag, gehalten auf d. III. internat. Unfallkongress, Düsseldorf 1912.

Gümbel, Ueber Wirbelbrüche mit besonderer Berücksichtigung der seltenen Formen. Deutsche Zeitschr. f. Chir. Bd. XCV.

Hänel, Traumatische Hysterie. Fortschr. d. Medizin. Nr. III.

Henke, Topographische Anatomie des Menschen. 1879.

Henle, Hämatomyelie kombiniert mit traumatischer Spondylitis. Mitteil. aus den Grenzgeb. d. Med. u. Chir. Bd. I.

Henschen, Ueber Dornfortsatzfrakturen etc. Beitr. z. klin. Chir. Bd. LIII.

Hoffmann, Die isolierten Frakturen der Lendenwirbelquerfortsätze. Beitr. z. klin. Chir. Bd. LXII.

Hyrtl, Lehrbuch der Anatomie des Menschen. 1889.

Kaufmann, Handbuch der Unfallverletzungen. Stuttgart 1907.

Kirmisson, Traité de chirurgie de Duplay et Reclus. 1891.

Kocher, Die Verletzungen der Wirbelsäule zugleich als Beitrag zur Physiologie des menschlichen Rückenmarks. Mitteil. a. d. Grenzgeb. d. Med. u. Chir. 1896. Bd. I.

Kümmel, Ueber rarefizierende Ostitis der Wirbelkörper. Deutsche med. Wochenschrift. 1895.

Ludloff, Verletzungen der Lendenwirbelsäule und des Kreuzbeins. Fortschr. a. d. Gebiet d. Röntgenstrahlen. Bd. IX.

Malkwitz, Ueber Totalluxationen der Wirbelsäule ohne Erscheinungen von seiten des Rückenmarks. Archiv f. Orthop. Bd. XI.

van Oordt, Ueber habituelle Rotationssubluxation des 4. Halswirbels. Münch. med. Wochenschr. 1907.

Pförringer, Verletzung des 5. Lendenwirbels im Röntgenbild. Fortschr. a. d. Geb. d. Röntgenstrahlen. Bd. XVIII.

Quercioli, Considerazioni cliniche sudi an caso di frattura isolata comminuta simetrica dello atlante etc. Il Policlinico, sez. chirurgica. 1908.

Quetsch, Verletzungen der Wirbelsäule mit besonderer Berücksichtigung ihrer erwerbsschädigenden Folgen. Leipzig 1911.
Derselbe, Die totalen Wirbelverschiebungen im Bereich der unteren Halswirbelsäule, ihre Prognose und Beurteilung. Münch. med. Wochenschr. 1912.
Reyerson, Subluxation of the third cervical vertebra etc. Zentralbl. f. Chir. 1910.
Riedl, Ein weiterer Fall von Totalluxation der Halswirbelsäule mit Ausgang in Genesung. Wien. klin. Wochenschr. 1907.
Riedinger, Ueber Rotationsluxation der Lendenwirbelsäule. Arch. f. Orthop. Bd. II.
Ringrose, Case of fracture dislocation of the cervical vertebrae. Lancet 1904.
Rommel, Luxation der Halswirbelsäule. Berlin. klin. Wochenschr. 1912.
Sauer, Absprengung von Wirbeldornfortsätzen durch Muskelzug. Münch. med. Wochenschr. 1907.
Schanz, Off. Protok. d. Gesellsch. f. Natur- u. Heilk. zu Dresden. Münch. med. Wochenschr. 1910.
Schmaus, Die Kompressionsmyelitis. Wiesbaden 1889.
Schmidt, Rotationsluxation zwischen 2. und 3. Lendenwirbel. Fortschr. a. d. Gebiet d. Röntgenstrahlen. Bd. XVIII.
Schulte, Isolierter Bruch des Dornfortsatzes des 3. Lendenwirbels durch Muskelzug. Deutsche militärärztl. Zeitschr. Bd. XXXI.
Simon, Ueber die Röntgenanatomie der Wirbelsäule und die Röntgendiagnose von Wirbelverletzungen. Fortschr. a. d. Gebiet d. Röntgenstrahlen. Bd. XIV.
Steinmann, Beitrag zu den Totalluxationen der unteren Halswirbelsäule. Arch. f. klin. Chir. Bd. LXXVIII.
Sudeck, Die röntgenographische Untersuchung der Wirbelsäule. Handb. d. soz. Mediz. Bd. VIII.
Thiem, Handbuch der Unfallerkrankungen etc. Stuttgart 1910.
Thorburn, Surgery of the spinal cord. London 1889.
Völker, Die einseitige Luxation der Halswirbel durch Muskelzug. Deutsche Zeitschrift f. Chir. Bd. VI.
Wagner-Stolper, Die Verletzungen der Wirbelsäule und des Rückenmarks. Deutsche Chir. Lief. XL.
Widmer, Zwei Luxationsfrakturen der Wirbelsäule ohne Markläsion. Wien. klin. Wochenschr. 1908.
Wittkop, Zur Kenntnis der Luxationen des Atlas. Diss. Leipzig 1910.
Wittek, Eine seltene Wirbelverletzung. Archiv f. Orthop. Bd. IV.
Zweig, Beiträge zur Begutachtung der Wirbelsäulenverletzungen. Aerztl. Sachverständigenzeitg. 1908.